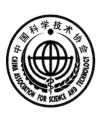

中国科协学科发展研究系列报告

中国科学技术协会／主编

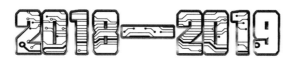

营养学
学科发展报告

—— REPORT ON ADVANCES IN ——
NUTRITION SCIENCE

中国营养学会／编著

中国科学技术出版社
·北京·

图书在版编目（CIP）数据

2018—2019营养学学科发展报告/中国科学技术协会主编；中国营养学会编著.—北京：中国科学技术出版社，2020.9

（中国科协学科发展研究系列报告）

ISBN 978-7-5046-8515-5

Ⅰ.①2… Ⅱ.①中…②中… Ⅲ.①营养学—学科发展—研究报告—中国—2018—2019 Ⅳ.①R151-12

中国版本图书馆CIP数据核字（2020）第036888号

策划编辑	秦德继　许　慧
责任编辑	杨　丽
装帧设计	中文天地
责任校对	焦　宁
责任印制	李晓霖

出　　版	中国科学技术出版社
发　　行	中国科学技术出版社有限公司发行部
地　　址	北京市海淀区中关村南大街16号
邮　　编	100081
发行电话	010-62173865
传　　真	010-62179148
网　　址	http://www.cspbooks.com.cn

开　　本	787mm×1092mm　1/16
字　　数	325千字
印　　张	14.25
版　　次	2020年9月第1版
印　　次	2020年9月第1次印刷
印　　刷	河北鑫兆源印刷有限公司
书　　号	ISBN 978-7-5046-8515-5 / R·2538
定　　价	72.00元

2018—2019

营养学
学科发展报告

首席科学家　杨月欣

项目负责人　孙长颢

编写专家组（按姓氏笔画排序）

马爱国　孙桂菊　李　铎　李　颖　杨瑞馥

汪之顼　张　坚　张　兵　陈　伟　林　旭

郭长江　郭俊生　蒋与刚　潘　安

学术秘书组（按姓氏笔画排序）

王瑛瑶　陈　杨　姚滢秋

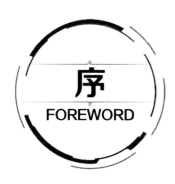

序
FOREWORD

当今世界正经历百年未有之大变局。受新冠肺炎疫情严重影响，世界经济明显衰退，经济全球化遭遇逆流，地缘政治风险上升，国际环境日益复杂。全球科技创新正以前所未有的力量驱动经济社会的发展，促进产业的变革与新生。

2020 年 5 月，习近平总书记在给科技工作者代表的回信中指出，"创新是引领发展的第一动力，科技是战胜困难的有力武器，希望全国科技工作者弘扬优良传统，坚定创新自信，着力攻克关键核心技术，促进产学研深度融合，勇于攀登科技高峰，为把我国建设成为世界科技强国作出新的更大的贡献"。习近平总书记的指示寄托了对科技工作者的厚望，指明了科技创新的前进方向。

中国科协作为科学共同体的主要力量，密切联系广大科技工作者，以推动科技创新为己任，瞄准世界科技前沿和共同关切，着力打造重大科学问题难题研判、科学技术服务可持续发展研判和学科发展研判三大品牌，形成高质量建议与可持续有效机制，全面提升学术引领能力。2006 年，中国科协以推进学术建设和科技创新为目的，创立了学科发展研究项目，组织所属全国学会发挥各自优势，聚集全国高质量学术资源，凝聚专家学者的智慧，依托科研教学单位支持，持续开展学科发展研究，形成了具有重要学术价值和影响力的学科发展研究系列成果，不仅受到国内外科技界的广泛关注，而且得到国家有关决策部门的高度重视，为国家制定科技发展规划、谋划科技创新战略布局、制定学科发展路线图、设置科研机构、培养科技人才等提供了重要参考。

2018 年，中国科协组织中国力学学会、中国化学会、中国心理学会、中国指挥与控制学会、中国农学会等 31 个全国学会，分别就力学、化学、心理学、指挥与控制、农学等 31 个学科或领域的学科态势、基础理论探索、重要技术创新成果、学术影响、国际合作、人才队伍建设等进行了深入研究分析，参与项目研究和报告编写的专家学者不辞辛劳，深入调研，潜心研究，广集资料，提炼精华，编写了 31 卷学科发展报告以及 1 卷综合报告。综观这些学科发展报告，既有关于学科发展前沿与趋势的概观介绍，也有关于学科近期热点的分析论述，兼顾了科研工作者和决策制定者的需要；细观这些学科发展报告，从中可以窥见：基础理论研究得到空前重视，科技热点研究成果中更多地显示了中国力量，诸多科研课题密切结合国家经济发展需求和民生需求，创新技术应用领域日渐丰富，以青年科技骨干领衔的研究团队成果更为凸显，旧的科研体制机制的藩篱开始打破，科学道德建设受到普遍重视，研究机构布局趋于平衡合理，学科建设与科研人员队伍建设同步发展等。

在《中国科协学科发展研究系列报告（2018—2019）》付梓之际，衷心地感谢参与本期研究项目的中国科协所属全国学会以及有关科研、教学单位，感谢所有参与项目研究与编写出版的同志们。同时，也真诚地希望有更多的科技工作者关注学科发展研究，为本项目持续开展、不断提升质量和充分利用成果建言献策。

中国科学技术协会

2020 年 7 月于北京

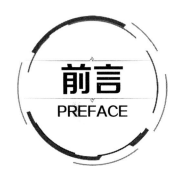

营养科学是研究食物、膳食与人体健康关系的科学，主要包括食物营养、人体营养、公共营养三个领域。营养学具有多学科交叉的特点，涉及基础医学、临床医学、预防医学、生理学、生物化学、心理学、社会学、经济学、农学等多个学科领域，既有自然科学的属性，又有社会科学的特点。同时，它是一个与健康息息相关的学科，具有很强的科学性、应用性和社会性，研究内容兼具实验性和实践性，在人类生长发育、健康维护、疾病预防方面发挥着重要的作用。

中国营养学会在中国科协的统一部署和领导下，组织了数十名不同专业的专家，对近5年来营养学科的发展情况进行调研和总结。在首席科学家中国营养学会理事长杨月欣教授的领导，项目负责人中国营养学会副理事长孙长颢教授的组织协调和牵头撰写，50余位专家和秘书组共同努力下，撰写完成了《2018—2019营养学学科发展报告》。本报告讨论了营养学在科学研究和国民经济建设中的战略地位，研究和分析了营养学的发展现状、面临形势和未来发展战略需求和重点发展方向，提出了本学科未来发展趋势及发展策略。

报告由综合报告和专题报告组成，专题报告包括营养与重大慢性疾病，组学与新技术发展，个体化营养与健康，膳食、肠道微生物与健康，疾病的营养支持与治疗，营养政策与法规标准六个专题，系统回顾、总结和科学评价我国近几年本学科的新观点、新理论以及新方法、新技术、新成果等，研究和比较国内外学科发展现状，提出了学科未来发展趋势。

在首席科学家和项目负责人带领下，本报告专家组对近5年来营养学学科发展进行系统梳理并撰写成稿，其中或有疏漏，还望读者不吝指正。报告编写过程中，诸多专家为报告的编写倾注了大量心血，使报告得以高质量地完成；同时，报告的撰写也得到了我国营养学学科以及相关学科专家学者的大力支持和帮助，在此一并表示感谢。

中国营养学会

2020 年 2 月

综合报告

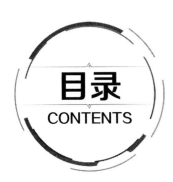

目录
CONTENTS

专题报告

ABSTRACTS

Comprehensive Report

Reports on Special Topics

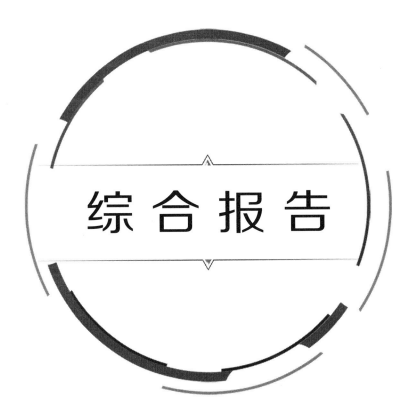

综合报告

营养学学科发展研究

1. 引言

营养是人体从外界环境摄取食物，经过消化、吸收和代谢，利用其有益物质，供给能量，构成和更新身体组织，以及调节生理功能的全过程。营养科学是研究食物、膳食与人体健康关系的科学，主要包括基础营养、食物营养与人群营养三大方面。营养科学是研究食物、膳食与人体健康关系的科学，主要包括食物营养、人体营养、公共营养三个领域。营养学具有多学科交叉的特点，涉及基础医学、临床医学、预防医学、生理学、生物化学、心理学、社会学、经济学、农学等多个学科领域，既有自然科学的属性，又有社会科学的特点。同时，它是一个与健康息息相关的学科，具有很强的科学性、应用性和社会性，研究内容兼具实验性和实践性，在人类生长发育、健康维护、疾病预防方面发挥着重要的作用。

近5年，我国的营养学研究与实践工作，得到了党中央、国务院的高度重视，先后颁布了《"健康中国 2030"规划纲要》《国民营养计划（2017—2030 年）》《健康中国行动（2019—2030 年）》系列文件。其间，在完善营养法规体系，加强营养能力建设，加强营养人才培养，强化营养和食品安全监测与评估，发展食物营养健康产业，促进营养健康基础数据共享利用等方面开展了系列且卓有成效的工作。中国营养学会出版了营养学权威巨著《中国营养科学全书》（第 2 版），联合国内外知名专家编著了《中国肥胖预防与控制蓝皮书》等专业书籍，为营养学知识的系统化、科学化、规范化与健康中国建设提供了科学依据。同时，国家科技部、国家卫健委等部委在营养学相关领域也加大了投入力度，进一步促进了我国营养学研究及其相关工作的快速发展。

本报告总结了我国 2015 年 1 月 1 日至 2019 年 6 月 30 日期间，营养学领域在技术方法、学术理论、研究进展、人才培养、学术建制、研究平台与团队等多方面的重要发展概况。同时，对国内外研究进展进行比较，提出未来发展趋势及展望。本综合报告主要涵盖以下

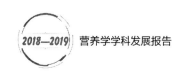

学科领域方向的最新进展：基础营养、营养与慢性病的控制、妇幼营养、老年营养、特殊环境营养、食物营养与功能食品的开发、临床营养、公共营养。

2. 学科最新研究进展

2.1 各分支学科理论研究发展

2.1.1 基础营养

2.1.1.1 组学与新技术的发展与应用

组学在营养学中的应用日益广泛，在很大程度上归功于技术和生物信息学方法的发展。首先，我国研发了"超级测序仪"Revolocity、BGISEQ-500 测序仪、第三代基因测序仪 GenoCare、数字芯片阅读器、新型核酸探针和新型二维液相色谱 – 质谱仪器等高精度、高通量、高分辨率的检测仪器。其次，检测方法也得到了改进，包括基因突变检测及核酸提取试剂盒的研发，单细胞测序、RNA 甲基化测序等检测方法的改进，优化了血清、尿液和食品的样品制备步骤。此外，发明了新的计算机分析算法和软件，使数据可视化，如 MetDIA、Open-pFind、Alioth 等。同时，开发了大数据处理云平台，用于单组数据的处理、多组数据集成、标注、分析和路径构建，如 BGI Online、KGG、KGGSeq、HS-BLASTN、MosaicHunter 等。此外，建立或更新了多个共享平台和数据库，包括遗传变异图谱、DNA 甲基、RNA 相互作用体、蛋白质组和小分子代谢物等数据库。同时，展开多组学的联合分析应用于营养学研究，为揭示营养相关疾病代谢分子机制提供了新的视角。

此外，人工智能技术、移动可穿戴设备、3D 打印技术和成像技术等新技术，也被应用到营养学研究中，给营养学研究带来新的发展契机。这些新技术，可以实时地收集个体的膳食、运动及生化指标等信息，将有助于大规模的疾病和健康的监测，未来将与精准营养相结合，实现个体化的营养膳食制定。随着组学和新技术的迅速发展，营养学的研究也变得多方位、更全面。

2.1.1.2 肠道微生物

检测肠道微生物的主要方法包括基于测序技术和基于培养组学的两种检测手段。在测序技术领域，我国生物企业不断推出更精确、更灵敏、性价比更高的多款 MGISEQ 测序平台，以满足宏基因组研究数据的产出。在培养组学领域，我国建立了乳酸菌菌种资源库、健康人粪菌库和肠癌患者黏膜细菌库，为关键细菌的功能验证和效果评估奠定了基础。同时，除了动物模型外，我国还将研究热点聚焦于体外肠道模拟模型研究，其在新药开发、功能食品应用等方面具有重要价值。

我国虽在膳食与肠道微生物领域开展的研究相对较晚，但仍在肠道菌群和膳食两者交互作用与代谢表型变化和疾病风险关系方面，取得了重要的成果。研究发现，高脂肪低碳水化合物饮食对健康人肠道微生物、粪便代谢物及血浆炎症因子产生不良的影响。高膳食纤维饮食可通过肠道菌群，显著降低 2 型糖尿病（type 2 diabetes mellitus，T2DM）患者的空腹血糖和餐后血糖。益生菌方面，我国科研人员通过体外模型和动物实验从婴幼儿及成人粪便中筛选出具有缓解病毒害作用的益生菌 32 株；同时，从不同国家采集的自然发酵乳制品、母乳、婴儿粪便等样品中分离、鉴定出乳酸菌和双歧杆菌共 16451 株，建成了中国最大的乳酸菌菌种资源库。益生元方面，发现了菊粉干预有利于 2 型糖尿病患者的体重、血压、血糖、血脂的控制。

2.1.1.3 个体化营养

个体化营养有助于阐述食物与基因组的相互作用对个体营养需求和健康的影响，揭示相关代谢调控网络和机制，为精准的疾病预测提供了新的方法和思路，已成为国际营养科学发展的趋势。近年，我国研究已经发现了影响特定营养素吸收和代谢以及能反映个体疾病易感性的遗传位点。国内多个研究团队通过队列追踪、膳食干预等结合全基因组关联研究，发现了与疾病或营养相关突变位点，如发现与饱和脂肪酸、多不饱和脂肪酸（PUFA）和单不饱和脂肪酸相关的基因位点，为基因筛查、营养干预和疾病预防提供了重要线索。

营养代谢组学方面，不仅揭示了个体对膳食反应差异的潜在机制，发现了能够被膳食修饰的新的代谢通路，并且发现了与疾病预测相关的食物和营养成分的生物标志物。例如：发现在中国人群中 n-6 多不饱和脂肪酸与新发代谢综合征风险呈负相关；特定的血浆长链酰基肉碱代谢谱能显著增加 2 型糖尿病的发病风险；全麦小麦和黑麦摄入量的生物标志物血浆烷基间苯二酚代谢物，与 2 型糖尿病的发病风险呈显著正相关。

2.1.2 营养与慢性病的控制

2.1.2.1 我国人群慢性病流行情况

随着我国社会进步、经济发展、医疗和公共卫生服务发展水平的提高，居民健康状况得到了显著的改善，我国人均预期寿命已由 1949 年的 35 岁增长至 2018 年的 77 岁，儿童青少年生长迟缓率和消瘦率、6 岁以上居民贫血率、18 岁及以上成年人营养不良率和碘缺乏病率均有显著下降。但随着我国居民营养与生活方式的转变，我国居民的健康问题也逐步发生了变化，慢性非传染性疾病现已成为我国死亡构成的首位，疾病负担的主要原因。据《中国居民营养与慢性病状况报告（2015）》《中国心血管病报告（2018）》等相关数据显示，2012 年我国 18 岁以上居民超重率为 32.4%，肥胖率为 14.1%，高血压患病率 23.2%，2 型糖尿病患病率为 10.9%，血脂异常患病率高达 40.4%。我国现有心血管病患病人数 2.9 亿，心血管病死亡率居首位。可见，我国慢性病的总体防控形势依然严峻。

2.1.2.2 营养与慢性病的相关研究

除种族、遗传等不可变危险因素外，膳食营养在慢性病的发生发展中起着至关重要的作用。营养与慢性病防治现已成为营养学的一项重要任务，平衡膳食、合理营养是预防与控制慢性病的基本保证。《柳叶刀》在全球营养领域对 195 个国家和地区进行了长达 27 年的追踪调查，研究显示，中国每 10 万人中有 300~400 人因为膳食结构不合理导致死亡。

此外，《柳叶刀》子刊发表的最新研究显示，中国癌症死亡 45.2% 归因于五大因素，即行为、营养、代谢、环境和感染，可见营养对人类健康的重要性。

近年，我国开展了大量营养与慢性病的人群和机制研究，不仅探究了营养素与慢性病的关系及其作用，还逐渐开始关注膳食结构对慢性病作用的研究。中国疾控中心与美国哈佛大学合作，展开了 1982—2012 年中国成年人膳食变迁与心血管代谢疾病死亡率的关联研究，发现高钠摄入、低水果摄入及低海洋 ω–3 脂肪酸摄入与 2010—2012 年心血管代谢疾病死亡率密切相关。糖尿病方面，研究发现，过高的精细谷物和过低的全谷物摄入依然是我国糖尿病的主要膳食风险因素。此外，还找到了糖尿病预测的标志物，发现血液黄嘌呤氧化酶的活性可预测 2 型糖尿病的发生。心血管疾病方面，研究发现，生物可利用维生素 D 水平可独立预测冠心病和肝癌患者的死亡风险。膳食结构方面，我国学者与美国医学院校合作，根据多篇系统综述报道证明，以与 2 型糖尿病密切相关的食物的摄入情况建立了健康饮食评分。还有研究表明，"杂粮模式"与肥胖和高血压的危险呈负相关，而"高脂高盐模式"与高血压呈正相关关系。此外，北京大学建立了中国慢性病前瞻项目，是迄今为止最大的慢性病队列，已发表多个研究成果，诸如，研究发现新鲜水果的摄入水平与新发心脑血管疾病以及心脑血管死亡风险之间呈显著的负相关关系。

2.1.3 妇幼营养

2.1.3.1 生命早期膳食营养状况影响远期健康

国内主要研究的内容是孕期营养或生命早期营养对婴幼儿时期和成年后健康的影响。研究发现，孕妇适当摄入牛奶、豆制品和肉类以及钙补充剂，可降低婴儿枕秃、前囟门扩大的发生率。孕妇补充 n-3 脂肪酸可以增加后代的出生体重和产后腰围。胎盘 C20: 4n-6/C20: 5n-3 比率以及 $TXB_2/6-keto-PGF_{1\alpha}$ 含量的上升，能够增加神经管缺陷的风险。孕期维生素 D 缺乏会导致子代大鼠肝脏组织中 IκB-α 基因发生甲基化修饰，使 IκB-α 基因的表达下调，从而激活了 NF-κB 信号通路，引起机体持续性高炎症状态，最终促发了胰岛素抵抗。母乳喂养研究方面，研究发现母乳喂养不仅能够促进婴幼儿认知以及身体的发育，降低传染性疾病的发病风险以及死亡风险，同时也能够降低婴幼儿成年后肥胖、糖尿病、心脑血管疾病以及其他代谢性疾病的患病风险。并且，在婴幼儿时期较早地添加辅食，与体质指数以及超重风险呈正相关关系。

我国学者开展的饥荒队列研究发现，生命早期的饥荒暴露，可使成年后糖化血红蛋白升高，甲状腺功能下降，脂肪肝、糖尿病和高血压患病风险增加，还会造成后代肥胖、糖尿病和高血压的发病风险的增加。

生命早期阶段的肠道微生态与健康关系的研究也有了重要进展。胎儿宫内生活阶段对母源性微生物的接触，母乳喂养对新生儿肠道菌群定殖的影响，孕期妇女肠道微生态对孕期妇女及对子代健康的影响都成为研究热点。环境因素、宿主基因组以及肠道微生物组可能存在三方交互作用，共同影响孕期代谢健康。

2.1.3.2 妇幼人群的营养现状与膳食指导

国家营养与健康监测（0~5 岁儿童和哺乳期妇女）数据及最近几年的若干调查研究显示，哺乳期妇女的膳食营养仍存在蛋白质、脂肪和钠盐摄入过多，多种微量营养素（钙、铁、锌、硒、维生素 D、维生素 A、维生素 C 等）摄入不足的问题。部分哺乳期妇女膳食结构不合理，尤其产后一个月的膳食，蛋类、肉禽鱼和红糖的摄入过高，而蔬果类、豆奶类摄入比例较低。

我国在妇幼人群膳食和营养指导方面进行的大量研究表明，孕妇应避免高脂肪、高升糖指数（GI）的食物，并严格控制维生素 A、维生素 D 和维生素 E 水平，合理补充维生素，均衡饮食。另外，有研究表明，产妇怀孕期间补充叶酸、增加蔬菜摄入频率、减少牛奶的摄入量，可能降低早产的风险。孕期的营养补充剂使用已具有一定的普遍性，如钙剂和叶酸，但哺乳期却未引起足够的重视。关于哺乳期妇女营养和营养素补充剂使用情况研究较少，还缺乏科学合理使用营养素补充剂的指导性建议。

中国营养学会 2016 年发布了《中国备孕妇女膳食指南》《中国孕期妇女膳食指南》《中国哺乳期妇女膳食指南》，给出了备孕、孕期、哺乳期等妇女人群的基本膳食原则、各类食物摄入量范围，以及运动及生活方式等方面的核心提示。同时，发布了《中国 6 月龄内婴儿母乳喂养指南》《中国 7~24 月龄婴幼儿喂养指南》《中国学龄儿童膳食指南》等针对婴幼儿喂养的营养指导文件。针对产褥期营养保健特点，中国营养学会妇幼分会 2017 年发布了《产褥期（月子）膳食营养共识》，为产后妇女身体恢复和科学饮食提供指导。

2.1.3.3 母乳成分研究

母乳中多种营养素及生物活性物质含量受泌乳期、饮食等因素影响，例如：早产母乳与足月母乳相比，直链脂肪酸含量较低；母乳中 α - 生育酚和视黄醇浓度与膳食无显著相关性，但随泌乳期的延长而降低；母乳中宏量营养素（脂肪、蛋白质和乳糖）含量不受母体饮食影响，而脂肪酸组成和含量则与饮食习惯相关。表皮生长因子（epidermal growth factor，EGF）和转化生长因子 - α（transforming growth factor- α，TGF- α）作为新生儿胃肠功能中起重要作用的促生长因子，其含量与母体饮食结构密切相关，母乳中 EGF 浓度随蛋白质、总能量、蔬菜、水果、豆制品和乳制品的摄入量增加而降低，而 TGF- α 含量则随碳水化合物和乳制品的摄入量增加而升高。母乳中雌激素是乳汁中激素类物质中的一部分，对婴儿生长有着不同程度的影响；研究发现，母乳中孕酮浓度与蛋白质、脂肪、蔬菜、肉类和鸡蛋的摄入量呈显著负相关，雌三醇浓度与大豆制品的摄入量呈显著负相关。碘对于新生儿大脑及神经发育至关重要，新生儿碘营养状态取决于母乳中碘含量；研究发现，母乳中碘含量相比尿碘，则更能反映哺乳期妇女的碘营养状况。

我国正在建立母乳成分在线数据库，通过横断面研究，收集了 11 个省的人乳样品，对其组成进行了分析，并通过问卷调查、体格检查和生化指标对哺乳期妇女及其婴儿的营养健康状况进行评价。未来将进一步扩大数据库的覆盖范围，以建立统一、完善的中国母

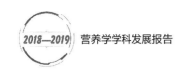
乳数据库，实现数据的共享。

针对泌乳量不足的乳母，欧美多个发达国家已建立起了母乳库，由乳汁丰富的母亲志愿提供，供无法提供母乳的早产儿、重症患儿等有需要的婴儿使用。2013 年，广州市妇女儿童医疗中心建立了国内首家母乳库，之后国内陆续建立了多家母乳库。母乳库的建立需要国家推行相关标准并给予资金支持，同时设置相应的管理部门，保障母乳的质量和安全。

2.1.3.4 婴幼儿喂养与饮食行为

母乳喂养对母婴均大有裨益，不仅能增强婴幼儿免疫力、提升智力，减少婴儿患病率，还能减少母体患骨质疏松疾病的风险。有研究表明，随着母乳喂养时间的延长，婴幼儿身高也随之增加。但我国哺乳期母亲延迟哺乳率较高，达 31.2%，其主要原因是剖宫产和母乳开始较晚。WHO 现行推荐婴儿在前 6 个月进行全母乳喂养，在 6 月龄时添加辅食，但针对辅食添加时间，研究结论尚不一致。有研究显示，给半岁以内婴儿尽早添加辅食，可以减少婴儿夜醒次数，在食物转换期及时添加辅食有助于婴儿语言发育，但也有研究显示辅食添加过早（3~6 月龄时添加）与婴幼儿贫血风险增加有关。

2.1.3.5 学龄前儿童营养与健康

我国儿童饮食行为问题发生率（39.7%~65.1%）高于西方发达国家（30%~45%），且各地饮食行为问题表现差异较大，受家庭人口学特征、家长喂养行为及家庭环境等因素影响。研究发现，"家庭 – 学校 – 社会"的综合干预措施能有效地提高监护人膳食营养的知识水平，增强监护人对儿童膳食营养态度和行为的积极性，从而改善不良饮食行为问题。

近年，我国发布《学龄前儿童膳食指南（2016）》《学龄前儿童平衡膳食宝塔》以及《学龄前儿童（3~6 岁）运动指南（专家共识版）》，为学龄前儿童的营养和运动提供了指导性建议，推动全社会共同关注学龄前儿童的运动教育和健康发展。

2.1.4 老年营养

2.1.4.1 老年人群的营养健康基础信息

通过多项营养与健康状况调查和追踪研究，获得了我国不同地区、不同经济生活状况、不同患病状况的老年人在食物、能量和营养素的摄入以及饮食服务方面的信息。通过流行病学分析，提出了当前我国不同生活状况老年人贫血、低体重、肥胖、优质蛋白及微量营养素摄入不足等营养不良问题，探讨了多种不同膳食模式与老年人健康、主要慢性疾病之间的关系。

2.1.4.2 肌肉衰减综合征

研究表明，动物性食物、血清维生素 D 水平、蛋白质总摄入量与老年人群握力、肌肉量呈正相关，动物肉类膳食模式与肌肉衰减综合征患病率呈负相关。这些结果表明，良好的营养结合积极运动的生活方式有利于延缓老年人肌肉衰减。

2.1.4.3 阿尔茨海默病

近年，多个研究探究了叶酸、视黄醇、n-3 多不饱和脂肪酸对阿尔茨海默病的保护作用及其机制。通过脂质组学分析技术，发现血浆中磷脂组分的改变与老年认知障碍密切相关，特别是缩醛磷脂乙醇胺含量的降低在老年认识障碍患者中更为明显，可能为特异性的生物标志物。干预研究证实，补充 n-3 多不饱和脂肪酸的摄入有助于延缓认知评分的降低。上述研究进展，为膳食营养改善、延缓老年人认知功能衰退提供了科学依据。

2.1.4.4 吞咽障碍

我国多项临床研究显示，老年人群中有吞咽障碍的人群比例较高，且有吞咽障碍的老年人营养不良率更为突出。国内学者积极学习国外在吞咽障碍老年人营养管理方面的经验，逐步规范老年人吞咽障碍筛查、评测方法，引进国际吞咽障碍食物标准（International Dysphagia Diet Standardization Initiative，IDDSI）。分析、比较不同增稠剂以及相关产品在技术参数和临床上的实际应用效果，如对基于 IDDSI 液体食品等级划分指标进行量化，建立模拟吞咽做功和模拟吞咽推送力等指标，自行设计出球状反挤压装置，建立了基于洼田饮水试验的吞咽困难等级与基于 IDDSI 流动实验的 IDDSI 液体食品等级之间关联等。证明了改变食物的质构，能够有效减少吞咽障碍老年人进餐时的呛咳，增加能量、蛋白质、脂肪、膳食纤维、多种维生素和矿物质的摄入，升高血红蛋白、白蛋白水平。研究结果为老年营养学的临床实践提供了非常重要的科学资料，也推动了食品科学和加工技术的发展。

2.1.4.5 老年人营养素需要量研究

我国学者应用指示剂氨基酸氧化法研究中国老年人蛋白质需要量，得出结论，老年人的蛋白质平均需要量为 0.91 g/（kg·d），推荐摄入量为 1.17 g/（kg·d），为中国老年人膳食指导提供了科学依据。此外，我国制定了《老年人营养不良风险评估》（WS/T 552—2017）和《老年人膳食指导》（WS/T 556—2017）。

2.1.5 特殊环境营养

2.1.5.1 高原低氧环境通过"肠 – 脑轴"损伤认知功能

高原低氧环境下，可引起肠道屏障的破坏，导致肠道细菌移位和菌群失衡，而肠道菌群紊乱会损害机体认知功能。大量研究证实，n-3 多不饱和脂肪酸可以调节肠道菌群的数量和组成，从而改善高原低氧所致认知损伤。此外，有研究发现小鼠补充阿克曼菌（*Akkermansia muciniphila*）后，下丘脑小胶质细胞增生和炎症性细胞因子的表达显著降低。

2.1.5.2 高温作业人员营养膳食指导

在高温作业人群营养代谢、营养状况评价的基础上，参考我国居民的食物消费结构并借鉴国外营养标准体系，2017 年国家卫生和计划生育委员会发布了卫生行业标准《高温作业人员膳食指导》（WS/T 577—2017），并于 2018 年 4 月 1 日正式实施。主要内容是高温作业人员的膳食能量和主要营养素推荐摄入量及膳食指导原则，特别对班中餐进行了定义。对工间消耗较大的能量和产能营养素以及钠、钾、维生素 B_1、维生素 B_2 和维生素 C 等主要营养素摄入量进行了推荐，制定了膳食指导原则。该标准针对高温作业人群的特殊营养代谢消耗制定，对减轻高温作业所致健康危害具有重要意义。

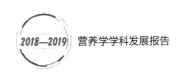

2.1.5.3　军人营养素供给量与食物定量

完成了全军多兵种营养调查，采集数据92000余条。在此基础上，进行了军人营养素供给量与食物定量标准的修订。

《军人营养素供给量》（GJB 823B—2016）保留了原标准中陆勤、海勤、空勤的划分，根据近年来一些研究进展，对其中的一些维生素、矿物质的供给量进行了调整，对膳食营养素的质量提出了一些新的要求，并增设了一些重要常量元素的供给量和部分维生素、矿物质的可耐受最高摄入量。

《军人食物定量标准》已完成标准初稿的撰写，将于2020年出台。新标准的实施对于保障我军官兵身心健康，提高战斗力，打赢未来战争具有重要意义。

2.1.5.4　航天员膳食推荐供给量的制定

基于航天员执行航天任务期间面临的密闭隔离、失重、辐射及噪声等特殊工况环境，近年来在以下领域取得新进展。

（1）制定了航天员膳食能量推荐供给量：围绕载人航天飞行任务特点，通过模拟航天员在轨一日作息情况，获取了舱内静息、舱内作业、出舱活动等典型活动量代谢率数据，制定了航天员飞行食谱和膳食能量推荐供给量。

（2）短期飞行航天员营养保障：通过模拟短期飞行任务密闭舱实验，获得了产能营养素、矿物质、维生素及水的摄入和代谢数据，制定了短期航天飞行营养素供给量标准。针对航天特殊工作环境，重点调整了钾、钠、铁、维生素D、维生素E、维生素K、维生素C及叶酸等营养素的供给量标准。设计、研制了载人航天飞行任务的食谱，保障了神舟飞行任务的顺利完成。

（3）中长期飞行航天员营养保障：通过模拟中长期飞行任务密闭舱实验，建立了膳食营养素数据库，优化了飞行食谱；通过载人受控生态密闭舱实验，系统研究了预配置食物及舱内自产食物配给组合模式及比例，为建立月球基地、火星及深空探测航天员营养保障奠定了基础。研究发现，长期处于密闭隔离环境下，易引起膳食和血清维生素D水平降低；同时肠道菌群多样性降低，双歧杆菌、乳杆菌数量显著减少。航天员肠道菌群失调，可能对航天员的营养健康产生不利影响，维持航天失重环境下肠道菌群稳态是航天员营养健康保障重要内容之一。

2.1.6　食物营养与功能食品的开发

2.1.6.1　食品成分分析技术研究

近年，利用红外光谱技术、近红外漫反射光谱法和傅里叶变换红外光谱技术及代谢组学技术测定食品中多种化学成分含量，并且建立了多种食物掺假掺杂的鉴别方法，包括天然奶油、茶油、花生油等。

利用高光谱成像技术可以建立基于不同图像特征与多糖含量之间的关系模型，实现多糖含量的快速无损检测。通过正相高效液相色谱法，建立了食物中8种维生素E异构体及维生素 A 的测定方法，研制了维生素免疫快速检测试剂盒（包括维生素 B_1、维生素 B_2、维生素 B_6、维生素 B_{12}、维生素 D_3、叶酸、生物素等）；建立了一种能够同时测定婴幼儿配方乳粉中 11 种 B 族维生素的超高压液相色谱 – 串联质谱法，构建了多种食物的高效液相色谱指纹图谱。

2.1.6.2　功能性因子生物学作用研究及开发

目前功能食品和功能性蛋白主要集中在增强免疫力、抗疲劳、抗氧化、辅助降血脂等方面。已有研究表明，β – 伴大豆球蛋白可以改善更年期妇女高脂血症，有效预防心脑血管疾病。国内也进行了复合低聚肽、益生菌、益生元功能的研究，并且开发了以低聚肽为主要原料的功能性食品、复合益生元与益生菌产品，具有健康改善的作用。

2.1.6.3　膳食营养补充剂的应用和安全性评价

2017 年，我国 54.85% 居民曾食用过营养素补充剂，食用种类最多的前三位分别是维生素 C、B 族维生素和钙。2018 年，我国膳食营养补充剂行业规模达到了 4600 亿元。但也有最新研究结果显示，服用高剂量的膳食补充剂可能存在健康风险。例如，摄入过量的维生素 E 会增加出血性中风，甚至前列腺癌的风险。为此，中国营养学会综合多项研究及多位营养学专家的建议，发布了《居民营养素补充剂使用科学共识》。

2.1.6.4　保健食品和新食品原料的研究和管理

按照《食品安全法》，我国保健食品的监管实现了从单一注册制到注册与备案双轨制的改变。已颁布的《保健食品原料目录（一）》和《允许保健食品声称的保健功能目录（一）》，仅包含营养素补充剂和补充营养素功能。近年，国家出台了一系列保健食品的政策和法规，包括《保健食品注册与备案管理办法》《保健食品注册审评审批工作细则（2016 年版）》《保健食品注册申请服务指南（2016 年版）》《保健食品备案工作指南（试行）》《关于规范保健食品功能声称标识的公告》《保健食品原料目录与保健功能目录管理办法》《保健食品标注警示用语指南》等。

新食品原料是指在我国无传统食用习惯，而现在开始食用的食品。2015 年以来我国新增批准的新食品原料有木姜叶柯、β – 羟基 –β – 甲基丁酸钙、γ – 亚麻酸油脂（来源于刺孢小克银汉霉）、米糠脂肪烷醇、西兰花种子水提物、顺 –15– 二十四碳烯酸、N– 乙酰神经氨酸、宝乐果粉、乳木果油、黑果腺肋花楸果、球状念珠藻（葛仙米）。

2.1.7　临床营养

2.1.7.1　疾病的营养支持治疗

随着我国营养代谢性疾病的高发，临床营养也受到广泛关注。在推进住院患者营养风险筛查和评估的同时，在对营养不良患者的营养支持干预及对患者营养管理意识方面取得了很大进展。

（1）肿瘤患者的营养支持与治疗：我国住院肿瘤患者的中、重度营养不良发病率达58%，其中食管癌、胰腺癌、胃癌营养不良发病率最高，且与肿瘤分期、瘤种、部位、癌性疼痛、心理困扰以及抗肿瘤治疗的干扰密切相关。这一现象引起我国营养专家的关注，相继出版了《中国恶性肿瘤营养治疗通路专家共识（2018）》《中国肿瘤营养治疗指南》《恶性肿瘤放疗患者营养治疗专家共识》等指南及共识。建立肿瘤营养诊疗体系，提出营养五阶梯治疗，强调为了改善癌症患者的营养不良症状，营养不良的肿瘤患者应尽可能给予肠内营养，在口服摄入仍然不足的情况下，补充性肠外营养也是有效的。

（2）糖尿病患者的营养治疗：我国开展了大量关于糖尿病与各种生活方式相关因素之间关系的研究。中国营养学会糖尿病分会于 2017 年 12 月发表了《中国 2 型糖尿病膳食指南》，为患者提供详细的生活方式建议。我国学者研究发现，低碳水化合物膳食可改善 2 型糖尿病患者血糖和血脂代谢，并可在短期内减轻体重；其中，用 50 g 或 100 g 燕麦分别代替部分谷物主食可显著降低肥胖的 2 型糖尿病患者餐后 2 小时血糖、糖化血红蛋白、甘油三酯、胆固醇以及体重。

在防治肥胖相关慢性疾病中，2016 年 9 月发表国内首部《中国超重 / 肥胖医学营养治疗专家共识》，为肥胖的营养防治提出系统解决方案，并且在全国百家医疗机构设立了医学营养减重教学基地。

（3）慢性肾病的营养支持与治疗：近 5 年相关研究主要集中在低蛋白饮食、充足能量摄入和特殊医学用途配方食品在慢性肾病营养治疗中的影响与作用，以及多学科协作模式下的慢性肾病营养管理。研究表明，通过营养干预可以延缓慢性肾病进展，降低并发症和合并症的风险，提高慢性肾病患者的生存率和生活质量。限制膳食蛋白摄入、提供充足的能量摄入和应用特殊医疗用途食品等方法，可以为慢性肾病患者提供先进的营养支持。

（4）艾滋病、创伤、危重患者的营养支持治疗：横断面研究发现，艾滋病感染患者骨质疏松和脂代谢异常的患病率较高，同时存在营养不良，需补充豆类、奶类、水产类等食物的摄入。针对创伤和危重患者的营养不良情况，需要建立全面评价危重患者营养状况的方法，准确测量能量 / 蛋白质的需求，合理掌握营养支持的时间，特别是早期肠内营养支持的时机，给予适当的能量，对于改善患者预后并降低死亡率、提高救治成功率有重要意义。

2.1.7.2　营养不良诊断体系的建立与发展

据《中国居民营养与慢性病状况报告（2015）》，中国成人营养不良率占 6%，儿童青少年生长迟缓率和消瘦率分别为 3.2% 和 9%。我国已建立营养不良的三级诊断体系，即营养筛查、营养评估和综合评定，以提供准确的营养诊断，为营养干预奠定坚实的基础。

2.1.7.3　特殊医学用途配方食品开发与临床应用

2016 年正式出版《特殊医学用途配方食品通则》，明确了使用特殊医学用途配方食品的原则和标准，要求使用中应注重灵活性与科学性，依据个体实际情况，适当调整产品的适用范围和使用方法，以满足不同人群的个体化营养需求。此外，2019 年临床营养工作者牵头制定《特殊医学用途配方食品临床应用规范》以及糖尿病、肿瘤、肾病三种特殊医学用途配方食品临床指导原则。考虑如何在对象选择、实验设计、观察指标等方面，既兼顾国家要求，又得到良好的健康效果。

2.1.7.4　加速康复外科与临床营养全程管理

围手术期的营养治疗是加速康复外科（enhanced recovery after surgery，ERAS）重要的措施之一。规范的围手术期营养诊疗措施，有助于减少机体的应激和损伤，促进患者的快速康复。一项营养补充剂（oral nutritional supplements，ONS）在骨科加速康复外科应用效果的研究发现，营养补充剂显著改善患者主观感受，降低住院费用和住院时间，也对患者营养状况改善、减少术后应激和促进术后康复有着重要作用。另外，国内一项前瞻性队列研究显示，在胃肠外科中，进行围手术期营养干预，对于改善营养状况安全有效，有利于患者术后实现加速康复。最新的《加速康复外科中国专家共识及路径管理指南（2018版）》中指出营养支持是加速康复外科的核心措施，包括术前营养不良的筛查和治疗、不常规禁饮食及术前2小时进水及碳水化合物、不常规留置胃管及术后早期口服进食等措施。2019年《加速康复外科围术期营养支持中国专家共识（2019版）》发布，进一步指导了加速康复外科中营养支持的应用。

2.1.8　公共营养

2.1.8.1　慢性病防控措施与计划

为改善我国居民高盐饮食习惯、预防心血管疾病，中国疾病预防控制中心等机构于2018年共同开展了"以社区为基础的综合减盐干预研究"项目。各地市也自行开展了一些干预项目，比如深圳市开展的零食干预项目，使得零食进食的学生比例明显下降。

中国营养学会等2015年首次发起的"全民营养周"活动得到科学界和行政部门的大力推动。2019年5月，国家卫生健康委发文要求各地卫生部门组织开展"全民营养周"活动，宣传合理膳食、营养健康。这也是国民营养健康指导委员会成立以来，充分发挥组织领导作用和多部门协调优势、贯彻"将健康融入所有政策"的首次面对公众的大型科普活动。"全民营养周"现已成为国家合理膳食行动的重要内容。

2.1.8.2　营养标准和指南的制（修）订

在2015年之前，营养卫生行业标准共研制完成了23项，正式发布10项。近5年，完成了11项标准研制，正式发布了21项，主要包括《食物成分数据表达规范》《人群叶酸缺乏筛查方法》《学生餐营养指南》《中国居民膳食营养素参考摄入量》等。同时，根据标准每5年需要修订的原则，对2015年年底以前的13项营养标准进行了复审，提出了修订建议。此外，中国营养学会完成了《中国居民膳食指南（2016）》和《中国儿童青少年零食指南（2018）》的修订工作。

2.1.8.3　居民营养状况调查监测及营养评估

我国于2015—2017年完成了第六次"中国居民慢性病与营养监测"，收集了全国31个省（自治区、直辖市）近20万人的膳食、营养及慢性病状况数据。目前，数据仍在清

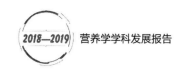

理阶段。

"中国居民营养状况变迁的队列研究——中国健康与营养调查"于 2015 年和 2018 年开展的第十次和第十一次追踪调查结果显示，我国居民谷类食物摄入量呈下降趋势，动物性食物中猪肉占比高，水果、奶类摄入量均远远低于膳食指南推荐量；碳水化合物供能比下降明显，脂肪供能比呈增加趋势，脂肪供能比超过 30% 的人群比例为 67.9%，中国居民能量来源不平衡的问题已经凸显。

2.1.8.4 膳食指数研究进展

我国关于膳食质量评价指数的起步较晚，目前国内建立的膳食指数主要有 5 个，分别是中国膳食平衡指数、中国健康膳食指数、中国居民膳食指南指数、中国健康饮食指数和中国儿童膳食指数。①中国膳食平衡指数（Diet Balance Index，DBI）于 2018 年更新成为 DBI_16。DBI_16 包括 8 个指标，分别为谷类食物、蔬菜水果、奶类及大豆类、动物性食物、纯能量食物、调味品、食物种类和水。分值范围为 −72~44；②中国健康膳食指数（China Healthy Diet Index，CHDI）于 2017 年建立，共 13 个指标，包括精制谷物、全谷物和杂豆薯类、蔬菜总量、深色蔬菜、水果、奶类、大豆类、肉蛋类、鱼虾类、食物种类、饱和脂肪酸供能比、钠摄入量、纯能量食物供能比，总分范围为 0~100 分，分值越高代表膳食质量越好；③中国居民膳食指南指数（China Dietary Guideline Index，CDGI）于 2019 年进行了更新，分数越高代表膳食质量越好。更新后的 CDGI 共 14 个指标，增加了碳水化合物供能比、蛋类，对坚果及大豆分别进行赋分，总分范围为 0~110 分；④中国健康饮食指数（Chinese Healthy Eating Index，CHEI）于 2017 年建立，共 17 个指标，分别为谷类、全谷物及杂豆、薯类、蔬菜、深色蔬菜、水果、奶类、大豆、水产品、禽类、蛋类、坚果、红肉、烹调油、钠、添加糖、酒精，满分 100 分；⑤中国儿童膳食指数（Chinese Children Dietary Index，CCDI）于 2019 年进行了更新，形成了 CCDI−16，对三个年龄段的儿童青少年分别制定了相应的膳食建议标准，同样包括 16 个指标，分别为谷类、蔬菜、水果、奶及奶制品、豆类及其制品、肉类、水产品、蛋类、饮水量、含糖饮料、维生素 A、脂肪酸、膳食纤维、食物多样性、同父母和（外）祖父母共进晚餐的次数、能量平衡等。这些指数在国内得到了不同程度的应用。

2.1.8.5 环境生态流行病学研究

环境是肥胖的重要影响因素，整合国家统计局资料和中国健康与营养调查数据，通过环境生态流行病学研究发现：中国儿童青少年肥胖明显受到社区菜市场的地理位置、省级电视覆盖率、人均每日食用油消费量、省 GDP 水平、长期食品工业发展水平及医疗服务水平等环境因素的影响；中国北方和东部地区为肥胖率较高的地区和需要干预的重点区域。儿童青少年肥胖防控措施重点是加强全社会共同努力促进创新，建设更加健康的食物生产、选择和消费环境，建设更加有利于身体活动的建筑环境和生活环境。

通过基本医疗保险与肥胖风险的相关性研究发现，新型农村合作医疗保险有增加农村地区成人不良行为的可能性，新农合医保显著改变了个体生活方式，有提高吸烟、久坐、高能量、高脂肪饮食等不健康饮食行为的倾向，并引致肥胖风险的增加。在我国促进医疗保险全面覆盖过程中，新农合医疗所引致的事前道德风险问题，确实是客观存在的。事前道德风险问题，会在一定程度上削弱新农合对农村地区成年居民的疾病预防和健康促进作用。

2.1.8.6 膳食营养与认知功能及神经系统疾病相关研究

利用"中国居民营养状况变迁的队列研究"数据资料，研究发现：我国 15 省 18~64 岁成年居民知觉压力水平受到年龄、性别、文化程度、婚姻状况等人口学因素，家庭人均收入、城市化水平等社会经济因素，饮酒、睡眠时间等生活方式以及疾病史的影响。目前无工作、身体活动水平低以及患高血压等因素是可以加以干预的，因此应将居民知觉压力的防控措施重点放在个人良好生活方式的形成以及增强社会支持和福利保障上。在加强个人压力自我调节的同时，也应创造一个有利于舒缓或减少压力的环境。

2.2 学科成果概况

2017 年，科技部发布《"十三五"食品科技创新专项规划》。为了实现"到 2020 年，我国食品科技的自主创新能力和产业支撑能力显著提高"的目标，重点任务包括：发展食品高新技术产业；提升食品科技创新能力；推进食品产业科技发展，包括食品生产加工技术和营养健康领域的相关研究；增强食品安全保障能力；提高国际合作交流水平；强化科技成果转化服务。"十三五"规划指出：要不断突破前沿技术培育食品新兴产业；促进绿色加工低碳制造保障产业持续发展；品质监控全程追溯保障食品质量安全；通过营养组学技术推进健康食品精准制造。

2.2.1 科技论文分析

2.2.1.1 中文论文发表趋势

为了准确、全面地收集营养学相关文献，通过"分类检索"途径，选择中国生物医学文献数据库（CBM）、中国引文数据库进行检索。

CBM 数据库检索：在 CBM 分类导航中选择"R1 预防医学、卫生学"，筛选下位类"R151 营养学"［包括营养生理学、营养生物化学、食物营养与食物化学、合理营养（包括营养与健康、营养调查、营养素、热能、平衡膳食与营养要求）］；"R153 各类型人群营养"（包括妇女营养、儿童 / 青少年营养、老年人营养、特殊环境人群营养、运动员营养、其他人营养）。

检索式："R151"［分类号：扩展］OR "R153"［分类号：扩展］，时间限定为 2015 年 1 月 1 日至 2019 年 6 月 30 日，检索到 14385 篇营养学相关文献。

中国引文数据库检索：选择"来源文献检索"，学科类别选择"医药卫生科技"中"营养卫生食品卫生"（包括总论、营养学、饮食卫生与食品检验），文献来源范围选择

"核心期刊",时间限定为 2015 年 1 月 1 日至 2019 年 6 月 30 日,检索到 2344 篇营养学相关文献。

　　将两个数据库检索结果进行查重,删去兽医、畜牧、昆虫等动物营养文献后,得到相关文献 15453 篇。从数量看,2015—2019 年营养学领域各年度发表文献量趋势比较平稳,年度分布情况见图 1。

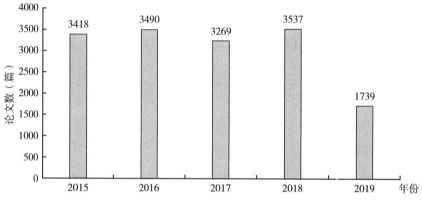

图 1　营养学研究中文论文的发表趋势

　　检索主要限定在中国科技核心期刊、中华医学会期刊、北大中文核心期刊、预防医学会期刊、中国科学引文数据库等收录的核心期刊中。检索结果显示 15453 篇营养学研究论文主要发表在 1156 种期刊上,发表文献数量最多的 3 种期刊是《营养学报》《卫生研究》《现代预防医学》(表 1)。

表 1　发表文献数量排名前 20 的期刊

来源	论文数(篇)	百分比(%)
《营养学报》	522	3.38
《卫生研究》	423	2.74
《现代预防医学》	387	2.50
《中国学校卫生》	312	2.02
《中国食物与营养》	271	1.75
《食品工业科技》	245	1.59
《食品科学》	239	1.55
《中国妇幼保健》	174	1.13
《中国食品卫生杂志》	169	1.09

续表

来源	论文数（篇）	百分比（%）
《中国老年学杂志》	166	1.07
《医学信息》	160	1.04
《中国公共卫生》	160	1.04
《肠外与肠内营养》	154	1.00
《食品安全导刊》	152	0.98
《中国医药指南》	131	0.85
《中国儿童保健杂志》	124	0.80
《职业与健康》	103	0.67
《糖尿病新世界》	94	0.61
《护理研究》	91	0.59
《基层医学论坛》	91	0.59
《中国继续医学教育》	91	0.59
《中国妇幼健康研究》	91	0.59
《中国现代护理杂志》	89	0.58

2.2.1.2　英文论文发表趋势

利用 Web of Science 数据库，选择子库"Web of Science 核心合集"中的 Science Citation Index Expanded（SCI-EXPANDED）、Social Sciences Citation Index（SSCI）两个引文数据库为数据源，确定检索时间范围为 2015—2019 年，通过高级检索途径，选择文献类型为 article 和 review，构建检索式：AD=（China）AND SU=（Nutrition & Dietetics），检索作者地址为"中国"、研究方向为"营养和饮食学（Nutrition & Dietetics）"的文献。检索结果为 8774 篇，进一步限定时间范围 2015 年 1 月 1 日至 2019 年 6 月 30 日，检索结果为 7798 篇。经人工筛选第一作者或通讯作者第一单位是中国，文献共计 7092 篇，其中 article 6508 篇，review 584 篇，proceedings paper 88 篇，early access 19 篇，book chapter 1 篇。各年度文献量呈整体增长趋势，2019 年半年文献数量已经超过 2015 年全年，如图 2 所示。

统计分析 7092 篇国内学者的 SCI 文章，文献数量排名前 10 位的医科及药科大学如图 3 所示。

从发表文章的项目经费来源分析，国家自然科学基金资助文献数量遥遥领先，共 3640 篇，占文献总量的 51.33%。高等学校博士学科点专项科研基金、教育部新世纪优秀人才支持计划资助文献篇均被引次数最高，达到 17.12 和 16.47，领先于其他项目（表 2）。

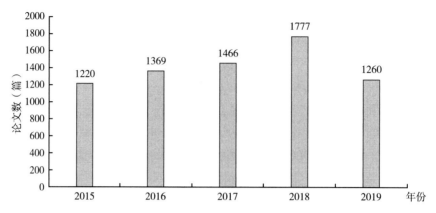

图 2　中国营养学研究英文 SCI 论文的发表趋势

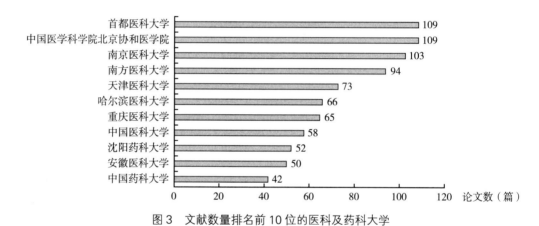

图 3　文献数量排名前 10 位的医科及药科大学

表 2　文献数量排名前 20 的项目经费来源

序号	项目经费来源	论文数	被引次数	篇均被引次数
1	国家自然科学基金	3640	34922	9.59
2	中央高校基本科研基金	409	4509	11.02
3	国家重点研发计划	381	1639	4.30
4	国家重点基础研究发展计划（"973"计划）	256	2980	11.64
5	中国博士后科学基金	236	2329	9.87
6	江苏高校优势学科建设工程项目	199	2044	10.27
7	江苏省自然科学基金	164	1680	10.24
8	国家高技术研究发展计划（"863"计划）	147	2016	13.71
9	广东省自然科学基金	133	1453	10.92
10	美国卫生及公共服务部	131	1022	7.80

续表

序号	项目经费来源	论文数	被引次数	篇均被引次数
11	美国国立卫生研究院	127	992	7.81
12	浙江省自然科学基金	121	1336	11.04
13	国家现代农业产业技术体系建设专项资金	113	878	7.77
14	中国国家留学基金管理委员会	109	1168	10.72
15	国家教育部	104	1192	11.46
16	教育部新世纪优秀人才支持计划	92	1515	16.47
17	江苏省博士后科研资助计划项目	90	805	8.94
18	高等学校博士学科点专项科研基金	82	1404	17.12
19	国家科技部	71	811	11.42
20	北京市自然科学基金	60	468	7.8

2.2.2 专利

根据 2018 年版国际专利分类表（IPC），筛选出 37 个（表 3）与营养相关的 IPC 分类号。通过国家知识产权局中国及多国专利审查信息查询系统、广州奥凯信息咨询有限公司全球专利壹键智能情报分析平台，提取中国 2015—2019 年与营养相关的专利信息数据（包含审查中、有效及失效专利）进行统计分析。共提取 2015—2019 年与营养相关 31097 件专利，见表 4。其中，发明专利申请最多，总计 28318 件，占专利总数 91.84%。值得注意的是，各年专利数量呈逐年递减趋势，不同类型的专利数量也呈逐年递减趋势。

表 3 依据 2018 年版国际专利分类表筛选出的 37 个与营养相关的 IPC 分类号

序号	IPC 分类号	分类号含义
1	A21D10/00	在焙烤前的稀面糊、面团或混合物
2	A21D13/00	焙烤成品或半成品
3	A21D2/00	焙烤前或焙烤期间通过添加入材料来处理面粉或面团
4	A23C13/00	奶油；奶油配制品
5	A23C15/00	黄油；黄油配制品；及其制备
6	A23C17/00	酪乳；酪乳配制品
7	A23C19/00	干酪；干酪配制品；其制备
8	A23C20/00	干酪代用品
9	A23C21/00	乳清；乳清配制品
10	A23C23/00	其他乳制品
11	A23C9/00	奶配制品；奶粉或奶粉的配制品

序号	IPC 分类号	分类号含义
12	A23D7/00	含有水相的食用油或脂肪组分，例如人造奶油
13	A23D9/00	其他食用油或脂肪，例如松酥油脂、烹饪用油
14	A23F3/00	茶；茶代用品；其配制品
15	A23F5/00	咖啡；咖啡代用品；其配制品
16	A23G1/00	可可；可可制品，例如巧克力；及其代用品
17	A23G3/00	糖果蜜饯；糖食；杏仁酥糖；涂层或夹心制品
18	A23G4/00	口香糖
19	A23G9/00	冰冻甜食，例如冰糖食、冰淇淋；它们的混合物
20	A23J1/00	提取食用蛋白质组合物；整批打蛋和分离蛋黄与蛋白
21	A23J7/00	食用磷脂组合物，例如卵磷脂
22	A23L1/00	食品或食料；它们的制备或处理
23	A23L2/00	非酒精饮料；其干组合物或浓缩物；它们的制备
24	A23L3/00	食品或食料的一般保存，例如专门适用于食品或食料的巴氏法灭菌、杀菌
25	C07K14/00	具有多于 20 个氨基酸的肽；促胃液素；生长激素释放抑制因子；促黑激素；其衍生物
26	C07K16/00	免疫球蛋白，例如单克隆或多克隆抗体
27	C07K19/00	混合肽
28	C07K2/00	具有不确定数目氨基酸的肽；其衍生物
29	C07K9/00	含有糖化物基团且具有完全确定的序列，最多含有 20 个氨基酸的肽；其衍生物
30	C12N1/00	微生物本身，如原生动物；及其组合物
31	C12N11/00	与载体结合的或固相化的酶；与载体结合的或固相化的微生物细胞；其制备
32	C12N9/00	酶，如连接酶
33	C12Q1/00	包含酶或微生物的测定或检验方法
34	C13K1/00	葡萄糖
35	C13K11/00	果糖
36	C13K5/00	乳糖
37	C13K7/00	麦芽糖

表 4　2015—2019 年各年与营养相关专利数量统计

专利类型	2015 年	2016 年	2017 年	2018 年	2019 年（截至 6 月 30 日）	各类总数（件）
实用新型	551	322	358	287	11	1529
发明申请	11686	6573	5195	3898	1229	28581
发明授权	646	243	72	24	2	987
各年专利总数（件）	12883	7138	5625	4209	1242	31097

2.2.3 科研奖励

经过多年发展，科技奖励已经成为我国人才政策、科技政策的重要组成部分，在激励创新、助力高质量发展中发挥了日益重要的作用。与营养学相关的科技成果奖励来源主要包括国家科学技术奖（国家技术发明奖、国家自然科学奖、国家科学技术进步奖）、教育部科技奖（自然科学奖、技术发明奖、科技进步奖、青年科学奖）、中华医学科技奖、中华预防医学会科学技术奖、中国营养学会科学技术奖、华夏医学科技奖，以及各省级科学技术奖。

统计2015—2019年我国营养学领域研究成果获得的奖项，获得国家级奖励2项（J-211-2-01营养代餐食品创制关键技术及产业化应用；J250103-2-02油料功能脂质高效制备关键技术与产品创制）；获教育部科技奖4项，其中自然科学一等奖2项（表5）；获省、全国性学会、联合会奖励58项，其中获中国营养学会科学技术奖20项。排前5位的各类奖项见图4。从科技成果的研究领域分析可知，食物营养（包括功能性食品开发）占20.9%；基础营养占19.3%，这当中"合理碘营养的基础"相关研究占据5项；临床营养占9.7%。这一阶段，也是我国营养相关标准和营养标签应用蓬勃发展的时期，中国营养标签技术系统和标准研究推广、预包装食品营养标签和技术支撑体系建立及推广应用等4项成果获得科技奖励。

表5 教育部科技奖营养相关项目获奖情况

年度	证书编号	获奖	等级	项目名称	主要完成单位
2015	2015-042	自然科学奖	一等奖	糖尿病代谢组学及营养干预研究	哈尔滨医科大学
2015	2015-018	自然科学奖	一等奖	生物标志物在大肠癌早期预警、预后监测及靶向治疗的应用基础研究	同济大学
2016	2016-263	科技进步奖	二等奖	国人碘安全摄入水平研究	天津医科大学，天津市内分泌研究所，天津医科大学总医院
2017		自然科学奖	二等奖	2型糖尿病HO-1易感位点、膳食营养危险因素分析及相关机制研究	华中科技大学

2.2.4 人才培养

2.2.4.1 高职高专医学营养专业教育现状

目前，我国高职院校开设的营养相关专业主要涉及营养专业和营养相关专业两大类，共10个专业（表6）。2019年，教育部办公厅等7个部门联合发表了《关于教育支持社会服务产业发展 提高紧缺人才培养培训质量的意见》，强调重点扩大技术技能人才培养规模。鼓励引导有条件的职业院校积极增设护理、健康管理、中医养生保健、中医营养与食疗等社会服务产业相关专业点。我国现阶段高职学校开设的营养及营养相关专业主要分

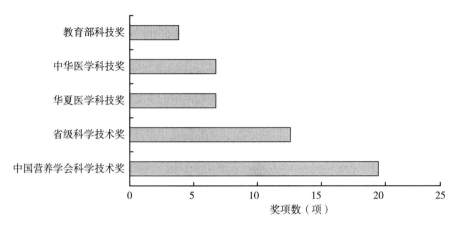

图 4　2015—2019 年营养学相关科技成果主要获得的科技奖励来源

表 6　普通高等学校高等职业教育营养相关专业参考目录

专业大类	专业分类	专业名称	专业代码
62 医药卫生大类	营养专业	医学营养	620802
59 食品药品与粮食大类		食品营养与卫生	590106
		食品营养与检测	590107
64 旅游大类	营养相关专业	营养配餐	640203
		烹调工艺与营养	640202
		西餐工艺	640205
59 食品药品与粮食大类		保健品开发与管理	590303
62 医药卫生大类		健康管理	620801
		中医养生保健	620803
		老年保健与管理	620811

注：根据《普通高等学校高等职业教育（专科）专业设置管理办法》，除国家控制的高职专业以外，高校可根据专业培养实际，自行设置专业方向，无须备案或审批。

布在食品药品与粮食、医药卫生与旅游领域。多数高职高专医学营养专业需要在强调学科建设的同时，重视技能培养，提高实验实训课所占学时比例，适应时代需求、社会发展。相信未来，我国高职院校会开设新增更多此类专业，扩大中高职贯通培养招生专业和规模，顺应时代发展，在强调学科建设的同时，重视技能培养，加快培养高端营养服务人才。

2.2.4.2　营养及营养相关专业本科教育现状

2015 年至今，我国教育部经申报、公示、审核等程序，组织开展了普通高等学校本科专业设置工作，对全国各地高校申请备案的部分专业予以备案或审批，增设备案了 101

所高等院校营养、食品相关专业，其中包括 55 所高等学校的工学类食品质量与安全专业、23 所高等学校的工学类食品科学与工程专业、5 所高等学校的工学类食品营养与检验教育专业、14 所高等学校的理学类食品卫生与营养学专业、4 所高等学校的工学类烹饪与营养教育专业。撤销了 1 所高等院校的工学类食品质量与安全专业、3 所高等院校的工学类食品科学与工程专业、1 所高等院校的工学类食品卫生与营养学专业。

高等学校的工学类食品质量与安全、食品科学与工程、食品营养与检验教育专业，理学类食品卫生与营养学专业，均为四年制本科专业。由教育部《关于公布 2015—2018 年度普通高等学校本科专业备案和审批结果的通知》可知，我国普通高校备案的营养学专业或其相关专业中，大部分是工学类的食品质量与安全专业、食品科学与工程专业，和理学类的食品卫生与营养学专业。

各备案专业的普通高校数量统计见表 7。

表 7　2015—2018 年高等院校营养、食品相关专业备案高校数量统计情况

专业 年份	食品质量与安全	食品科学与工程	食品卫生与营养学	食品营养与检验教育	烹饪与营养教育	总计
2015	20	7	3	1	0	31
2016	18	6	4	1	3	32
2017	9	2	2	3	1	17
2018	8	8	5	0	0	21
总计	55	23	14	5	4	101

注：来源于教育部《关于公布 2015—2018 年度普通高等学校本科专业备案和审批结果的通知》。

目前，我国的营养学学历教育已经有所提高，但还相对滞后。经过多年探索和实践，我国已基本确定了四年制这一国际通行的学制模式培养我国营养本科人才。我国营养学领域的工作者除了来自上述营养专业外，还有相当一部分来自我国的预防医学专业、临床医学专业，少数来自食品相关专业，另有极少数来自其他专业。我国与营养相关的普通高等院校本科专业见表 8。

表 8　普通高等学校本科营养及营养相关专业目录

专业分类	专业名称	专业代码
营养专业	食品卫生与营养学	100402
	预防医学	100401K
	医学营养学	100307
	营养与食品卫生	100204

续表

专业分类	专业名称	专业代码
营养相关专业	基础医学	100101K
	临床医学	100201K
	食品质量与安全	082702
	食品科学与工程	082701
	食品营养与检验教育	082707T
	烹饪与营养教育	082708T
	妇幼卫生	100205
	儿科医学	100302
	护理学	101101
	药学	100701
	药理学	100804
	中西医临床医学	100601K
	中医学	100501K
	中医养生康复学	100505
	中药学	100801
	中药药理学	100808

注：本目录来源于《普通高等学校本科专业目录》，专业代码来源于最近一次修订。

2.2.4.3 营养及营养相关专业研究生教育现状

硕士研究生层次的营养与食品卫生学专业偏重于学术研究，课程设置实行学分制，较为灵活。不同院系及不同研究方向课程设置不尽相同，多数院校开设有学位基础课（临床流行病学、医学统计学），专业基础课（营养与疾病、营养与食品卫生学），前沿讲座，公共基础课（计算机应用基础、医学文献检索），专业选修课（实验动物学、医学分子遗传学、多元统计方法与 SAS 软件、医学分子生物学、高级生化与分子生物学实验技术）等课程。目前，医学类共开设营养与食品卫生学研究生专业点 44 个；工学类共开设食品科学研究生专业点 73 个、食品科学与工程研究生专业点 24 个；农学开设食品科学研究生专业点 19 个、食品科学与工程研究生专业点 3 个。

另外，我国也陆续开设临床营养专业。四川大学在一级学科医学技术专业下设临床营养专业二级学科；中国医科大学和滨州医学院在一级学科临床医学专业下设临床营养专业二级学科。临床营养专业急需规范化设置、管理，未来将培养大批医学营养专业人才，为营养事业的发展提供强有力的人才保障。

2.2.4.4 我国营养工作者现状

近年，我国从事营养工作的职业分类情况包括：①临床领域：一是医疗卫生技术人员中的临床营养技师，二是中医医师中的中医营养医师，三是从事营养工作的临床医师；②疾病预防控制领域：从事慢性病防控和宣传的公卫执业医师；③经中国营养学会统一考试、可从事健康咨询和管理服务的注册营养师。其中，临床营养技师、临床医师和公卫执业医师的职称由国家行政管理部门评价并管理。

2005年10月，我国劳动和社会保障部发布公共营养师职业公告，国内兴起了营养师热，各类营养师培训在社会盛行。然而，由于缺乏规范化的管理，各种培训机构普遍存在培养计划不规范、学员学历水平低、缺乏临床营养方面的具体操作技能和实践等问题，难以胜任营养师的职责、满足临床的实际需求。2016年12月，国务院取消了公共营养师和营养配餐员的职业资格许可，终结了公共营养师培训发证乱象。2015年，受中国营养学会委托，由上海交通大学医学院营养系为牵头单位，启动了以上海为试点的注册营养师资格考试工作，现已在全国推广。2016年9月在上海举行的两岸四地营养改善学术会议上，两岸四地签署《上海宣言》，今后将互认注册营养师资格，这在两岸四地的营养学界具有里程碑意义，也是中国营养师走向世界的前奏。当前，中国营养学会开展的注册营养师水平评价在报考条件、考核内容、实践操作等方面较之前的营养师培训更贴近实践指导，至今已培养了近7000名注册营养师。

我国营养工作经过几十年的发展，在数代临床营养人才的不断努力下，迎来了快速发展及提升阶段。然而，多数的营养工作者是本科预防专业毕业，没有临床专业背景，只能取得公卫执业医师资格证，无法获得临床医师、临床营养师资格。部分医院、疾控中心承认营养工作者以公卫执业医师的身份晋级医师系列，但有些医院只认可晋级技师系列。而近年广受社会欢迎和关注的"注册营养师"，还没有被纳入技能或职称评定的标准。管理制度上的乱象，给营养工作的开展带来了诸多不便和困难，影响了我国营养工作的开展。

迄今为止，我国从事营养工作的专业人员依然不能满足患者的需求。在美国，有70%以上的医院设有营养支持小组，由医师、临床营养师、药剂师和护士共同组成。美国临床营养师在医用食品的使用决定方面，已超过了医师而起主导作用。纵观各国营养师制度的发展历程，都是从无到有、从有到优的过程逐步发展起来的，我国的注册营养师尚且处于试点和起步阶段，为了满足行业和社会对营养工作的日益增长的需求，应该进一步完善营养工作的管理制度，培养、增加营养工作人员。

2.2.5 研究平台与研究团队

2.2.5.1 重点平台

粤港澳大湾区食品营养创新平台：为贯彻落实《国民营养计划（2017—2030年）》（以下简称《计划》），探索开展区域性营养创新平台建设，同仁堂国际、中国营养学会，联合广东、香港、澳门有关专业机构、高校等单位，发挥各自业务技术优势，于2018年12月开展粤港澳大湾区食品营养创新平台创建研究。2019年2月18日，中共中央、国务院印发了《粤港澳大湾区发展规划纲要》（以下简称《规划》），明确提出建设有全球影响力的国际科技创新中心。瞄准世界科技和产业发展前沿，加强创新平台建设，大力发展新技术、新产业、新业态、新模式，加快形成以创新为主要动力和支撑的经济体系；扎实推进全面创新改革试验，充分发挥粤港澳科技研发与产业创新优势，破除影响创新要素自由流动的瓶颈和制约，进一步激发各类创新主体活力，建成全球科技创新高地和新兴产业重要策源地。粤港澳大湾区食品营养创新平台承载了落实《计划》和《规划》的双重使命。

区域食品营养创新平台：继上述平台之后，益海嘉里集团依托研发实体丰益（上海）生物技术研发中心，会同中国营养学会，联合科研机构、高校和其他企业，以促进我国人民健康生活为目标，发挥各方专业优势，提升营养保健自主创新能力，推进营养科技创新体系建设，加大创新驱动经济社会发展的力度，先行先试，构建从科研开发、成果转化到产业化系统性的产学研创新平台，开展区域食品营养创新平台创建研究。并依托平台设立全民营养创新基金，每年提供 1000 万元、持续 10 年共计 1 亿元的经费支持，以期立足国家需求发展，提升全民营养供给能力，促进中国学术界、专业协会 / 学会和政府间的广泛交流合作，实现资源聚集和协同创新，打造人才培养和实践基地，营造国内外影响力。

2.2.5.2 重点实验室

（1）国家级重点实验室：以江南大学和南昌大学为依托单位建立的食品科学与技术国家重点实验室。围绕食品科学与技术领域基础和应用基础性的国际研究前沿，根据我国食品工业的发展需要，承担食品加工与组分变化、食品安全性检测与控制、食品配料与添加剂的生物制造、食品加工新技术原理及应用等方面的科学研究和相关任务。

（2）部级、省级重点实验室：①以中国疾病预防控制中心营养与健康所为依托单位建立的微量元素与营养重点实验室，为国家卫生健康委重点实验室。该实验室的功能定位为人体营养素需要量与膳食参考摄入量研究，营养成分的健康功效评价，食物成分表更新完善，人群生物样品的营养成分和环境污染物及生物标志物检测与分析，营养改善技术及推广等应用基础型研究。②以中国科学院上海营养与健康研究所为依托单位建立的中国科学院营养代谢与食品安全重点实验室，为部级重点实验室和中国科学院重点实验室。该实验室的功能定位为营养感应机制研究，代谢调控网络研究，营养需求与代谢性疾病研究，食源性危害物的毒性机制和代谢途径，食品安全风险评估技术和污染控制技术。③以内蒙古农业大学为依托单位建立的乳品生物技术与工程教育部重点实验室，主要承担乳品微生物的分离、鉴定及乳酸菌资源库的建立，乳酸菌生产性能及益生特性的研究，发酵乳制品的开发，乳酸菌与乳品生产技术的开发等。④以哈尔滨医科大学为依托单位建立的营养与食品卫生学实验室，为黑龙江省级重点实验室和省高校重点实验室。该实验室的功能定位为食品理化高通量快速分析，代谢组学检测与分析，细胞与分子生物学的实验检测与分析，保健食品的功能与毒性的检测与评价。⑤以天津医科大学为依托单位建立的天津市环境营养与人群健康重点实验室，为省级重点实验室。该实验室的特色是应用流行病学的方法，结合动物实验、细胞分子生物学实验、表观遗传学和代谢组学等技术，研究环境、营养与健康、疾病的关系，探讨环境、营养等因素对促进健康、预防疾病的独立及综合作用及其作用机制。⑥以中山大学为依托单位建立的广东省营养膳食与健康重点实验室，为省重点实验室。实验室功能定位为心血管疾病、糖尿病等代谢性疾病新危险因素或标志物筛查，营养膳食促进健康、防治代谢性疾病效应和机制，健康膳食模式，以及食品安全风险评估。⑦以华中科技大学为依托单位，建有食品营养与安全湖北省重点实验室，所在的公共卫生学院入选国家"双一流"建设学科，并在教育部学科评估中名列 A+，拥有的环境与健康研究平台系依托省部共建国家重点实验室培育基地，在营养流行病学和应用基础研究方面拥有国内一流、国际先进的科研技术平台。

2.2.5.3 研究团队

华中科技大学刘烈刚和潘安团队致力于探索营养环境因素与 2 型糖尿病的关系，通过病例－对照研究、队列研究和人群干预试验，在群体和个体层面提出糖尿病的生活方式和膳食预防和控制方案。近年，在微量元素、鸡蛋、膳食纤维、坚果、氧化三甲胺、晚期糖基化终末产物等与 2 型糖尿病等慢性病方面开展了系列工作，以客观的膳食生物标志物探索膳食与糖尿病之间的关系，为营养流行病学研究提供了新的途径。

中山大学凌文华团队发现一批代谢性疾病相关新标志物，包括血清 bio-VD（而不是 25-OH-VD$_3$）为心血管疾病保护因素，而 RBP4、7-KC、SAH、超长链单不饱和脂肪酸为危险因素；建立了多种多酚类物质食物含量数据库，揭示花色苷及其含量丰富的食物改善代谢性疾病效应及其机制的理论体系；提出防治代谢性疾病合理的岭南膳食模式。

青岛大学马爱国和李铎团队致力于结核合并糖尿病患病情况及营养干预研究及功能性脂和习惯膳食模式与非传染性流行病的临床营养学研究。结果显示，结核病患者中并发糖尿病几率显著高于正常人群，维生素 A、维生素 D 及益生菌补充可改善患者机体免疫功能和抗结核药物性胃肠不良反应。首次报道了亚洲人群与高加索 2 型糖尿病患者对 n-3 脂肪酸的应答不同，并首次提出 CMPF 为海洋 n-3 脂肪酸和鱼类在人体代谢的生物标记物；健康人群长期高脂肪低碳水化合物膳食可通过影响肠道菌群及其共代谢产物对人群产生不良影响；n-3 脂肪酸可通过调节肾素血管紧张素通路降低血压。

中国科学院上海生命科学研究院林旭团队通过多组学队列和营养干预研究，系统地探讨了与肥胖和 2 型糖尿病相关的遗传和营养因素、组学标记物和不同营养干预的效能；牵头了全球最大的跨种族脂肪酸全基因关联研究，发现验证了数十个基因位点及种族间的差异；发现了 1000 多种与营养和疾病相关的蛋白质组和代谢组学标记物及其预测作用；发现了特定膳食结构和多种营养成分对疾病风险的改善作用，以及遗传和非遗传因素对维生素 D 干预应答的影响程度。

哈尔滨医科大学孙长颢和李颖团队致力于营养相关疾病的流行病学和分子营养研究、慢性病的营养流行病学和分子机制研究。近年研究发现，饥荒年代出生的人群容易患肥胖、糖尿病及认知功能障碍，并可传给后代；发现黄嘌呤氧化酶可预测糖尿病的发生风

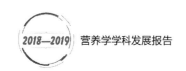

险；发现了钙缺乏和糖尿病早期、敏感的诊断标志物；用 cross-lag 统计方法，分析了尿酸与胰岛素抵抗，尿酸与肥胖、血脂紊乱与胰岛素抵抗的因果关系。

天津医科大学黄国伟教授团队致力于微量营养素与健康、慢性疾病营养流行病学队列研究。近年研究发现，叶酸干预可以改善轻度认知功能障碍老年人认知功能，促进神经干细胞增殖；孕期合理补充叶酸可促进后代神经发育；修订了中国居民膳食碘供给量标准（DRIs），提出了"互联网＋精准碘营养评价"的科学补碘方案；人群队列研究发现中国特有食物（蜂蜜、皮蛋、黄豆等）与多种慢病的关系。

中国疾控中心营养与健康所丁钢强、张兵团队致力于全国性营养调查、监测技术发展、人群健康及相关慢性病的营养流行病学研究、地理空间和数学模型分析。主要发现：中国人群具有自身特有的膳食营养变迁规律及西化趋势；去中国传统化膳食模式的变化趋势是肥胖、多种慢性病大幅增加的重要因素；零食、在外就餐行为增加肥胖发病风险；菜市场、餐馆、超市等的社区分布是儿童青少年肥胖增加的贡献因素；建立中国居民膳食指南指数（CDGI）。

大连工业大学朱蓓薇院士团队一直聚焦于海洋食品营养与功能研究领域，揭示了海参基质金属蛋白酶定位参与海参体壁胶原纤维解聚、胶原原纤维解螺旋、胶原蛋白降解及微纤维网络降解的分子机制；解析了贝类、甲壳类、棘皮类等 30 余种海产品中富含磷脂型 ω-3 长链多不饱和脂肪酸的结构、含量与分布特征；阐明了鱼、虾、蟹、贝、藻等海洋食品加工中活性蛋白（肽）类、活性多糖类、功能油脂类等功能组分与营养品质变化规律、"靶功能"调控机理、稳态互作机制。

军事医学科学院杨瑞馥团队致力于肠道微生态研究，围绕肠道微生态与疾病，系统分析以肠癌为代表的恶性肿瘤发生发展中肠道微生物的作用及与宿主的互作；探究益生菌的安评及功能评价方法；此外进行了大量肠道微生物培养组学研究，作为国内较早开展该项研究的团队，构建了正常人、肠癌患者及抗 PD1 治疗患者的肠道菌库。

3. 国内外研究进展比较

3.1 营养学论文态势分析

采用 InCites 对营养学领域态势进行分析。InCites 是汇集和分析 Web of Science 核心合集 8 个引文数据库（包括 SCI-EXPANDED、SSCI、A&HCI、CPCI-S、CPCI-SSH、BKCI-S、BKCI-SSH、ESCI）基础上建立起来的科研评价工具，综合各种计量指标，对机构、人员、区域等学术影响力进行分析，与全球同行进行比较。

3.1.1 全球营养学研究区域分析

采用 Web of Science 学科分类，在 255 个"研究方向"中选择营养和饮食（nutrition and dietetics），实体类型选择"区域"，文献类型选择 Article 和 Review。结果显示，

2015—2019 年 194 个国家 / 地区在营养学领域发表文献 67266 篇（表 9）。美国、中国大陆和英国位列文献总数、被引频次前三甲；比利时、伊朗和中国被引次数排名前 1% 的论文百分比处于领先位置，表明三国在营养学领域文献表现良好。学科规范化的引文影响力（CNCI）是一个十分有价值且无偏的影响力指标，它排除了出版年、学科领域与文献类型的影响。CNCI 大于 1 表明该组论文的被引表现高于全球平均水平；CNCI 等于 2，表明该组论文的平均被引表现为全球平均水平的 2 倍。比利时、瑞典和中国 CNCI 位于前三；中国国际合作论文百分比倒数第三，吸引国际合作的能力有待加强。比利时、中国和丹麦 Q1 期刊中论文的百分比最高；比利时、瑞典、意大利、荷兰和丹麦发表论文平均百分位小于 50，超过世界平均水平，中国平均百分位 50.05。

表 9　营养和饮食学科文献数量排名前 20 的国家 / 地区

国家 / 地区	论文数	占学科领域论文百分比（%）	被引频次	被引次数排名前1%的论文百分比（%）	学科规范化的引文影响力	国际合作论文百分比（%）	Q1期刊中论文的百分比（%）	平均百分位
美　国	16951	25.20	124270	1.74	1.12	41.01	47.76	54.03
中　国	8328	12.38	60854	3.05	1.42	28.13	54.11	50.05
英　国	5684	8.45	49878	1.99	1.31	62.76	50.64	50.09
西班牙	5089	7.57	34422	1.55	1.12	42.13	46.05	55.59
澳大利亚	4353	6.47	34549	1.59	1.17	49.99	45.56	52.09
加拿大	3850	5.72	30590	2.31	1.27	51.92	45.29	52.71
意大利	3828	5.69	32136	2.53	1.41	44.49	49.34	48.19
巴　西	3643	5.42	20850	1.76	1.03	28.93	38.97	59.24
德　国	2938	4.37	23183	2.04	1.29	56.30	47.76	52.13
日　本	2885	4.29	13293	0.59	0.76	22.11	30.23	63.65
法　国	2784	4.14	21808	2.05	1.19	56.21	49.04	53.58
韩　国	2631	3.91	13901	0.65	0.86	22.39	36.87	58.31
荷　兰	2517	3.74	22531	2.46	1.39	59.63	50.56	48.40
印　度	1549	2.30	11131	1.87	1.13	36.02	49.80	54.96
伊　朗	1478	2.20	10134	3.18	1.24	29.16	34.65	58.38
丹　麦	1420	2.11	11818	2.04	1.31	68.66	54.07	48.89
波　兰	1394	2.07	10780	2.01	1.31	37.09	52.36	51.53
瑞　士	1315	1.95	10895	2.28	1.36	75.82	51.55	50.05
瑞　典	1311	1.95	11731	2.52	1.47	71.78	46.63	47.06
比利时	1170	1.74	11909	3.50	1.70	72.65	54.16	46.34

3.1.2 全球营养学研究机构分析

选择营养和饮食学科分类，实体类型选择"机构"，文献类型选择 article 和 review。结果显示 2015—2019 年全球营养和饮食领域共 6261 个研究机构发表 64873 篇营养学相关论文（表 10）。哈佛大学、加州大学系统、伦敦大学、西班牙网络生物医学研究中心论文数量最多，超过 1000 篇，占学科领域论文百分比超过 7%，被引频次也最高。美国国立卫生研究院、哈佛大学、哈佛大学公共卫生学院、美国弗吉尼亚波士顿医疗保健系统被引次数排名前 1% 的论文百分比最高。排名前 20 家机构学科规范化的引文影响力（CNCI）均大于 1，文献被引表现高于全球平均水平。美国国立卫生研究院、哈佛大学公共卫生学院、哈佛大学 CNCI 大于 1.5。伦敦大学、哈佛大学公共卫生学院、丹麦哥本哈根大学国际合作论文百分比最高，达到 66% 以上。美国国立卫生研究院、西班牙国家科学研究委员会、美国农业部、哈佛大学公共卫生学院、法国农业科学研究院 Q1 期刊中论文的百分比最高，超过 64%。西班牙国家科学研究委员会、美国国立卫生研究院、哈佛大学公共卫生学院、哈佛大学、美国弗吉尼亚波士顿医疗保健系统、美国农业部、荷兰瓦格宁根大学研究中心、西班牙生物医学研究中心、伦敦大学、美国北卡罗来纳大学、加拿大多伦多大学发表论文平均百分位小于 50，超过世界平均水平。

表 10　全球营养和饮食学科文献数量排名前 20 的机构

机构名称	论文数	占论文总数百分比（%）	被引频次	被引次数排名前 1% 的论文百分比（%）	学科规范化的引文影响力	国际合作论文百分比（%）	Q1 期刊中论文的百分比（%）	平均百分位
哈佛大学	1461	2.25	14444	3.08	1.51	57.36	58.30	46.94
美国加州大学系统	1344	2.07	10571	2.08	1.26	47.62	49.01	50.63
英国伦敦大学	1145	1.76	9431	1.75	1.31	68.30	49.28	49.05
西班牙网络生物医学研究中心（CIBER）	1062	1.64	8827	1.69	1.25	48.21	51.85	51.75
美国农业部	949	1.46	7830	2.32	1.34	36.99	66.40	48.10
法国国家健康与医学研究院（INSERM）	885	1.36	6704	1.69	1.15	48.59	47.73	54.31
法国农业科学研究院（INRA）	857	1.32	6214	1.05	1.17	38.74	64.45	50.04
丹麦哥本哈根大学	826	1.27	6861	2.06	1.30	66.22	53.85	50.35
巴西圣保罗大学	779	1.20	4734	2.44	1.22	36.33	36.96	57.13
哈佛大学公共卫生学院	767	1.18	8448	3.00	1.54	67.93	65.99	45.96
西班牙国家科学研究委员会（CSIC）	751	1.16	6838	2.66	1.49	44.07	68.93	44.07

机构名称	论文数	占论文总数百分比（%）	被引频次	被引次数排名前1%的论文百分比（%）	学科规范化的引文影响力	国际合作论文百分比（%）	Q1期刊中论文的百分比（%）	平均百分位
美国北卡罗来纳大学	738	1.14	6068	1.90	1.26	36.04	49.92	49.09
西班牙生物医学研究中心（CIBEROBN）	719	1.11	6443	1.53	1.36	49.10	52.38	48.62
美国宾夕法尼亚联邦高等教育系统（PCSHE）	712	1.10	5226	1.40	1.13	33.15	52.59	51.42
澳大利亚悉尼大学	699	1.08	5355	1.43	1.02	53.36	48.92	53.79
加拿大多伦多大学	684	1.05	5896	1.75	1.25	52.92	44.25	49.31
美国国立卫生研究院（NIH）	652	1.01	7549	4.29	1.63	40.49	70.13	45.63
美国弗吉尼亚波士顿医疗保健系统	646	1.00	5834	2.94	1.38	45.67	54.17	47.27
荷兰瓦格宁根大学研究中心	646	1.00	5151	1.24	1.18	53.25	52.32	48.57
美国约翰霍金斯大学	595	0.92	4353	2.02	1.26	54.62	41.02	50.53

按照营养学期刊发文量前20进行排序，*Food Chemistry* 发表文献2301篇，占文献总量32.45%。在营养和饮食类别JCR分区属于1区的期刊有6种，文献总数3225篇，占总发文量40.81%。同时发表在4区期刊上的文献有470篇，其中一种期刊被引次数为0。英国期刊7种，1区1种，2、3区各3种。美国期刊6种，1区3种，2、3、4区各1种。按照篇均被引次数分析，*Food Chemistry* 与 *Critical Reviews in Food Science and Nutrition* 两个1区期刊明显高于其他期刊（表11）。

表11 发表文献数量排名前20的期刊

期刊	国别	论文数	被引次数	篇均被引次数	影响因子/分区
Food Chemistry	英国	2301	32091	13.95	5.399 / 1
Journal of Functional Foods	荷兰	789	6189	7.84	3.197 / 2
Lipids in Health and Disease	英国	521	2289	4.39	2.651 / 3
Nutrients	瑞士	519	4962	9.56	4.171 / 1
British Journal of Nutrition	英国	207	1468	7.09	3.319 / 2
Archivos Latinoamericanos De Nutricion	委内瑞拉	193	0	0	0.375 / 4

期刊	国别	论文数	被引次数	篇均被引次数	影响因子/分区
Asia Pacific Journal of Clinical Nutrition	澳大利亚	187	708	3.79	1.375 / 4
Critical Reviews in Food Science and Nutrition	美国	155	2106	13.58	6.704 / 1
European Journal of Lipid Science and Technology	美国	152	545	3.59	1.852 / 3
Journal of Nutritional Biochemistry	美国	99	948	9.58	4.49 / 1
Journal of Nutrition Health Aging	法国	97	352	3.63	2.66 / 3
Food Nutrition Research	瑞典	93	456	4.90	2.553 / 3
Current Topics in Nutraceutical Research	美国	90	96	1.07	0.228 / 4
Nutrition and Cancer an International Journal	英国	88	510	5.80	2.029 / 3
Nutrition Metabolism	英国	84	463	5.51	3.599 / 2
European Journal of Clinical Nutrition	英国	82	634	7.73	3.114 / 2
European Journal of Nutrition	德国	76	496	6.53	4.449 / 1
Obesity	美国	75	500	6.67	3.969 / 1
Nutrition	美国	71	500	7.04	3.591 / 2
Public Health Nutrition	英国	70	549	7.84	2.526 / 3

3.2 国内外科技投入和发展态势分析

3.2.1 全球营养学基金资助分析

在营养和饮食学科分类下，实体类型选择"基金资助机构"，文献类型选择 article 和 review，结果显示 2015—2019 年全球发表的 25013 篇营养学文献由 649 个机构提供资助（表12）。

（1）美国国立卫生研究院、中国国家自然科学基金会资助发表的营养学文献与被引频次处于绝对优势，文献数量超过 4000 篇，被引次数达 30000 次以上。巴西国家科学技术发展委员会、欧盟文献数量与被引次数处于第二梯队。

（2）中国国家自然科学基金会、中国中央高校基本科研基金资助文献被引次数排名前 1% 的论文百分比最高，超过 3%。

（3）中国国家自然科学基金会、中国中央高校基本科研基金和盖茨基金会资助论文的学科规范化的引文影响力（CNCI）大于 1.5。除日本学术振兴会、日本文部科学省外，所有基金资助机构的 CNCI 大于 1，高于全球平均水平。

（4）英国医学研究理事会、中国中央高校基本科研基金、美国国家心肺血液研究所、欧盟、葡萄牙科学技术基金会、美国国家癌症研究所所占 Q1 期刊中论文的百分比超过 61%。

（5）中国国家自然科学基金会，中国中央高校基本科研基金，英国医学研究理事会，葡萄牙科学技术基金会，美国国家糖尿病，消化和肾脏疾病研究所，美国国家癌症研究所，盖茨基金会，欧盟，美国国家心肺血液研究所，美国农业部，美国国立卫生研究院，澳大利亚国立健康与医学研究理事会，加拿大自然科学与工程研究理事会，论文平均百分位全部小于50，超过世界平均水平。

表 12　全球营养和饮食学科文献数量排名前 20 的资助机构

项目资助机构名称	论文数	占论文总数百分比（%）	被引频次	被引次数排名前1%的论文百分比（%）	学科规范化的引文影响力	国际合作论文百分比（%）	Q1期刊中论文的百分比（%）	平均百分位
美国国立卫生研究院（NIH）	4341	17.35	36969	1.68	1.26	30.41	58.89	48.10
中国国家自然科学基金会	4001	16.00	30855	3.50	1.53	22.04	59.16	46.34
巴西国家科学技术发展委员会（CNPq）	1321	5.28	8117	1.67	1.16	24.07	49.11	53.33
欧盟（EU）	1207	4.83	9539	1.41	1.28	47.89	63.11	47.43
巴西高等教育人才促进协调会（CAPES）	907	3.63	5844	1.54	1.17	25.36	50.58	52.11
澳大利亚国立健康与医学研究理事会（NHMRC）	773	3.09	6434	0.78	1.17	41.01	57.21	49.40
加拿大卫生研究院（CIHR）	713	2.85	6138	1.54	1.21	34.78	49.41	51.02
美国国家糖尿病、消化和肾脏疾病研究所（NIDDK）	689	2.75	5975	1.89	1.41	26.42	59.64	46.11
美国农业部（USDA）	605	2.42	5097	2.31	1.30	24.30	59.84	48.07
美国国家心肺血液研究所（NHLBI）	593	2.37	5509	2.36	1.43	27.66	63.71	47.58
日本学术振兴会	576	2.30	2375	0.35	0.72	14.24	34.20	62.91
英国医学研究理事会（MRC）	563	2.25	5868	1.42	1.36	55.42	67.46	44.52
巴西圣保罗研究基金会（FAPESP）	542	2.17	3386	2.40	1.22	27.12	45.54	52.96
加拿大自然科学与工程研究理事会（NSERC）	447	1.79	3825	2.24	1.20	32.44	54.43	49.75
日本文部科学省	425	1.70	2334	0	0.78	27.53	33.23	58.83
美国国家儿童健康和人类发展研究院（NICHD）	421	1.68	2640	1.19	1.08	34.20	51.61	50.79
中国中央高校基本科研基金	417	1.67	3529	4.56	1.68	20.14	67.15	42.40
葡萄牙科学技术基金会	416	1.66	3674	2.64	1.39	47.36	62.5	44.78
美国国家癌症研究所（NCI）	399	1.60	3743	1.75	1.36	28.07	61.98	46.25
盖茨基金会	381	1.52	3185	2.89	1.52	77.43	48.465	46.75

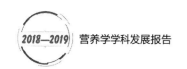

3.2.2　美国政府科技投入概况

依据美国联邦政府 Federal RePORTER 平台 2015—2018 年各财年数据报告，其 2015—2018 财年资助的营养学相关项目数量及资金投入情况见表 13。美国联邦政府健康与人类服务部（HHS）2015—2018 财年资助中，营养学相关项目数量与资助金额均排名第一，项目数量占美国联邦政府 2015—2018 财年资助总项目数 2.17%，资助金额占美国联邦政府 2015—2018 财年总资助金额 1.9%。获得资助的单位多数是营养学领域知名大学。

表 13　2015—2018 财年美国联邦政府各部资助的营养学相关项目数量及资金投入情况

部门	项目数量（个）	资助总金额（美元）
健康与人类服务部（HHS）	7901	3176318208.00
农业部（USDA）	697	185903507.00
国家科学基金会（NSF）	345	143417931.00
国防部（DOD）	14	17470007.00
环保总局（EPA）	3	830321.00
国家宇航局（NASA）	2	63766.00
退伍军人事务部（VA）	136	——

美国联邦政府农业部（USDA）下设有食品与营养服务局（FNS），据 FNS 官网提供的有关 FNS 补充营养援助计划、妇女和婴幼儿营养专项补充计划、儿童营养计划（国家学校午餐、学校早餐、儿童和成人保健食品、夏季食品服务和牛奶专项计划）、食品分配计划（营养服务激励计划、印第安保留区食品分配、食用商品补充、紧急食品援助计划）2014—2018 财年（每年 10 月至次年 9 月）数据摘要，以及 2019 年 8 月关键数据报告（截至 2019 年 11 月 1 日）显示，美国通过营养援助计划每年惠及 1/4 美国民众，FNS 较为关注婴幼儿、妇女，以及老年人的营养问题，除提供营养补充外，还提供营养教育和医疗保健的指导。

美国国立卫生研究院（NIH）隶属于美国联邦政府健康与人类服务部（HHS），依据 NIH 官网提供的资助研究报告筛选出 2015—2019 年 NIH 在营养（nutrition），肥胖（obesity），儿童肥胖（childhood obesity），厌食症（anorexia），糖尿病（diabetes），膳食补充剂（dietary supplements），饮食障碍（eating disorders），母乳喂养、哺乳和母乳（breastfeeding, lactation and breast milk）8 个营养学相关领域的资金资助情况（表 14）。

表 14 2015—2019 年 NIH 在营养学相关领域的资金资助

（单位：百万美元）

领域	2015 财年	2016 财年	2017 财年	2018 财年	2019 财年（估计）
营养	1574	1615	1708	1830	1907
肥胖	900	965	999	1055	1097
儿童肥胖	—	—	—	245	256
饮食障碍	31	28	32	38	40
厌食症	10	8	10	11	12
糖尿病	1010	1084	1108	1039	1127
膳食补充剂	—	294	296	301	312
母乳喂养、哺乳和母乳	—	—	92	77	83

3.2.3 澳大利亚政府科技投入概况

澳大利亚国立健康与医学研究理事会（NHMRC）是澳大利亚促进制定和维护公共与个人健康标准的主要机构，具有资助研究的重要职能。依据 NHMRC 官网的研究经费统计数据显示，NHMRC 在澳洲土著和托雷斯海峡岛民健康、关节炎和骨质疏松、哮喘、癌症、心血管疾病、失智症、糖尿病、损伤、精神健康、肥胖 10 个国家卫生重点研究领域优先资助，其中 2015—2018 年糖尿病、肥胖领域的资金投入均呈逐年递减趋势（图 5）。其他疾病和健康领域的研究投入列表中可见，2015—2018 年在营养领域的资金投入情况（图 6）。

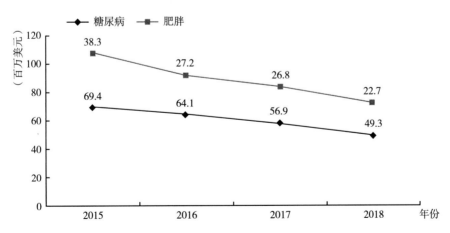

图 5 2015—2018 年 NHMRC 在糖尿病、肥胖领域的资金投入

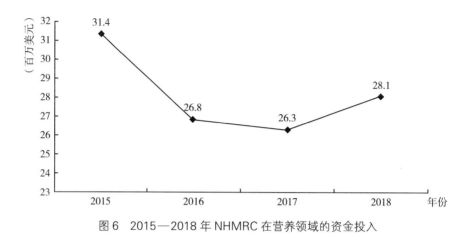

图 6   2015—2018 年 NHMRC 在营养领域的资金投入

3.2.4   英国政府科技投入概况

2017 年 4 月英国颁布《高等教育与研究法案》，组建国家级科研资助机构——英国国家科研与创新署（UK Research and Innovation，UKRI）。UKRI 由 7 个研究理事会、英国创新署和英格兰研究署共同组成，汇集 60 多亿英镑科研预算，将政府从基础研究到商业创新的投资纳入清晰统一的战略框架，该机构于 2018 年 4 月正式运行。2019 年 6 月 10 日发布了最新年度计划——《交付计划 2019》，强调研发是成功实现英国《产业战略》目标的关键，该战略旨在使英国在应对全球共同面临的四大挑战时，保持未来产业发展。这四大挑战是：人工智能和数据、清洁增长、老龄化社会以及无人驾驶系统。正是认识到这一变化的潜在影响，英国政府将研发定位于产业战略的核心，承诺到 2021—2022 年再增加 70 亿欧元，到 2027 年将研发总投资增加到 GDP 的 2.4%。UKRI 包括的 9 个资助机构：艺术与人文科学理事会（AHRC）、生物技术与生物科学理事会（BBSRC）、经济与社会研究理事会（ESRC）、工程与物理学理事会（EPSRC）、医学研究理事会（MRC）、自然环境研究理事会（NERC）、科学技术委员会（STFC）、英国创新署（Innovate UK）、英格兰研究署（Research England）。

3.2.5   我国营养科技投入概况

3.2.5.1   国家自然科学基金

在 2019 年国家自然科学基金申请代码 C 类生命科学部、H 类医学科学部中筛选出 C1110 营养生理学、C1111 代谢生理学、C2004 食品营养学、H07 内分泌系统 / 代谢和营养支持、H2603 人类营养等总计 29 个与营养学相关代码（图 7），并逐一检索获取数据，进行统计分析。

据统计，2015—2019 年国家自然科学基金在营养学相关领域共资助项目 1152 项，累计资助金额 61121.4327 万元。资助项目数量排名前 10 的营养学领域及资助金额情况见表 15。其中，H2603 人类营养领域资助项目数量与资助金额均排名第一，总计 292 项，占营

C1110 营养生理学　　　　　　　　　　H0718 糖代谢异常

C111001 营养感应的调控及异常　　　　H0719 脂代谢异常

C111002 肠道菌群与营养调控　　　　　H0720 脂肪细胞分化及功能异常

　　　　　　　　　　　　　　　　　　HD721 氨基酸代谢异常

C1111 代谢生理学　　　　　　　　　　H0722 核酸代谢异常

C111101 糖、脂、蛋白质代谢　　　　　H0723 水、电解质代谢障碍及酸碱平衡异常

C111102 肝脏代谢及异常　　　　　　　H0724 微量元素、维生素代谢异常

C111103 微量元素的生理功能及代谢异常　H0725 钙磷代谢异常

C111104 维生素的生理功能及代谢异常　H0726 骨转换、骨代谢异常和骨质疏松

　　　　　　　　　　　　　　　　　　H0727 营养不良与营养支持

C2004 食品营养学　　　　　　　　　　H0728 遗传性代谢缺陷

C200401 食品营养学基础　　　　　　　H0729 内分泌系统疾病 / 代谢异常与营养支持

C200402 膳食与营养　　　　　　　　　领域相关新技术

C200405 食品与肠道菌群　　　　　　　H0730 内分泌系统疾病 / 代谢异常与营养支持

　　　　　　　　　　　　　　　　　　其他科学问题

H07 内分泌系统 / 代谢和营养支持

H0716 能量代谢调节异常及肥胖　　　　H2603 人类营养

H0717 代谢综合征

图 7　筛选出检索代码具体情况

养学相关领域总项目数 25.35%，累计资助金额 12942 万元，占营养学相关领域总资助金额 21.17%。

表 15　资助项目数量排名前 10 的营养学相关领域及资助金额情况

国家自然科学基金申请代码	项目数量（个）	资助金额（万元）
H2603 人类营养	292	12942
H0716 能量代谢调节异常及肥胖	165	7810
H0726 骨转换、骨代谢异常和骨质疏松	129	5364
H0719 脂代谢异常	97	4249.6
C111101 糖、脂、蛋白质代谢	80	8165
H0717 代谢综合征	66	3962
C200402 膳食与营养	60	2276
H0720 脂肪细胞分化及功能异常	51	1870
C200401 食品营养学基础	50	1953
H07 内分泌系统 / 代谢和营养支持	25	5606.8327

对照各年度统计数据，2018 年资助项目数量与资助金额均排名第一，总计 271 项，占营养学相关领域总项目数 23.52%，累计资助金额 15227.25 万元，占营养学相关领域总资助金额 24.91%（图 8）。

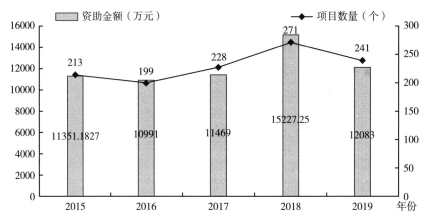

图 8 2015—2019 年国家自然科学基金资助营养学相关领域项目数量及资助
金额总体情况

依据国家自然科学基金不同资助类别，2015—2019 年资助面上项目数量与资助金额均排名第一，总计 516 项，占营养学相关领域总项目数 44.79%，累计资助金额 29184 万元，占营养学相关领域总资助金额 47.75%；资助青年科学基金项目数量与资助金额均排名第二，总计 437 项，占营养学相关领域总项目数 37.93%，累计资助金额 8763 万元，占营养学相关领域总资助金额 14.34%；资助地区科学基金项目 90 项，项目数量排名第三，占营养学相关领域总项目数 7.81%；资助重点项目 23 项，累计资助金额 6664 万元，资助金额排名第三，占营养学相关领域总资助金额 10.9%（表 16）。

表 16 2015—2019 年国家自然科学基金不同资助类别营养学相关领域项目数量及资助金额总体情况

资助类别	项目数量（个）	资助金额（万元）	平均各项资助金额（万元）
面上项目	516	29184	56.56
青年科学基金项目	437	8763	20.05
地区科学基金项目	90	3188	35.42
重大研究计划	26	3080	118.46
国际（地区）合作与交流项目	24	4193.4327	174.73
重点项目	23	6664	289.74
应急管理项目	14	153	10.93
优秀青年科学基金项目	13	1650	126.92
重大项目	4	2570	642.5
海外及港澳学者合作研究基金	2	36	18
联合基金项目	1	240	240
国家杰出青年科学基金	1	350	350
创新研究群体项目	1	1050	1050

2015—2019 年国家自然科学基金资助营养学相关领域项目的依托单位共有 216 家，获批资助项目数量排名前 10 的依托单位情况见表 17。上海交通大学获得资助项目数量最多，总计 99 项，占营养学相关领域总项目数 8.59%，资助金额也居榜首，累计资助金额 5645 万元，占营养学相关领域总资助金额 9.24%。

表 17 资助项目数量排名前 10 的依托单位及资助项目数量与资助金额情况

依托单位	总计项目数（个）	资助总金额（万元）
上海交通大学	99	5645
南京医科大学	43	2020
中南大学	42	2499
复旦大学	39	3558.05
中国人民解放军第三军医大学	35	2592
中山大学	31	1756
南昌大学	30	1160
首都医科大学	28	1569.45
华中科技大学	28	1610
南方医科大学	26	944

2015—2019 年国家自然科学基金营养学相关领域资助金额排名前 10 的项目见表 18，获批资助最高金额 1285 万元。

表 18 2015—2019 年国家自然科学基金营养学相关领域资助金额排名前 10 的项目

项目编号	申请代码	项目名称	资助类别	依托单位	资助金额（万元）	年度（年）
31690100	C111101	脂代谢可塑性调控的分子与细胞机制	重大项目	清华大学	1285	2016
81721001	H0717	代谢性高血压的发病机制及其综合干预	创新研究群体项目	中国人民解放军第三军医大学	1050	2017
31690103	C111101	新型内分泌因子对脂代谢可塑性的影响及作用机制	重大项目	清华大学	555	2016
31690102	C111101	介导脂代谢可塑性的重要细胞器及其调控机制	重大项目	武汉大学	455	2016
91957208	H0719	基于新疆地区特色人群发现调控脂代谢的重要基因变异及功能机制研究	重大研究计划	新疆医科大学	337	2019

续表

项目编号	申请代码	项目名称	资助类别	依托单位	资助金额（万元）	年度（年）
91857204	C111101	内质网应激感应分子 IRE1α 的代谢性激活在代谢稳态中的调控作用与机制	重大研究计划	武汉大学	309	2018
81730091	H2603	基于端粒叶酸对神经细胞凋亡及延缓老年人认知减退的作用及机制研究	重点项目	天津医科大学	300	2017
81861138007	H2603	基于"肠道菌群－代谢表型"新策略研究膳食对生活方式相关疾病的预防作用机制	国际（地区）合作与交流项目	复旦大学	300	2018
81730023	H0716	新 Wnt 信号通路调节子在白色脂肪棕色化及肥胖发生中作用	重点项目	上海交通大学	299	2017
31930057	C1110	HJV–Hepcidin–FPN 核心轴调控铁稳态的新机制	重点项目	浙江大学	298	2019

　　2015—2019 年国家自然科学基金项目医学科学部 H2603 人类营养领域各年度项目总数呈逐年上升趋势。其中，2015 年获批资助项目 48 项，累计资助金额 2055 万元；2016 年获批资助项目 53 项，累计资助金额 2123 万元；2017 年获批资助项目 59 项，累计资助金额 2830 万元；2018 年获批资助项目 62 项，累计资助金额 2827 万元；2019 年获批资助项目 70 项，累计资助金额 3107 万元（图 9）。各年度资助总金额除 2018 年较 2017 年略有回落外，仍呈现上升趋势。

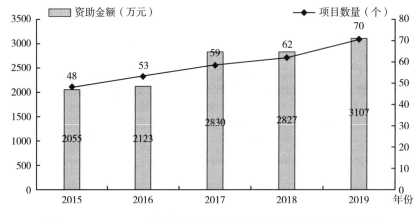

图 9　2015—2019 年国家自然科学基金人类营养领域项目数量及
资助金额总体情况

2015—2019 年依据国家自然科学基金不同资助类别人类营养领域资助项目数量及资助金额总体情况见表 19。其中，资助面上项目数量最多，总计 151 项，占人类营养领域总项目数 51.71%，累计资助金额也最高，总计 8503 万元，占人类营养领域总资助金额 65.7%；资助青年科学基金项目 112 项，项目数量排名第二，占人类营养领域总项目数 38.36%，累计资助金额 2199 万元，占人类营养领域总资助金额 16.99%；国际（地区）合作与交流项目平均各项批准金额最高，项目平均资助金额为 262.67 万元。

表 19　2015—2019 年国家自然科学基金资助人类营养领域项目数量及资助金额总体情况

资助类别	项目数量（个）	资助金额（万元）	平均各项资助金额（万元）
面上项目	151	8503	56.31
青年科学基金项目	112	2199	19.63
地区科学基金项目	20	712	35.6
国际（地区）合作与交流项目	3	788	262.67
应急管理项目	3	30	10
重点项目	2	590	295
优秀青年科学基金项目	1	120	120

2015—2019 年国家自然科学基金人类营养领域资助 2 项重点项目和 3 项国际（地区）合作与交流项目，具体情况见表 20。

表 20　2015—2019 年国家自然科学基金人类营养领域资助重点项目和国际（地区）合作与交流项目

项目编号	申请代码	项目名称	资助类别	依托单位	资助金额（万元）	年度（年）
81730091	H2603	基于端粒叶酸对神经细胞凋亡及延缓老年人认知减退的作用及机制研究	重点项目	天津医科大学	300	2017
81730090	H2603	膳食花色苷及白藜芦醇改善糖脂代谢紊乱摄入量－效应研究	重点项目	中山大学	290	2017
81861138007	H2603	基于"肠道菌群－代谢表型"新策略研究膳食对生活方式相关疾病的预防作用机制	国际（地区）合作与交流项目	复旦大学	300	2018
81920108031	H2603	哺乳期妇女碘营养生理代偿机制及适宜碘摄入水平研究	国际（地区）合作与交流项目	天津医科大学	248	2019
81820108027	H2603	微量元素硒在 2 型糖尿病发生发展中的作用及干预研究	国际（地区）合作与交流项目	华中科技大学	240	2018

2015—2019 年国家自然科学基金人类营养领域资助项目的依托单位共有 82 家，按照资助项目数量排名前 10 的依托单位共获 144 个立项，占人类营养领域总项目数 49.32%，累计资助金额 7195 万元，占人类营养领域总资助金额 55.59%（表 21）。

表 21　2015—2019 年国家自然科学基金人类营养领域资助项目数量排名前 10 的依托单位情况

依托单位	2015 年	2016 年	2017 年	2018 年	2019 年	总计项目数（个）	资助总金额（万元）
中山大学	5	0	4	4	10	23	1330
中国人民解放军第三军医大学	4	6	3	2	4	19	881
哈尔滨医科大学	5	3	1	3	5	17	835
华中科技大学	2	3	4	3	4	16	905
青岛大学	1	1	1	5	5	13	507
天津医科大学	2	3	2	4	2	13	954
首都医科大学	1	2	3	3	3	12	530
苏州大学	0	3	3	3	3	12	521
南京医科大学	3	2	3	2	1	11	363
南方医科大学	3	0	2	1	2	8	369

3.2.5.2　国家科技计划

"十三五"发展计划中，涉及营养学相关的医学学科重点支持内容有疾病的共性病理新机制研究、重大慢性疾病的精准化研究等。"十三五"优先发展领域中与营养相关的领域有：生命科学部的"糖／脂代谢的稳态调控与功能机制""食品加工、保藏过程营养成分的变化和有害物质的产生及其机制"和医学科学部的"心脑血管和代谢性疾病等慢病的研究与防控"。但是，没有针对营养学设立专门的优先发展领域。

"十三五"创新规划指南中设立了"构建具有国际竞争力的现代产业技术体系"项目，其中和营养相关的是"专栏 11 现代食品制造技术"，明确强调了"营养健康"的重要性，以营养健康为目标，力求突破营养功能组分稳态化保持与靶向递送、发展营养靶向设计与健康食品精准制造、主食现代化等高新技术。指南中还设立了"健全支撑民生改善和可持续发展的技术体系"项目，其中和营养相关的是"专栏 14 人口健康技术"，拟构建健康大数据云平台，研发数字化、个体化的行为／心理干预、能量／营养平衡、功能代偿／增进等健康管理解决方案，加快主动健康关键技术突破和健康闭环管理服务研究。

"十三五"还设立了"健康产业科技创新专项规划"，与营养相关的重点任务有："专栏 3 新型健康产品"，共 4 类产品，其中就有健康营养食品；"专栏 7 医疗健康一体化服务"，以主动健康为方向，积极开展个人健康状况的监测、评价、预警和干预的研究，推进个体化的营养、心理、行为干预服务发展。

国家科技部、财政部，在原"科技基础性工作专项"基础上，重新整合设立"科技基础资源调查专项"，其中，与营养相关的项目指南有"我国孕产妇营养与健康科学调查""我国儿童营养与健康科学调查"，立项项目一项：中国 0~18 岁儿童营养与健康系统调查与应用（2017FY101100），3355 万，由中国疾病预防控制中心营养与健康所牵头。

2015—2019 年，国家重点研发计划"发育编程及其代谢调节"重点专项中，与营养学相关的项目见表 22。

2015—2019 年，国家重点研发计划"精准医学研究"重点专项中，与营养学相关的项目见表 23。

表22　2015—2019 年国家重点研发计划"发育编程及其代谢调节"重点专项

项目编号	项目名称	项目牵头单位	项目实施周期（年）
2019YFA0801700	内生代谢产物与命运决定因子互作调控组织器官发育的研究	中国科学院动物研究所	5
2019YFA0802300	不同发育阶段肠道菌群特征及其对发育的影响	西安交通大学	5
2019YFA0802500	生长发育期营养失衡对代谢性疾病的影响及其机制	中国人民解放军第二军医大学	5
2019YFA0802600	环境应激和营养失衡所致获得性性状及其代际传递机制	中国科学技术大学	5
2019YFA0803100	肠道菌代谢产物调控动物发育的分子机制	云南大学	5
2018YFA0800300	组织器官发育中重要新型代谢物鉴定及其功能	复旦大学	5
2018YFA0800400	调控组织稳态和代谢平衡关键分泌因子的鉴定和机制研究	复旦大学	5
2018YFA0800600	主要营养物质及其中间产物对重要代谢器官的发育和稳态调控	中国科学院上海生命科学研究院	5
2018YFA0800700	应激对组织器官代谢稳态和发育的调控作用与机制	武汉大学	5
2018YFA0800800	遗传性钙磷代谢障碍对儿童骨骼等器官发育的影响及机制研究	中国人民解放军第三军医大学	5
2018YFA0800900	前沿微量和高通量脂质组学方法开发	中国科学院遗传与发育生物学研究所	5

表 23 2015—2019 年国家重点研发计划"精准医学研究"重点专项

项目编号	项目名称	项目牵头单位	项目实施周期（年）
SQ2018YFC090041	面向临床的糖组学和糖蛋白质组学高效分析技术研发	复旦大学	2
SQ2017YFSF090025	临床样本代谢组的超灵敏高覆盖定量分析技术研究	复旦大学	2

3.2.5.3 社会资助项目

（1）中国营养学会营养科研基金：中国营养学会营养科研基金是中国营养学会和营养学界促进人才建设、学科发展和科技创新的一项重要工作。自 2011 年开始，中国营养学会联合和发挥社会各界力量，设立营养科研基金，至今已有中国营养学会 – 帝斯曼专项科研基金、中国营养学会 – 百胜餐饮健康基金、全民营养科研基金（原中国营养学会 – 益海嘉里营养与安全研究基金）、中国营养学会 – 飞鹤体质营养与健康研究基金、中国营养学会 – 中食营科低聚肽营养研究基金、中国营养学会 – 振东国人体质与健康研究基金等专项科研基金。分别支持营养健康食品基础研究；资助与餐饮营养、在外就餐、城市居民健康三者相关联的科学研究及健康教育项目；资助膳食、营养及健康之间关系的研究，重点资助特定人群 / 特定区域的营养学研究项目，包括营养现状、营养需求和营养干预等研究；支持与中国人体质、营养与健康相关的基础理论研究、临床研究、营养学及健康知识宣教；支持食源性低聚肽营养与功能方面的研究；支持中国不同人群体质与营养、健康相互关系的研究以及贫困地区营养改善研究。

其中，全民营养科研基金依托区域食品营养创新平台于 2019 年设立，该基金围绕《国民营养计划（2017—2030 年）》实施策略和重大行动，以提升全民营养供给能力为目标，每年提供 1000 万元用于资助膳食、营养及健康之间关系的研究，将持续 10 年共计投入 1 亿元经费。2019 年，基金重点支持老年人、糖尿病患者、肿瘤康复期患者膳食营养（蛋白、脂质、碳水化合物或全营养）干预研究；我国食物营养素成分库和生物活性物数据库的完善和更新，以及相关收集和检测技术的开发和创新；贫困地区学龄儿童营养状况调查及改善研究；营养信息共享平台建设。

中国营养学会营养科研基金已累计投入 4000 万元，资助了 150 多个团队和负责人开展科学研究。作为中国营养学界的标志性事件，中国营养学会系列科研基金已成为学界青年学者职业发展的重要目标之一，为促进营养科技创新、学科交叉融合及学界青年人才培养发挥了重要作用。

（2）达能营养中心膳食营养研究与宣教基金：该基金由达能营养中心设立，主要资助具有重要科学意义和应用价值、具有独创性和可行性又与达能营养中心宗旨相关的研究和宣教项目，这些项目涉及膳食与健康、营养与疾病控制、营养素的需要、食物摄入和饮食行为等多个方面，并紧密结合中国饮食、营养和健康的发展趋势。20 年来，已顺利完成了 16 次面对全国营养学工作者的招投标工作，累计有 230 个项目得到资助，成为中国科学工作者在营养健康领域从事研究与宣教项目的重要支持者之一。2015 年至今，达能营养中心资助营养学相关项目 41 项，累计金额 762 万元。

（3）汤臣倍健营养科学研究基金：该基金设立于 2012 年，旨在吸引和调动科技资源开展膳食补充剂及其相关领域的研究工作，探索对国民健康确实有效的营养改善和健康管理方案。基金资助范围包括传统营养素的功效研究、植物化学物的功效研究、营养素与疾病预防保健、人群营养状况改善研究以及营养科学知识普及宣传教育等。2015 年以来，累计投入 1320 万元，支持了 26 项研究。

2015—2019 年期间，中国营养学会营养科研基金、达能营养中心膳食营养研究与宣教基金、汤臣倍健营养科学研究基金共资助营养相关项目 146 项，资金达到 4877.49 万元，资助项目涉及的方向逐年增多，参与社会力量也越来越多。其中，中国营养学会营养科研基金资助额度达到 2500 多万元。

3.3 国内外学科发展态势比较

3.3.1 科学经费的总体投入

过去 5 年，我国营养学蓬勃发展，取得了显著的成果和突破，这些卓越的成绩，依托于政府、高校、科研机构、社会团体、企业的资金投入和大力支持。总体来说，项目资助数量不断增加，项目范围不断扩大，资助经费也有所提高。科技投入的增加，促进了我国营养学研究手段的更新，研究范围的扩大，研究水平的提高。

与国外比较，美国、加拿大等国家不仅对科学研究项目给予大力支持，对食品和营养服务项目和计划也给予了大量的资金支持，包括营养补充援助计划、学校早餐计划、妇女和婴幼儿营养补充计划等，面向特定人群开展，不仅具有很强的针对性，并且取得了显著的效果。美国在 2015 年就发布了《"国家营养学研究路线"草案》，提出了人类营养的优先研究领域和未来 5~10 年的工作重点。相比之下，我国于 2017 年实施国民营养计划，起步较晚。国家自然科学基金方面，我国总体资助金额、资助数量呈上升趋势，2019 年略有下降。2015—2019 年获批的重点项目较少，人类营养学（H2603）领域获批 2 项。"十二五"期间，国家科技计划指南在优先发展重点领域中专门设置了人类营养健康的研究内容，即医学科学部的"营养、环境与健康关系的基础研究和生殖健康和妇幼保健的基础研究"。然而，"十三五"期间，国家科技计划指南优先发展领域中，没有直接与人类营养健康方面相关的内容。科技部的"科技基础性工作专项"指南中，包含与人类营养相关的内容，即孕产妇和儿童营养与健康，所获项目 1 项。其他重点研发计划、重大专项中，没有针对营养学设立的重大专项，在糖尿病和心血管疾病等领域，有涉及营养学的相关内容。对照而言，我国对营养学的重视程度、科研专项投入和资助力度亟待提高。

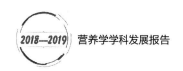
3.3.2　研究技术与方法

目前营养学的研究方法主要还是依靠传统的膳食调查方法、流行病学方法和统计分析手段进行分析评估。在过去5年里，组学、AI和可穿戴设备等新技术方面取得了快速发展，比如仪器设备的研发、样品前处理方法的改进、数据分析方法的探索、数据库的建立和分析平台的搭建等。然而，我国所研发的新仪器和新方法国际认可度不高，主流仪器依然以国外产品为主，分析检测技术的操作规范仍然是以国外的方法为标准。并且，目前我国这类新方法、新技术主要集中在疾病诊断、疾病发病机制研究方面，而在营养学的应用还非常少见，这些都是我国与国际同行业之间的差距和不足。

3.3.3　学科论文

2015年1月1日至2019年6月30日，我国营养学发表的中文论文和SCI论文数量，都呈现上升趋势。论文质量也有了突破性的增长和提高，在 *JAMA*、*Gut*、*Diabetes Care*、*American Journal of Clinical Nutrition* 等国际知名期刊都有文章发表。虽然我国已发表一些高影响力的文章，但是这类文章凤毛麟角，绝大多数文章影响因子低、被引频次低、所属分区不高，发表文章整体水平还需要提高。同时，我们也看到这些发表的文章虽然紧跟国际前沿热点，并且获得了同行、同领域的普遍关注，但多数研究仍然是在已有的国际热点基础上进行模仿，缺乏原创性的观点、态度和分析方法，由此我国营养学研究在国际的影响力不高。

3.3.4　热点领域比较

与全球营养学前沿热点同步，我国近年的研究热点也主要集中在营养与慢性病的大型队列建立、个体化营养、肠道菌群和多组学研究等方面。比如，我国投入了大量资金建立了基于人口的大规模队列研究，全国各地相继开展了并建立了大量的人群横断面调查、队列随访和临床干预试验等项目。目前，英国牛津大学建立的基于欧洲人群的 UK biobank 和基于我国人群的中国慢性病前瞻性研究项目是世界上最大型的成熟慢性病追踪队列，为营养与慢性疾病相关研究提供了重要的研究材料和重大成果。2017年，我国启动了"中国百万级自然人群大型健康队列"国家重点研发计划；2015年和2018年，"中国居民营养状况变迁的队列研究——中国健康与营养调查"开展了第十次和第十一次追踪调查。不仅将营养调查方法改进，也丰富了调查内容，增加了粪便、尿样等生物样本的采集，获取了更为全面多样的调查信息。这些大型队列数据信息，为前瞻性探讨膳食在慢性病预防和发生发展中的作用奠定了基础。然而，这些大型队列的研究资源多集中在华东、华南地区，多数研究院校缺乏创建人群队列的经费。并且，大部分数据信息不公开，不能被广大营养学工作者所使用，对于我国营养学的发展有所限制。临床试验研究方面，我国仍然缺乏大规模和长期的营养干预研究，尤其缺少对疾病机制的研究，还需要增加多组学和新技术在疾病机制探索的应用。

与过去基于全人群的营养学大资料分析不同，个体化营养是将研究对象从传统的"群体"改进为针对"亚人群",为传统的营养评估和干预而引起的效果不显著问题提供新的思路,同时也将为预防与控制营养相关的重大疾病,促进健康提供新的策略。个体化营养,依靠组学、移动穿戴技术和肠道菌群等新技术的研究支持,搭建多层次数据信息建立个体化的健康信息,有针对性地进行营养干预。肠道菌群和个体化营养是目前国际上的研究热点,美国和欧洲的营养学会已将其作为重点研究项目。虽然我国在这些方面起步相对较晚,但近 5 年,在探究亚人群的饮食与健康的关系、肠道菌群对于膳食与疾病风险关系、代谢表型变化的作用和关系方面取得了重要的成果。这些研究成果,也为我国个体化营养深入发展提供了基础的科学实验证据,为早日实现个体化营养提供了有力的支持。但基础性研究系统性仍不足,如对于肠道菌群、膳食营养和人体健康之间内在联系方面还缺乏证据性强的研究。此外,由于经济、技术发展不平衡,及研究资料和资源分配不平衡等客观条件限制,诸多单位难以展开相关研究或者开展的研究只是浅尝辄止。

4. 学科发展趋势及展望

4.1 未来 5 年发展的战略需求

4.1.1 健康中国建设的需求

当前我国居民仍然存在着诸多营养不良问题,膳食营养素的摄入不足或过多等营养失衡问题,危害着居民健康素质的提高,引起现代社会慢性病的急剧增加。党中央高度重视健康与营养工作的开展,习近平总书记在全国卫生与健康大会发表重要讲话,指出"在推进健康中国建设的过程中,我们要坚持中国特色卫生与健康发展道路,把握好一些重大问题"。根据健康中国的建设需求,我国出台了一系列国家营养和健康相关的行动计划和纲要,《"健康中国 2030"规划纲要》《国民营养计划(2017—2030 年)》和《健康中国行动(2019—2030 年)》,提出到 2030 年,主要健康指标基本达到中等发达国家水平的挑战。

为了对接国家对提升全民健康的迫切需求和挑战,必须完善营养法规政策标准体系,加强营养科研能力建设,加强营养人才培养,强化营养和食品安全监测与评估,发展食物营养健康产业,加强营养健康基础数据共享利用。

4.1.2 营养立法的需求

营养学是一门应用基础学科,它的研究目的、研究结果都是为保障居民的健康。为此,我国建立了一系列居民营养的改善措施和方法,为保障措施的执行,需要建立整套法律。自 20 世纪 80 年代以来,我国营养学界就不断呼吁营养立法,至今,我国仍无营养方面的立法。只有在法律的保障下,营养宣教、营养干预、营养治疗等营养方面的工作才能得到落地实施。

4.1.3 人才培养的需求

提高知识和技术的捷径是培养人才和引进人才。一方面,需制定并启动人才培养计划，扩大人才培养规模，既重视科学研究的技术技能培养，又注重临床营养的技能、服务培养。另一方面，需启动营养相关的人才引进计划，增加人才资助科研项目和计划，提高人才待遇。目前，我国长三角一带、北上广等地区，由于经济发达吸引了大批人才的涌入，人才的聚集又反之带动了当地的经济和技术的发展。目前，人才分布不均匀，导致技术、学科发展的不平衡，需引起国家和政府高度重视。

4.1.4 临床营养的需求

随着我国营养代谢性疾病的高发，临床营养受到广泛关注。医院中接受营养治疗和营养监测的患者越来越多，患者在接受临床治疗的同时，接受了营养治疗，从而提高了临床疗效。然而，我国临床营养从业人员不足，经过专业培训的人更是少之甚少；我国在社区医院尚未设立营养科室、临床营养师岗位。只有从基层开始关注临床营养工作，才能更好地推广、开展疾病的营养治疗。

此外，虽然我国开展了大量的人群研究，但是针对各类临床患者的高质量队列和干预试验缺乏，导致我国的临床营养膳食指南大多是基于国外研究数据结论而制定的。我国仍需普遍开展临床营养状况的评估，结合患者的具体医疗信息，加快临床营养的分析研究。

4.1.5 营养学科布局完善的需求

营养学具有多学科交叉的特点，涉及医学、农学、社会学等多个学科。然而目前营养学未在医学院校的本科教育阶段设立一级学科，只有研究生阶段有营养与食品卫生学二级学科，虽然这类学生有临床医学、预防医学和营养学的学习背景，但是没有资格考取临床营养师的资格证书。而实践中，临床营养学对专业人才需求迫切，部分医院允许营养专业毕业的公卫执业医师从事临床营养工作，部分则要求必须是获得临床营养师资格的人员才能从事此工作。优化专业布局、学科模式、培养机制，对学科发展及未来临床营养工作的开展至关重要。

4.1.6 营养学相关技术和支撑营养健康产业发展的需求

由于营养素、食物之间密不可分的复杂关系给营养学研究带来的困难，目前针对营养与疾病关系研究的结果存在较多的不一致性。虽然国际上有针对复杂环境因素的多维统计分析方法，但是目前没有专门针对复杂膳食因素的统计分析方法。而我国在统计学方法的研究成果较少，仍需要进一步的发展。此外，我国膳食情况与国外相比最大的不同是，不同地区的文化、食物的种类和膳食习惯差异较大，给我国开展全国性的营养调查带来很大的困难，因此需要开发一个多中心的、适合不同地区人群习惯的膳食评估平台。同时，这种差异也给我国个体化营养的研究提供了丰富的素材，如何利用我国膳食多样化的优势，分析不同地区的饮食差异、饮食时空变化对疾病的影响，以及如何引导不同人群改善饮食习惯，是我国营养学研究的难题。

加强营养保健、健康管理等人类健康紧密相关的产业的研究，重点扶持营养食品、功能食品、特殊医疗食品、婴幼儿食品、"互联网 + 营养"等新兴战略性支柱产业，以及与健康生活方式和老年护理相关的健康服务业。拉动相关产业增长，推动家庭健康护理行业发展。营养学与传统医学交叉借鉴，加强中医膳食管理和营养学理论借鉴，加强植物化合物和药食同源食物的营养资源挖掘和研究，加强代营养学与中医药的互动，促进健康产业发展。

4.2 未来5年重点发展方向

根据前述国内外研究进展比较和我的营养学发展战略需求，我国营养学未来5年的重点发展方向主要概括为以下几个方面。

4.2.1 基础营养学研究

我国基础营养学研究已取得了长足的进步，学术整体水平显著提高，国际影响力日益提升，支撑引领健康与社会发展的作用不断增强。但与世界领先水平相比，营养学的研究短板依然突出，其中，基础营养学的研究仍是最薄弱的环节，缺乏重大原创性成果。通过基础营养的研究，可进一步地理解机体对食物及营养素的需求情况，为实现合理营养和维持机体的生理功能、生长发育，促进健康及预防疾病奠定了重要的基础。同时，与组学等新技术的结合，将有助于基础营养学研究食物与营养素的消化、吸收、代谢的过程，及其与基因、蛋白、代谢物之间的交互作用。加强基础营养学研究将是未来5年的发展方向。

4.2.2 营养精准化的研究

不同的地域、民族、性别、年龄和生理状况的个体对营养的需求量不同，遗传背景的差异也会不同程度地通过影响食物和营养素的消化、吸收、转运、代谢和储存及内环境的稳态调控，最终反映为个体或亚人群在营养需求和疾病易感性方面的差异。我国需要大力发展个体化营养基础研究，并且开展系统性的、长期的队列追踪和干预研究，深入地开展营养相关疾病、营养代谢应答的机制研究，研究基因组与膳食暴露组之间的关系，利用代谢组学、蛋白质组学建立更为准确的膳食摄入评估的方法，利用多组学技术评估营养健康状况。同时，依据个体化营养研究成果，制定专属个体化的营养方案和干预策略，为营养评估、疾病风险评估和营养诊疗提供解决方案。

4.2.3 营养在全生命周期的保障作用

营养在全生命周期的各个阶段对人体健康甚至其后代的健康状况都有着重要的影响。全生命周期营养的研究内容包括不同生理阶段的营养素需要量、合理的膳食模式、营养的保障措施、膳食指南和膳食指导等。虽然近年我国已开展多个营养与健康的人群研究项目，但是目前我国的营养素需要量、膳食指南、标准和政策的理论基础依据仍然以国外的研究成果为主，缺少针对不同生理阶段人群营养与健康相关的大量基础数据的分析。未来，将重点开展基础数据的研究，为干预措施、标准和政策的制定提供理论依据支持，据此制定出适合我国人群的需要量、膳食指南和膳食宝塔，并不断完善。

4.2.4 慢性病的营养干预研究

我国虽已建立了一些人群健康队列项目，但在干预研究方面，多中心、全国性的营养干预研究还亟待建立和完善。尤其在临床营养方面，通过搭建患者的膳食营养评估平台，鼓励临床医师对患者进行营养评估。结合医疗信息，建立慢性病患者的营养健康数据库，为大数据的分析、营养干预措施的制定提供依据。并且，我国目前尚无全国性的、针对特定慢性病的干预措施。未来研究将着力于慢性病患者的营养干预研究，为改善膳食营养，引导国民合理膳食，建立健全全民营养监测和干预项目提供依据。

4.2.5 营养政策研究

营养政策是公共卫生基层政策保障，经济效益的基础。相对营养科学研究而言，我国针对营养政策的研究较少。未来，需要展开系统的营养政策研究，包括政策的制定、完善、实施效果，以及营养政策与国家居民幸福指数、各项经济指标相关性等，对不同国家各类政策及其效果进行综合比较分析，从而为适合我国国情的营养政策推行以及发展提供建议和参考依据。

未来，系统构建和开展营养政策研究内容和科学体系将是重要研究方向之一，将为营养标准体系的完善、营养健康教育和营养健康法规制定提供充分的科学依据。

4.3 未来 5 年发展趋势及策略

4.3.1 个体化营养

我国食物的多样性、烹饪的复杂性、文化的差异性为营养的评估和干预带来了巨大的挑战，同时这种差异也给我国个体化营养的研究提供了丰富的素材。未来，我国将分析不同地区的膳食及生活差异对疾病的影响，开展长期、系统的队列和干预研究，利用多组学技术探索更准确的膳食评估方法，探究疾病发病机制。在大力发展个体化营养研究的同时，将依据个体差异，制定专属个体化的营养方案和干预策略，为营养评估、疾病风险评估和营养诊疗解决方案的制定提供科学的依据。

4.3.2 营养大数据

首先，需要建立并完善我国居民的健康和膳食状况监测网络，定期进行膳食调查、健康体检及随访，形成大数据库。通过已调查、建立的大数据分析得出疾病的风险因素，建立大数据的动态预警、干预数学模型，形成适宜的风险预警筛查技术。结合疾病的多组学结果，进行精准的分析和预警，为健康改善计划和措施的制定奠定基础。

4.3.3 "互联网 + 营养" 宣教智能化

营养教育是营养干预的一种有效手段，对居民营养和健康状况改善具有重要作用。新时代下，要充分利用好移动互联网和新媒体的优势，建立更多的官方营养教育平台、微信交流平台、微博和直播平台，让更多人可以方便地获得营养知识，提高人群对营养与健康的认识，促进人群的营养健康状况改善，减少各种营养相关疾病的患病风险。

4.3.4 营养健康产业

近年，随着国民健康意识的提高，我国居民对营养健康产品与服务的关注度也越来越高，购买量也越来越大，发展营养健康行业以满足个人的健康保健需求正在成为全社会的共识。我国营养健康行业的发展潜力巨大，然而多以模仿其他国家为主，缺少自主创新性。未来，企业、高校、研究机构与政府部门将联合推出"产学研"结合项目，研发新型功能性食品、推出优质的健康服务，将优秀、前沿的基础研发成果转化成能够提升国民营养健康的产品和服务。一方面，可以提高国民健康素质、改善国民健康状况；另一方面，可促进就业、增加税收、促进经济发展。

4.3.5 营养法律体系

国家已将全面营养工作提上日程，制定营养相关法律势在必行，同时还需要开展系统的研究探索，为制定出台营养健康法规提供充分的科学依据。我国应加强营养立法，针对临床营养制剂或医用食品设立专门的法律法规，对营养学工作建立统一的标准体系和法律规范，并根据各省市具体情况，推行科学、实用的地方标准和法律规范，促进营养与健康行业的有序发展。营养学科的发展也只有依靠完善的法律法规提供支撑，才能越来越好。

参考文献

［1］ Zhu F Y, Chen M X, Ye N H, et al. Comparative performance of the BGISEQ–500 and Illumina HiSeq4000 sequencing platforms for transcriptome analysis in plants［J］. Plant Methods, 2018, 14（69）.

［2］ Xiao X J, Wu T B, Xu L, et al. A branch–migration based fluorescent probe for straightforward, sensitive and specific discrimination of DNA mutations［J］. Nucleic Acids Research, 2017, 45（10）: e90.

［3］ Han X P, Wang R Y, Zhou Y C, et al. Mapping the mouse cell atlas by microwell–seq［J］. Cell, 2018, 173（5）: 1307.

［4］ Li X Y, Ma S Q, Song J H, et al. Chemical pull–down reveals dynamic pseudouridylation of the mammalian transcriptome［J］. Nature Chemical Biology, 2015, 11（8）: 592.

［5］ Li X Y, Xiong X S, Wang K, et al. Transcriptome–wide mapping reveals reversible and dynamic N（1）–methyladenosine methylome［J］. Nature Chemical Biology, 2016, 12（5）: 311.

［6］ Nie M Y, Zheng M, Li C M, et al. Assembled step emulsification device for multiplex droplet digital polymerase chain reaction［J］. Analytical Chemistry, 2019, 91（3）: 1779–1784.

［7］ Liu R, Cai Z W, Xu B J. Characterization and quantification of flavonoids and saponins in adzuki bean（Vigna angularis L.）by HPLC–DAD–ESI–MS（n）analysis［J］. Chemistry Central Journal, 2017, 11（1）: 93.

［8］ Xuan Q H, Hu C X, Yu D, et al. Development of a high coverage pseudotargeted lipidomics method based on ultra–high performance liquid chromatography–mass spectrometry［J］. Analytical Chemistry,2018,90（12）: 7608–7616.

［9］ Liu R, Chou J, Hou S Y, et al. Evaluation of two–step liquid–liquid extraction protocol for untargeted metabolic profiling of serum samples to achieve broader metabolome coverage by UPLC–Q–TOF–MS［J］. Analytica Chimica Acta, 2018（1035）: 96–107.

［10］ Wan Y, Wang F L, Yuan J H, et al. Effects of dietary fat on gut microbiota and faecal metabolites, and their relationship with cardiometabolic risk factors: a 6–month randomised controlled–feeding trial［J］. Gut, 2019, 68（8）: 1417–1429.

［11］ Zhao L P, Zhang F, Ding X Y, et al. Gut bacteria selectively promoted by dietary fibers alleviate type 2 diabetes［J］.

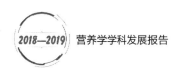
Science（New York, NY）, 2018, 359（6380）: 1151–1156.

［12］ Wang L L, Hu L J, Xu Q, et al. Bifidobacterium adolescentis Exerts Strain–Specific Effects on Constipation Induced by Loperamide in BALB/c Mice［J］. International Journal of Molecular Sciences, 2017,18（2）.

［13］ 刘鹏举, 马方, 李明, 等. 菊粉和金玉兰对 2 型糖尿病患者血糖控制和血脂代谢的影响［J］. 协和医学杂志, 2015, 4（6）: 251–254.

［14］ Hu Y, Li H X, Lu L, et al. Genome–wide meta–analyses identify novel loci associated with n–3 and n–6 polyunsaturated fatty acid levels in Chinese and European–ancestry populations［J］. Hum Mol Genet, 2016, 25（6）: 1215–1224.

［15］ Lin J S, Dong H L, Chen G D, et al. Erythrocyte saturated fatty acids and incident type 2 diabetes in Chinese men and women: a prospective cohort study［J］. Nutrients, 2018, 10（10）.

［16］ Sun L, Liang L M, Gao X F, et al. Early prediction of developing type 2 diabetes by plasma acylcarnitines: a population–based study［J］. Diabetes Care, 2016, 39（9）: 1563–1570.

［17］ 中华人民共和国国家卫生和计划生育委员会. 中国居民营养与慢性病状况报告（2015）［J］. 中国实用乡村医生杂志, 2015（15）: 1–5.

［18］ 中华人民共和国卫生部.《中国出生缺陷防治报告（2012）》问答［J］. 中国实用乡村医生杂志, 2012, 19（20）: 3–5.

［19］ 许培扬. 中国疾病预防控制工作进展（2015 年）［J］. 首都公共卫生, 2015, 9（3）: 97–101.

［20］ 国家心血管病中心. 中国心血管病报告 2017［M］. 北京: 中国大百科全书出版社, 2017.

［21］ 郑荣寿, 孙可欣, 张思维, 等. 2015 年中国恶性肿瘤流行情况分析［J］. 中华肿瘤杂志, 2019, 41（1）: 19–28.

［22］ GBD 2017 Diet Collaborators. Health effects of dietary risks in 195 countries, 1990–2017: a systematic analysis for the Global Burden of Disease Study 2017［J］. Lancet, 2019, 393（10184）: 1958–1972.

［23］ Chen W Q, Xia C X, Zheng R S, et al. Disparities by province, age, and sex in site–specific cancer burden attributable to 23 potentially modifiable risk factors in China: a comparative risk assessment［J］. The Lancet Global Health, 2019, 7（2）: e257–e269.

［24］ He Y, Li Y, Yang X, et al. The dietary transition and its association with cardiometabolic mortality among Chinese adults, 1982–2012: a cross–sectional population–based study［J］. The Lancet Diabetes & Endocrinology, 2019, 7（7）: 540–548.

［25］ Li X, Meng X, Gao X, et al. Elevated serum xanthine oxidase activity is associated with the development of type 2 diabetes: a prospective cohort study［J］. Diabetes Care, 2018, 41（4）: 884–890.

［26］ Yu C, Xue H, Wang L, et al. Serum bioavailable and free 25–hydroxyvitamin D levels, but not its total level, are associated with the risk of mortality in patients with coronary artery disease［J］. Circulation Research, 2018, 123（8）: 996–1007.

［27］ Liu X H, Wang X J, Tian Y, et al. Reduced maternal calcium intake through nutrition and supplementation is associated with adverse conditions for both the women and their infants in a Chinese population［J］. Medicine, 2017, 96（18）: e6609.

［28］ Li G L, Chen H J, Zhang W X, et al. Effects of maternal omega–3 fatty acids supplementation during pregnancy/lactation on body composition of the offspring: a systematic review and meta–analysis［J］. Clinical Nutrition, 2018, 37（5）: 1462–1473.

［29］ Li K L, Zhang X T, Pei L J, et al. High ratios of C20: 4n–6/C20: 5n–3 and thromboxane B2/6–keto–prostaglandin f1alpha in placenta are potential risk contributors for neural tube defects: a case–control study in Shanxi province, China［J］. Birth Defects Research, 2017, 109（8）: 550–563.

［30］ Daniels M C, Adair L S. Breast–feeding influences cognitive development in Filipino children［J］. J Nutr, 2005,

135（11）：2589-2595.

［31］ Isaacs E B, Fischl B R, Quinn B T, et al. Impact of breast milk on intelligence quotient, brain size, and white matter development［J］. Pediatric Research, 2010, 67（4）：357-362.

［32］ Grummer-Strawn L M, Mei Z. Does breastfeeding protect against pediatric overweight?Analysis of longitudinal data from the Centers for Disease Control and Prevention Pediatric Nutrition Surveillance System［J］. Pediatrics, 2004, 113（2）：e81-e86.

［33］ Koletzko B. Long-term consequences of early feeding on later obesity risk［J］. Nestle Nutrition Workshop Series Paediatric Programme, 2006, 58: 1-18.

［34］ Owen C G, Martin R M, Whincup P H, et al. Does breastfeeding influence risk of type 2 diabetes in later life? A quantitative analysis of published evidence［J］. Am J Clin Nutr, 2006, 84（5）：1043-1054.

［35］ Owen C G, Whincup P H, Gilg J A, et al. Effect of breast feeding in infancy on blood pressure in later life: systematic review and meta-analysis［J］. BMJ, 2003, 327（7425）：1189-1195.

［36］ Ballard O, Morrow A L. Human milk composition: nutrients and bioactive factors［J］. Pediatric Clinics of North America, 2013, 60（1）：49-74.

［37］ Zheng J S, Liu H, Zhao Y M, et al. Complementary feeding and childhood adiposity in preschool-aged children in a large Chinese cohort［J］. J Pediatr, 2015, 166（2）：326-331.e2.

［38］ Wang N J, Cheng J, Han B, et al. Exposure to severe famine in the prenatal or postnatal period and the development of diabetes in adulthood: an observational study［J］. Diabetologia, 2017, 60（2）：262-269.

［39］ Yu C Z, Wang J, Li Y R, et al. Exposure to the Chinese famine in early life and hypertension prevalence risk in adults［J］. Journal of Hypertension, 2017, 35（1）：63-68.

［40］ Zheng X, Long J, Ren W, et al. Exposure to the Chinese famine in early life and the thyroid function and nodules in adulthood［J］. Endocrine Practice: Official Journal of the American College of Endocrinology and the American Association of Clinical Endocrinologists, 2019, 25（6）：598-604.

［41］ Li J, Liu S M, Li S T, et al. Prenatal exposure to famine and the development of hyperglycemia and type 2 diabetes in adulthood across consecutive generations: a population-based cohort study of families in Suihua, China［J］. Am J Clin Nutr, 2017, 105（1）：221-227.

［42］ Zhao A, Xue Y, Zhang Y M, et al. Nutrition concerns of insufficient and excessive intake of dietary minerals in lactating women: a cross-sectional survey in three cities of China［J］. PloS One, 2016, 11（1）：e0146483.

［43］ Duan Y F, Jiang S, Wang J, et al. Dietary intake status of Chinese lactating women during the first month postpartum in 2013［J］. Zhonghua yu fang yi xue za zhi［Chinese journal of preventive medicine］, 2016, 50（12）：1043-1049.

［44］ Zhao Y, Yu Y J, Li H, et al. Vitamin D status and the prevalence of deficiency in lactating women from eight provinces and municipalities in China［J］. PloS One, 2017, 12（3）：e0174378.

［45］ 张瑛, 孟中华, 李浩正, 等. 济南市 2015 年重点人群碘营养状况调查［J］. 中国公共卫生管理, 2016, 32（6）：862, 845-846.

［46］ 郭艳红, 苏米亚, 刘翠平, 等. 中国乳母膳食营养研究现状［J］. 乳业科学与技术, 2015, 38（2）：20-22.

［47］ 朱大洲, 张婉, 王亚娟, 等. 乳母膳食与母婴营养关系的研究进展［J］. 中国食物与营养, 2018, 24（9）：52-56.

［48］ 胡漫丽, 秦蕊, 林小芳, 等. 2015—2016 年中国五城市哺乳期妇女膳食状况［J］. 卫生研究, 2019, 48（2）：220-225.

［49］ 董彩霞, 荫士安. 中国乳母营养状况 10 年回顾［J］. 中华预防医学杂志, 2016, 50（12）：1108-1113.

［50］ 中国营养学会. 哺乳期妇女膳食指南［J］. 临床儿科杂志, 2016, 34（12）：958-960.

［51］ 2017 年妇幼营养学术会议暨首届中国妇幼膳食及月子餐设计营养大赛颁奖大会在昆明召开［J］. 营养学报，2017，39（6）：518.

［52］ Liu F L, Zhang Y M, Pares G V, et al. Nutrient intakes of pregnant women and their associated factors in eight cities of China: a cross-sectional study［J］. Chinese Medical Journal, 2015, 128（13）: 1778-1786.

［53］ Yun C F, Chen J, He Y N, et al. Vitamin D deficiency prevalence and risk factors among pregnant Chinese women［J］. Public Health Nutrition, 2017, 20（10）: 1746-1754.

［54］ Liu X H, Lv L, Zhang H R, et al. Folic acid supplementation, dietary folate intake and risk of preterm birth in China［J］. European Journal of Nutrition, 2016, 55（4）: 1411-1422.

［55］ Lu M S, He J R, Chen Q, et al. Maternal dietary patterns during pregnancy and preterm delivery: a large prospective cohort study in China［J］. Nutrition Journal, 2018, 17（1）: 71.

［56］ 庞学红，杨振宇，王杰，等 .2013 年中国乳母维生素 D 营养状况及其影响因素［J］. 中华预防医学杂志，2016，50（12）：1056-1060.

［57］ 胡漫丽，秦蕊，林小芳，等 . 中国 4 城市部分妇女孕期与哺乳期营养补充剂使用状况分析［J］. 中国妇幼保健，2019，34（16）：3769-3772.

［58］ Jie L, Qi C, Sun J, et al. The impact of lactation and gestational age on the composition of branched-chain fatty acids in human breast milk［J］. Food & Function, 2018, 9（3）: 1747-1754.

［59］ Jiang J J, Xiao H L, Wu K J, et al. Retinol and alpha-tocopherol in human milk and their relationship with dietary intake during lactation［J］. Food & Function, 2016, 7（4）: 1985-1991.

［60］ Aumeistere L, Ciprovica I, Zavadska D, et al. Impact of maternal diet on human milk composition among lactating women in latvia［J］. Medicina, 2019, 55（5）.

［61］ Lu M, Jiang J, Wu K, et al. Epidermal growth factor and transforming growth factor-alpha in human milk of different lactation stages and different regions and their relationship with maternal diet［J］. Food & Function, 2018, 9（2）: 1199-1204.

［62］ Lu M Q, Xiao H L, Li K L, et al. Concentrations of estrogen and progesterone in breast milk and their relationship with the mother's diet［J］. Food & Function, 2017, 8（9）: 3306-3310.

［63］ Dold S, Zimmermann M B, Aboussad A, et al. Breast milk iodine concentration is a more accurate biomarker of iodine status than urinary iodine concentration in exclusively breastfeeding women［J］. The Journal of Nutrition, 2017, 147（4）: 528-537.

［64］ Yin S A, Yang Z Y. An on-line database for human milk composition in China［J］. Asia Pacific Journal of Clinical Nutrition, 2016, 25（4）: 818-825.

［65］ 徐洁 . 母乳库——十年路之后［J］. 中国医院院长，2017（13）：34-35.

［66］ Duan X, Wang J, Jiang X. A meta-analysis of breastfeeding and osteoporotic fracture risk in the females［J］. Osteoporosis International, 2017, 28（2）: 495-503.

［67］ 李瑜鹏 . 母乳喂养持续时间与婴幼儿身高的关系［J］. 包头医学院学报，2019（6）：108-109.

［68］ 尽早添加辅食有助改善婴儿睡眠［J］. 中国食品学报，2018（7）.

［69］ 王峰磊 . 婴幼儿喂养行为与其贫血关系的出生队列研究［D］. 浙江大学，2017.

［70］ 张坚，赵丽云 . 中国老年人营养与健康状况［M］. 北京：人民卫生出版社，2019.

［71］ 中国发展研究基金会 . 中国老年人营养与健康报告［M］. 第 1 版 . 北京：中国发展出版社，2016.

［72］ 柳桢满，贾珊珊，王京钟，等 . 中国南北方农村老年人叶酸和维生素 B_{12} 营养状况［C］// 第十四届全国营养科学大会论文摘要汇编，2019：156.

［73］ Liu Z, Zhao L Y, Man Q Q, et al. Dietary micronutrients intake status among Chinese elderly people living at home: data from CNNHS 2010-2012［J］. Nutrients, 2019, 11（8）: 1787.

［74］ Song P K, Li H, Man Q Q, et al. Trends in determinants of hypercholesterolemia among Chinese adults between 2002 and 2012：results from the national nutrition survey［J］．Nutrients，2017，9（3）．

［75］ 白慧婧，孙建琴，陈敏，等．小腿围与骨骼肌肌量、力量和功能的关系［J］．中华临床营养杂志，2018，26（5）：284-287．

［76］ 牛凯军，孟革，顾叶青，等．老年人群中膳食模式与肌肉衰减综合征的关联研究：TCLSIH 队列研究［C］//第十四届全国营养科学大会论文摘要汇编，2019：163．

［77］ Xia Z，Man Q，Li L，et al. Vitamin D receptor gene polymorphisms modify the association of serum 25-hydroxyvitamin D levels with handgrip strength in the elderly in Northern China［J］．Nutrition，2019（57）：202-207．

［78］ Li C W，Yu K，Shyh-Chang N，et al. Circulating factors associated with sarcopenia during ageing and after intensive lifestyle intervention［J］．Journal of Cachexia，Sarcopenia and Muscle，2019，10（3）：586-600．

［79］ Ma F，Lv X，Du Y，et al. Association of leukocyte telomere length with mild cognitive impairment and Alzheimer's disease：role of folate and homocysteine［J］．Dementia and Geriatric Cognitive Disorders，2019，48（1-2）：56-67．

［80］ Huang X，Zhang H，Zhen J，et al. Diminished circulating retinol and elevated alpha-TOH/retinol ratio predict an increased risk of cognitive decline in aging Chinese adults，especially in subjects with ApoE2 or ApoE4 genotype［J］．Aging，2018，10（12）：4066-4083．

［81］ Song S，Cheong L Z，Man Q Q，et al. Characterization of potential plasma biomarkers related to cognitive impairment by untargeted profiling of phospholipids using the HILIC-ESI-IT-TOF-MS system［J］．Analytical & Bioanalytical Chemistry，2018．

［82］ 李峰，薛长勇．中链脂肪酸和 α-亚麻酸辅助治疗阿尔茨海默病的研究进展［J］．中国食物与营养，2018，225（5）：79-83．

［83］ Gao H，Yan P，Zhang S，et al. Chronic alpha-linolenic acid treatment alleviates age-associated neuropathology：Roles of PERK/eIF2alpha signaling pathway［J］．Brain，Behavior，and Immunity，2016（57）：314-325．

［84］ 国际吞咽障碍食物标准行动委员会．国际吞咽障碍食物标准［M］．王如蜜，陈建设，郝建萍，等主译．北京：科学技术出版社，2018．

［85］ 苏明松．老年吞咽障碍患者特殊液体膳食质构等级评测与临床测试［D］．浙江工商大学，2018．

［86］ 戴莎，费璟如，倪华，等．对吞咽功能障碍老年人进行营养干预研究［J］．实用老年医学，2019，33（3）：260-264．

［87］ 徐小凤，陈茜，张蒙，等．住院老年病人吞咽障碍与进食体位的相关性［J］．护理研究，2019，33（2）：157-159．

［88］ 陈艳秋，谢华，陈敏，等．膳食质地改变在老年吞咽功能障碍患者中的应用［J］．中国老年学，2017（21）：198-200．

［89］ 李小娟，邓敏，曾滢．量化食物稠度的吞糊试验预防脑卒中吞咽障碍患者误吸的效果观察［J］．现代临床护理，2019，18（2）：45-47．

［90］ Yang Y J，Zhong Z X，Wang B J，et al. Early-life high-fat diet-induced obesity programs hippocampal development and cognitive functions via regulation of gut commensal Akkermansia muciniphila［J］．Neuropsychopharmacology，2019，44（12）：2054-2064．

［91］ 曹平，李红毅，兰海云．航天营养与食品工程现状与展望［J］．航天医学与医学工程，2018，31（2）：189-97．

［92］ 朱德兵，黄贱英，李红毅，等．综合防护措施对模拟失重人员营养状况的影响［J］．解放军预防医学杂志，2015，33（4）：22-25．

［93］ 李红毅，陈斌，韩晓龙，等．模拟失重条件下人体尿液代谢产物谱的变化［J］．中外医学研究，2014（6）：148-149．

［94］ 雷浪伟，韩炳星，兰海云，等．头低位卧床期间人体肠道益生菌多样性变化［J］．中国微生态学杂志，

2015, 27（11）：1253-1257.

[95] 董海胜，陈朴，赵伟，等. 基于高分辨质谱的 180 天受控生态密闭系统环境人体小分子代谢物变化规律研究 [J]. 航天医学与医学工程，2018，31（2）：295-300.

[96] 陈超，柳琦，李钒，等. 红外光谱技术在食品安全检测中的研究与应用 [J]. 食品研究与开发，2019，40（14）：219-224.

[97] 张居作，许巧玲，徐君飞. 苦瓜多糖含量的苯酚硫酸法检测研究 [J]. 食品研究与开发，2015，36（05）：82-85.

[98] 杨伟君，马诗经，焦春伟，等. 灵芝孢子粉多糖含量检测方法的优化 [J]. 中国食用菌，2018，37（2）：67-72.

[99] 宋镇，姬长英，张波. 基于光谱与图像信息的杏鲍菇多糖含量检测 [J]. 华南农业大学学报，2019，40（3）：104-110.

[100] 郑熠斌，黄百芬，任一平. 正相高效液相色谱法测定食物中 8 种维生素 E 异构体及维生素 A [J]. 色谱，2016，34（7）：692-696.

[101] 陈美君，王旻，亢美娟，等. 超高压液相色谱-串联质谱法同时测定婴幼儿配方乳粉中 11 种 B 族维生素 [J]. 食品科学，2016，37（4）：144-153.

[102] 王磊，王慧中，藕冉，等. 大豆主要贮藏蛋白组分遗传改良研究进展 [J]. 中国油料作物学报，2018，40（4）：608-612.

[103] Li Q, Du L, Lu L, et al. Clinical application of enhanced recovery after surgery in perioperative period of laparoscopic colorectal cancer surgery [J]. Journal of Laparoendoscopic & Advanced Surgical Techniques Part A, 2019, 29（2）：178-183.

[104] 鲍晨辉，赵滢. 肠内营养在实施加速康复外科的老年胃癌患者中的应用效果观察 [J]. 当代医学，2019（7）：25-27.

[105] 中国抗癌协会肿瘤营养与支持治疗专业委员会. 中国肿瘤营养治疗指南 [M]. 北京：人民卫生出版社，2015.

[106] 叶国栋，朱明炜，崔红元，等. 老年腹部外科恶性肿瘤患者营养风险和营养不良（不足）状况的对比调查 [J]. 中华临床营养杂志，2011，19（6）：364-367.

[107] 刘锐，沈海滨，刘小金，王海明. 经口肠内营养在结直肠癌加速康复外科中的应用价值研究 [J]. 浙江中西医结合杂志，2019，9（1）：37-39.

[108] Caccialanza R, Cereda E, Caraccia M, et al. Early 7-day supplemental parenteral nutrition improves body composition and muscle strength in hypophagic cancer patients at nutritional risk [J]. Supportive Care in Cancer, 2019, 27（7）：2497-2506.

[109] Lin B, Shao L, Luo Q, et al. Prevalence of chronic kidney disease and its association with metabolic diseases: a cross-sectional survey in Zhejiang province, Eastern China [J]. BMC Nephrology, 2014, 15（36）.

[110] Wang M, Xu Hz, Chong L S, et al. Compound alpha-keto acid tablet supplementation alleviates chronic kidney disease progression via inhibition of the NF-kB and MAPK pathways [J]. Journal of Translational Medicine, 2019, 17（1）：122.

[111] Rughooputh M S, Zeng R, Yao Y. Protein diet restriction slows chronic kidney disease progression in non-diabetic and in type 1 diabetic patients, but not in type 2 diabetic patients: a meta-analysis of randomized controlled trials using glomerular filtration rate as a surrogate [J]. PLoS One, 2015, 10（12）：e0145505.

[112] Yan B, Su X, Xu B, et al. Effect of diet protein restriction on progression of chronic kidney disease: A systematic review and meta-analysis [J]. PLoS One, 2018, 13（11）：e0206134.

[113] Zhu H G, Jiang Z S, Gong P Y, et al. Efficacy of low-protein diet for diabetic nephropathy: a systematic review of randomized controlled trials [J]. Lipids in health and disease, 2018, 17（1）：141.

［114］ Chao C T, Tang C H, Cheng R W, et al. Protein-energy wasting significantly increases healthcare utilization and costs among patients with chronic kidney disease: a propensity-score matched cohort study ［J］. Current Medical Research and Opinion, 2017, 33（9）: 1705-1713.

［115］ Hu W, Jiang H, Chen W, et al. Malnutrition in hospitalized people living with HIV/AIDS: evidence from a cross-sectional study from Chengdu, China ［J］. Asia Pacific Journal of Clinical Nutrition, 2011, 20（4）: 544-550.

［116］ 张勇湛, 马萍, 周建峰, 等. 营养风险筛查 2002 在 100 例艾滋病患者营养筛查中的应用价值 ［J］. 重庆医学, 2013, 42（20）: 2313-2314.

［117］ 罗瑶, 黄艳. 乐山市 ADIS 患者 /HIV 感染者营养及生活质量调查 ［J］. 职业与健康, 2017, 33（13）: 1802-1805.

［118］ 韩丹, 潘建玲, 储文功, 等. 上海市 872 例抗病毒药物治疗艾滋病患者的不良反应分析 ［J］. 中国医院药学杂志, 2015, 35（22）: 2038-2041.

［119］ 张丽侠, 谢静, 李太生. 人类免疫缺陷病毒 -1 感染者骨质疏松的发病机制 ［J］. 中华传染病杂志, 2013, 31（7）: 438-441.

［120］ 中国医师协会急诊分会. 创伤失血性休克诊治中国急诊专家共识 ［J］. 中华急诊医学杂志, 2017, 26（12）: 1029-1038.

［121］ 许利明, 郑悦亮, 许远展, 等. 创伤患者营养风险筛查分析 ［J］. 浙江创伤外科, 2016, 21（6）: 1035-1036.

［122］ 石汉平, 赵青川, 王昆华, 等. 营养不良的三级诊断 ［J］. 中国癌症防治杂志, 2015, 7（5）: 313-319.

［123］ 郑丽华, 陈曦, 黄小明. 口服营养补充剂在骨科加速康复外科营养管理的应用 ［J］. 广东医学, 2019, 40（3）: 111-114.

［124］ 薛志刚, 于健春, 康维明, 等. 围手术期营养干预加速胃肠外科术后康复: 单中心前瞻队列研究 ［J］. 协和医学杂志, 2018, 9（6）: 52-58.

［125］ 中国临床试验注册中心 - 世界卫生组织国际临床试验注册平台一级注册机构 ［EB/OL］. http://www.chictr. org.cn/showproj.aspx?proj=30631.

［126］ 何宇纳, 房玥晖, 夏娟. 中国膳食平衡指数的修订: DBI __ 16 ［J］. 营养学报, 2018, 40（6）: 526-530.

［127］ 何宇纳, 房玥晖, 杨晓光, 等. 中国健康膳食指数建立与应用 ［J］. 营养学报, 2017, 39（5）: 436-441.

［128］ Huang F F, Wang Z H, Wang L S, et al. Evaluating adherence to recommended diets in adults 1991-2015: revised China dietary guidelines index ［J］. Nutrition Journal, 2019, 18（1）: 70.

［129］ Yuan Y Q, Li F, Dong R H, et al. The development of a Chinese healthy eating index and its application in the general population ［J］. Nutrients, 2017, 9（9）.

［130］ 乔田, 段若男, 成果. 修订中国儿童膳食指数 ［J］. 营养学报, 2019, 41（2）: 105-109.

［131］ Guo C, Wang H, Feng G, et al. Spatiotemporal predictions of obesity prevalence in Chinese children and adolescents: based on analyses of obesogenic environmental variability and Bayesian model ［J］. International Journal of Obesity, 2019, 43（7）: 1380-1390.

［132］ Guo C L, Zhang B, Wang H J, et al. A scan of obesogenic environments and a spatial inference of obesity prevalence in Chinese children and adolescents: based on the Chinese health and nutrition survey 2011 data ［J］. Biomedical and Environmental Sciences: BES, 2018, 31（10）: 729-739.

［133］ 郭春雷, 王柳森, 王志宏, 等. 膳食环境因素对儿童青少年肥胖影响的多水平混合效应模型研究 ［J］. 卫生研究, 2019, 48（2）: 249-258.

［134］ Zhao J, Su C, Wang H J, et al. New evidence on the effect of medical insurance on the obesity risk of rural residents:

findings from the China Health and Nutrition Survey（CHNS, 2004–2011）［J］. International Journal of Environmental Research and Public Health, 2018, 15（2）.

［135］ Zhao J, Su C, Wang H, et al. Secular trends in energy and macronutrient intakes and distribution among adult females（1991–2015）: results from the China Health and Nutrition Survey［J］. Nutrients, 2018, 10（2）.

［136］ 黄秋敏，贾小芳，王柳森，等. 膳食营养与阿尔茨海默病关系的研究进展［J］. 营养学报 2019, 41（1）: 95–98，101.

［137］ 徐海滨. 新食品原料管理的发展历程和安全性评价［J］. 中国现代中药，2015，17（12）: 11–14，40.

撰稿人：孙长颢　李　颖　陈　杨　史继红　汪之顼　张　坚　蒋与刚　孙桂菊

　　　　陈　伟　张　兵　王瑛瑶　郭俊生　郭长江　马爱国　杨月欣

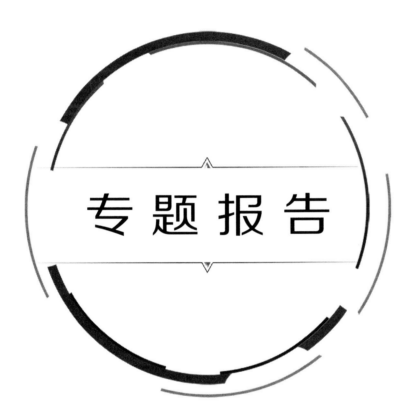

专题报告

营养与重大慢性疾病

1. 我国发展现状

1.1 概述

随着我国经济的快速增长和人民生活水平的不断提高，居民预期寿命不断增加，同时生活方式和疾病模式发生巨大变化。慢性非传染性疾病已经成为影响我国居民健康和社会经济发展的主要疾病负担。近 5 年来，我国营养与慢性疾病领域取得了长足进步，通过检索 Web of Science、PubMed 文献数据库和中国知网数据库，《中国居民营养与慢性病状况报告（2015）》《中国心血管病报告（2018）》《中国慢性病及其危险因素监测报告（2015）》等，本文将从我国居民营养与健康状况调查、我国营养与慢性病研究进展、营养监测与健康促进计划、国内重大计划和研究项目进展及成果等方面概括总结我国自 2015 年 1 月 1 日至 2019 年 6 月 30 日内的发展情况，同时针对国际重大研究计划和重大研究项目以及近年来发表的主要研究进展进行横向比较，对我国该领域的优势和不足进行总结，并对未来的发展方向和发展趋势提出针对性建议。

1.2 我国居民膳食营养与体格发育状况

根据《中国慢性病及其危险因素监测报告（2013）》及《中国居民营养与慢性病状况报告（2015）》等报告的相关数据，以下针对我国居民营养状况和慢性病流行情况进行简要描述。

1.2.1 我国居民营养状况（表1）

1.2.1.1 膳食

蔬菜水果摄入为膳食质量的一个重要标志。2013 年我国 18 岁以上居民蔬菜水果摄入不足的比例为 46.8%（男 47.2%，女 46.5%），农村（49.2%）高于城市（44.0%），60 岁及以上年龄组比例最高（男 52.7%，女 56.1%）。红肉等动物性食物的摄入不断增加，居民日均红肉摄入过多的比例为 32.5%，男性（38.2%）高于女性（26.8%），城市（34.5%）高于农村（30.9%），18~44 岁年龄组最高（36.1%）。盐摄入过量也一直是影响居民健康的一个主要因素，家庭人均食盐摄入量为 9.1 g/d，城市（8.3 g）低于农村（9.7 g），超过 3/4 的家庭每人日均食盐摄入量超过 5 g，2/3 的家庭超过 6 g，1/5 的家庭超过 12 g。烹调油摄入量为家庭人均每日 47.3 g，农村和城市接近，超过 4/5 的家庭人均食用油摄入量大于 25 g/d，超过 1/3 的家庭每人日均食用油摄入超过 50 g。

1.2.1.2 饮酒与吸烟

2013 年我国 18 岁及以上居民 30 天和 12 个月内饮酒率分别为 28.1% 和 37.1%，城市和农村几乎没有差别。男性居民 30 天内饮酒率是女性居民的 4.6 倍，分别为 45.9% 和 9.9%。饮酒者日均酒精摄入量为 19.8 g（男 23.7 g，女 4.5 g），其中 1/4 的饮酒者每周饮酒大于 5 天。饮酒者中危险饮酒率为 7.2%（男 8.2%，女 2.9），有害饮酒率为 8.8%（男 10.7%，女 1.8%）。

2013 年我国 18 岁及以上居民现在吸烟率为 27.3%（男 51.8%，女 2.3%），农村（29.2%）高于城市（25.1%）。现在吸烟者日均吸烟量为 16.7 支（男 16.9，女 11.9）。吸烟者的戒烟率为 14.7%，成功戒烟率为 10.4%，男性均低于女性；城市男性成功戒烟率（11.9%）略高于农村（9.0%）。

表 1 2013 年我国东中西部地区居民膳食摄入情况

	东部	中部	西部
蔬菜水果摄入不足比例	47.0%	46.1%	47.5%
红肉摄入过多比例	31.5%	24.3%	44.1%
日均盐摄入量（g）	8.5	8.9	9.8
日均烹调油摄入量（g）	41.5	51.6	50.1
过去 30 天内饮酒率	28.7%	28.9%	26.1%
日均酒精摄入量（g）	20.3	19.6	19.2
危险饮酒率	7.3%	7.3%	6.7%
有害饮酒率	9.4%	8.5%	8.2%
成功戒烟率	11.6%	10.3%	8.6%

1.2.2 我国人群慢性病流行情况

1.2.2.1 超重与肥胖

2013 年我国 18 岁以上居民超重率为 32.4%（男 33.7%，女 31.0%），肥胖率为 14.1%（男 14.0%，女 14.1%），城市居民超重率和肥胖率均高于农村。45~59 岁组的女性肥胖率最高，为 18.3%。18 岁以上居民中心性肥胖率为 49.6%，女性（51.4%）高于男性（47.8%），城市（52.0%）高于农村（46.7%）。

1.2.2.2　高血压

据 2012—2015 年最新调查数据显示，全国 18 岁及以上居民高血压患病粗率为 27.9%（标化率 23.2%），人群高血压知晓率、治疗率和控制率分别是 51.6%、45.8%、16.8%，尽管较 2002 年相比有明显进步，但总体情况仍不理想。而根据最新的一项全国 170 万社区人群的调查显示，我国 35~75 岁年龄段的高血压患病率高达 44.7%，而其中高血压知晓率、治疗率和控制率分别是 44.7%、30.1%、7.2%。人群高血压患病率随年龄的增加呈显著上升趋势，中部和东部地区的高血压患病率较西部地区高。与知晓率、治疗率和控制率正相关的因素包括女性、家庭收入、教育水平、非农民、有医疗保险、患有其他慢性疾病等。研究也提示，在我国人群中高血压是一个重大的公共卫生问题，而其知晓率、治疗率和控制率较低，急需国家层面的预防和控制政策来解决这一问题。美国心脏协会在 2017 年将高血压的诊断标准降低，血压 ≥ 130/80 mmHg 即可被诊断为高血压，如果采用这一新标准，将大大增加我国的高血压患病人数，进一步增加疾病负担。

1.2.2.3　糖尿病

据 2013 年我国慢性病及其危险因素监测显示，18 岁及以上人群 2 型糖尿病标化患病率为 10.9%，其中男性患病率高于女性（11.7% 比 10.2%），城市地区高于农村地区（12.6% 比 9.5%）；60 岁及以上老年人群患病率高达 20.2%。各民族间患病率也存在较大差异：满族 15.0%，汉族 14.7%，维吾尔族 12.2%，壮族 12.0%，回族 10.6%，藏族 4.3%。同时数据也显示，糖尿病患者中仅有 36.7% 为已诊断患者，高达 63.3% 为未诊断患者。糖尿病前期标化患病率为 35.7%。糖尿病的知晓率、治疗率和达标率分别为 36.5%、32.2% 和 49.2%，提示糖尿病的防控形势依然严峻。

1.2.2.4　心血管疾病

根据最新的《中国心血管病报告（2018）》的数据，我国现有心血管病患病人数 2.9 亿，其中脑卒中 1300 万，冠心病 1100 万，肺源性心脏病 500 万，心力衰竭 450 万，风湿性心脏病 250 万，先天性心脏病 200 万。心血管病死亡率仍居首位，农村和城市心血管病死亡占全部死因的比例分别是 45.01% 和 42.61%。心脑血管疾病的住院总费用也在快速增加。此外，2012 年全国成人血脂异常总体患病率高达 40.4%，与 2002 年（18.6%）相比增加显著，其中高胆固醇血症的患病率 4.9%，高甘油三酯血症的患病率 13.1%，低高密度脂蛋白胆固醇血症的患病率 33.9%。由于人群血清胆固醇水平的升高，预计 2010—2030 年期间全国心血管病事件将增加约 920 万例。

1.2.2.5　恶性肿瘤

2015 年，全国新发恶性肿瘤病例约 392.9 万例，发病率为 285.83/10 万（男 305.47/10 万，女 265.21/10 万），城市高于农村。我国最为常见的恶性肿瘤前 10 位发病约占全部恶性肿瘤新发病例的 76.7%，依次是肺癌、胃癌、结直肠癌、肝癌和女性乳腺癌等。同年，全国恶性肿瘤死亡病例约 233.8 万，死亡率为 170.05/10 万（男 210.10/10 万，女 128.00/10 万），农村高于城市。我国前 10 位肿瘤死因的恶性肿瘤占全部恶性肿瘤死亡病例的 83.0%，依次为肺癌、肝癌、胃癌、食管癌和结直肠癌等。

1.3 我国营养与慢性病研究进展

1.3.1 膳食结构与慢性病

人类的膳食体系很复杂，营养物质的生物利用度、食物各成分之间及膳食成分与机体之间的相互作用都可能造成不同的健康效应。大多数研究发现，单个营养素或食物干预的研究存在很大的局限性，对慢性病的干预效果往往并不明显。因此，研究整个膳食对慢性病的防治作用已经渐渐成为营养学研究的重点。同时，居民膳食指南越来越多的通过强调良好的膳食模式来指导公众预防相关疾病和促进健康，如中国营养学会发布的《中国居民膳食指南（2016）》突出强调了"平衡膳食"的概念。因此膳食模式的研究具有重要的公共卫生和政策意义。膳食模式评估的方法主要包括先验法、后验法以及两者的结合使用。先验法，又称"评分法"或"指数法"，建立在现有营养学知识或科学饮食建议的基础上，主要考察人群对某种膳食模式的依从性，目前广泛使用的包括地中海饮食、终止高血压膳食模式、健康饮食指数以及替代健康饮食指数等。后验法，又称"数据驱动法"或"探索性方法"，这种方法不依赖膳食对健康影响的假设，是在膳食调查数据的基础上，运用适当的统计方法确定的膳食模式。主要运用的统计方法包括主成分分析、聚类分析、因子分析等。此外，降序回归法和偏最小二乘回归法综合使用先验法和后验法的评估方法。

2015 年至今，国内关于膳食模式与健康的研究逐渐增多，但多数仍以横断面调查研究数据分析为主，而依然缺乏大型人群队列研究来分析膳食模式的长期变化趋势及对健康的长期影响。

上海肿瘤所与美国范德堡大学医学院合作，自 1996 年起建立了上海男性和女性健康研究，根据多篇系统综述报道证明的与 2 型糖尿病密切相关的食物（蔬菜、水果、奶制品、鱼和海鲜、坚果和豆类、红肉、加工肉制品及精细谷物）的摄入情况建立健康饮食评分。在平均约 12 年的随访中，研究人员发现，在与基线最不健康的饮食评分组相比，基线最健康的饮食评分组的 2 型糖尿病发病风险降低了 15%，而长期保持健康饮食的人群糖尿病风险降低了 26%。研究人员还发现，健康饮食与闲时运动存在交互作用，同时保持健康饮食和规律运动的人群糖尿病风险降低了 45%。该研究也是首次在中国城市居民中通过队列研究分析膳食模式与新发 2 型糖尿病的前瞻性关系，对于糖尿病的预防对策制定具有重要意义。

利用中美合作课题"中国居民健康与营养项目"（China Health and Nutrition Survey，CHNS）1991—2011 年的多次膳食测量和随访数据，哈佛大学与中国疾病预防控制中心营养与健康所的团队合作发现，过高的精细谷物和过低的全谷物摄入依然是中国糖尿病疾病负担的主要膳食因素，而较低的蔬菜、水果、坚果、低脂奶制品以及鱼类摄入，较高的红肉和加工肉制品摄入也是导致糖尿病疾病负担的可改变因素。

中国疾病预防控制中心营养与健康所张兵教授团队通过对 CHNS 项目 2006 年的 4493 名参与者的数据研究分析，在男性和女性中分别提取了一种与代谢综合征相关的膳食模式，该膳食模式得分与面类及其制品呈正相关，在男性中与代谢综合征、中心性肥胖和高血糖的危险因素呈正相关，在女性中与中心性肥胖和高血糖的危险因素呈正相关。

新疆医科大学韩加教授团队对 515 名维吾尔族居民膳食营养状况调查资料应用因子分析方法建立膳食模式，将维吾尔族居民的饮食分为 4 种模式：杂粮模式（杂粮、蔬菜、水果、禽肉、畜肉等）、坚果模式（坚果、奶类、蛋类、畜肉、油脂等）、主食模式（大米、面食、蛋类、茶水、盐等）、高脂高盐模式（油脂、茶水、盐、畜肉、蛋类等）；其中"主食模式"和"高脂高盐模式"与肥胖风险呈正相关，"杂粮模式"则与肥胖和高血压的危险呈负相关，而"高脂高盐模式"与高血压呈正相关。该校肖辉教授团队在维吾尔族人群中进行的膳食模式与胰岛素抵抗关联性研究中发现，"粮谷蔬菜型"和"动物食物型"膳食模式与胰岛素抵抗呈正相关，而"水果奶类型"模式与胰岛素抵抗呈负相关。

吉林大学李忠民教授团队对于吉林省部分农村地区 40~80 岁的 1353 名中老年人的横断面调查数据应用因子分析后发现，肉类膳食模式与中老年男性中血脂异常呈正相关，而蔬菜水果类膳食模式与血脂异常呈负相关；此外，酒类膳食模式与高血压呈正相关。蚌埠医学院在 860 名蚌埠中老年人的横断面调查也发现，动物型和饮酒型膳食模式与血脂异常和高血压呈正相关。其他一些在湖北、四川、广东和福建等地进行的居民饮食调查结果发现，各地区居民膳食结构不合理情况普遍存在，表现为豆类、坚果、鱼虾、蛋类、水果、奶类、维生素、钙、锌和硒等摄入不足，而脂肪、畜禽肉类和钠摄入超标。

1.3.2 营养素、食物活性成分与慢性病

1.3.2.1 宏量营养素

（1）蛋白质和氨基酸：支链氨基酸与 2 型糖尿病的关联目前得到了越来越多研究的支持，国外的研究也发现饮食摄入水平和血液中支链氨基酸的浓度与 2 型糖尿病的发病风险呈正相关。华中科技大学同济医学院邬堂春教授和潘安教授团队利用东风同济队列和江苏慢性病队列中建立的糖尿病巢式病例对照研究发现，基线血浆中丙氨酸、苯丙氨酸和酪氨酸水平升高与 5 年糖尿病发病风险增加有关。哈尔滨医科大学孙长颢教授团队通过对哈尔滨膳食、营养与慢性病患者群队列的基线横断面数据分析发现，支链氨基酸摄入量与 2 型糖尿病患病风险的相关关系取决于不同的膳食模式，在以肉食为主或以蔬菜、水果和牛奶为主的饮食模式中，支链氨基酸摄入量与 2 型糖尿病的患病风险呈正相关；而在其他饮食模式中，二者之间的关联并不显著。该团队在该人群中进一步的研究发现，膳食总蛋白或高动物蛋白（特别是红肉）的摄入与 2 型糖尿病的患病风险呈正相关，同时一项针对 11 个队列研究的荟萃分析也证实了红肉和加工肉制品来源的蛋白质是糖尿病的风险因素，而

来源于豆类和乳制品的蛋白质则可能是保护因素。哈尔滨医科大学一项荟萃分析发现，补充大豆蛋白能有效降低 2 型糖尿病和代谢综合征患者的空腹血糖、空腹胰岛素、胰岛素抵抗、收缩压、低密度脂蛋白胆固醇、总胆固醇以 C- 反应蛋白的水平。中山大学夏敏教授团队利用 2009 年 CHNS 的调查数据分析发现，与豆类和海鲜类蛋白来源的饮食模式相比，肉类和精细主食为主要来源的蛋白质饮食模式与 2 型糖尿病的患病风险呈正相关。苏州大学秦立强教授团队通过对 7 个临床干预研究的荟萃分析发现，牛奶中的蛋白质能有效降低血压；另一个对 13 个临床干预研究的荟萃分析发现，补充乳清蛋白能降低循环三酰甘油水平，但对总胆固醇、低密度和高密度脂蛋白胆固醇没有影响。

（2）脂质和脂肪酸：脂质对健康影响的研究主要集中在 ω–3 多不饱和脂肪酸对慢性病发病风险以及慢病控制的作用。浙江大学李铎教授团队在 180 名 2 型糖尿病患者中进行了为期 180 天的随机双盲对照试验，发现补充鱼油（含 EPA 和 DHA，2 g/d）能有效降低糖尿病患者的糖化血红蛋白以及改善血脂水平，但补充亚麻油（含 α– 亚麻酸）对上述指标没有显著影响。该团队还发现，ω–3 多不饱和脂肪酸可调节中国汉族人群中 PEPD（编码 peptidase D 蛋白）基因突变位点 rs3786897 与 2 型糖尿病患病风险的关联，在红细胞膜 ω–3 脂肪酸水平较高的人群，该基因位点与 2 型糖尿病无显著关联；而在红细胞膜 ω–3 脂肪酸水平较低的人群，该基因位点则显著增加了 2 型糖尿病风险。该团队对于 6 个队列研究的荟萃分析还发现，血液中长链 ω–3 脂肪酸（尤其是二十二碳六烯酸）的水平与血压升高发病风险呈负相关，而膳食摄入长链 ω–3 脂肪酸则无显著关联。中山大学马静教授团队的病例对照研究发现，膳食长链 ω–3 脂肪酸摄入可抵消 FADS1 基因变异对中老年人群冠心病的不利影响。苏州大学秦立强教授团队开展的针对长链 ω–3 脂肪酸与死亡风险的荟萃分析研究发现，膳食及血液中长链 ω–3 脂肪酸均与全因死亡风险呈负相关关系。

脂肪摄入对于肠道菌群的影响也逐渐成为研究热点。李铎教授团队近期在 GUT 杂志上发表论文揭示，在健康青年人中 6 个月的高脂饮食（40% 能量摄入）可显著改变肠道菌群特征、粪便代谢产物和血液促炎因子水平，从而对长期健康产生不利影响。

（3）碳水化合物：孙长颢教授团队对 4154 名成人随访 4.2 年后发现，高碳水化合物特别是淀粉类食物的摄入显著增加了罹患代谢综合征和高脂血症的风险。上海女性健康队列对 6 万多名上海中老年女性随访了 10 年，发现中风的发病风险与总碳水化合物摄入无关，但与精细碳水化合物摄入以及高升糖指数和升糖负荷食物摄入呈显著正相关。秦立强教授团队对 14 项临床干预研究进行荟萃分析发现，膳食纤维摄入能显著降低超重 / 肥胖成人的循环 C- 反应蛋白水平。浙江大学陈卫教授团队进行的文献综述提示富含不可溶性及非黏性膳食纤维的食物在抗糖尿病作用中发挥重要作用，而可溶性和黏性膳食纤维的作用较小。

1.3.2.2 微量营养素

郇堂春教授团队通过在东风同济队列中建立的大型巢式病例对照研究进行分析发现，

血浆中硒的浓度与新发冠心病发病风险呈负相关。中山大学凌文华教授团队通过对广东冠心病队列人群数据分析发现，基线较低的血清钙水平以及较高的血清磷水平与冠心病患者全因死亡和心血管疾病死亡风险增加有关。而北京大学李可基教授团队利用2009年的CHNS数据分析发现，在以植物性食物为主的中国人群中，膳食钙的摄入与血压或高血压风险之间没有确切联系。孙长颢教授团队通过对哈尔滨2个队列人群的研究发现，膳食锰摄入与2型糖尿病的发生风险呈负相关，且这种作用独立于膳食总抗氧化能力。

维生素D为近年来的研究热点。利用中国慢性病前瞻性队列（China Kadoorie Biobank, CKB）和部分欧洲队列研究数据，鲁玲博士等对维生素D与2型糖尿病的关联关系进行了孟德尔随机化分析，结果表明，血浆中25-羟基维生素D水平以及基因决定的25-羟基维生素D水平均与2型糖尿病的发病风险呈负相关，提示维生素D与2型糖尿病的关联性可能是因果关系。秦立强教授团队的荟萃分析结果发现，循环25-羟基维生素D水平与肺癌风险呈负相关，特别是在维生素缺乏人群。天津医科大学黄国伟教授团队的荟萃分析研究发现，在糖尿病人群中，补充维生素D能降低超敏C-反应蛋白水平，但是对肿瘤坏死因子-α和白介素-6没有显著影响。

1.3.2.3 植物化学物质

植物化学物质是指植物性食物中除必需营养成分外的一些低分子量生物活性物质，是营养学研究领域的重要组成部分，也是这些年来获国家自然科学基金资助项目最多的一类营养物质。

东南大学孙桂菊教授团队在67名2型糖尿病患者中进行了一项为期3个月的随机双盲对照营养干预试验，发现枸杞多糖能够降低患者的空腹和餐后血糖，并显著改善胰岛素抵抗以及高密度脂蛋白水平。天津医科大学牛凯军教授团队在一项含14771人的横断面研究中发现，人群摄入槲皮素的主要来源是苹果、橘子和绿茶，槲皮素摄入量与糖尿病患病率呈负相关关系。

第三军医大学（现陆军军医大学）糜漫天教授团队研究发现，妊娠期糖尿病患者中补充4周辣椒素（5 mg/d）能有效降低两小时血糖和胰岛素水平、空腹血清总胆固醇和甘油三酯的浓度，降低大于胎龄儿的发生风险。另一项随机双盲试验研究发现，每天给予4 mg的辣椒素能有效提高受试者血清高密度脂蛋白水平，而甘油三酯、C-反应蛋白和磷脂转移蛋白活性也能有一定的下降。

李铎教授团队在对前瞻性队列进行荟萃分析发现，膳食花青素或浆果摄入能使2型糖尿病的发生风险分别降低15%和18%，这一关系存在剂量反应关系，每天摄入7.5 mg花青素或17 g浆果，2型糖尿病的发生风险降低了5%。中山大学杨丽丽教授团队通过随机、双盲、安慰剂对照试验研究发现，纯化的花青素能使糖尿病前期和早期未经治疗的糖尿病患者的糖化血红蛋白、低密度脂蛋白-c、载脂蛋白A-1和载脂蛋白B水平适度降低。

中山大学陈裕明教授团队通过社区为基础的研究发现，膳食和血清中高水平的类胡萝卜素（α－胡萝卜素、β－胡萝卜素、叶黄素＋玉米黄质和 β－隐黄质，除番茄红素外）与中老年人群颈动脉内－中膜厚度降低有关，说明类胡萝卜素可能是动脉粥样硬化的保护因素。

1.3.3 食物与慢性病

1.3.3.1 乳制品

秦立强教授团队针对乳制品与慢性病的关联关系进行了一系列的荟萃分析研究发现，奶制品摄入与总的心血管疾病及中风发病风险降低有关，但与冠心病的关联并不显著，而奶酪的摄入与中风和冠心病发病风险呈负相关。此外，乳制品的摄入与代谢综合征发病风险降低间存在剂量反应关系。

1.3.3.2 蔬菜水果

CKB 队列在《新英格兰医学杂志》发表的研究结果发现，中国人群中新鲜水果的摄入水平与新发心脑血管疾病以及心脑血管死亡风险之间呈显著的负相关关系。中山大学李华斌教授团队对水果与心脑血管疾病的关系进行了综述，阐述了水果摄入降低心脑血管疾病风险的人群证据以及可能的机制。

1.3.3.3 全谷物

北京大学李勇教授团队在对 2 型糖尿病患者进行的随机对照试验中发现，无论是短期还是长期，食用燕麦对肥胖糖尿病患者的血糖控制、血脂降低和体重减轻都有显著影响。该团队对随机对照试验的荟萃分析发现，摄入更多的全燕麦和燕麦麸，而不是 β－葡聚糖提取物，对人群特别是糖尿病群体的空腹血糖、空腹胰岛素、糖化血红蛋白和血脂都有保护作用。秦立强教授团队的荟萃分析研究发现，全谷物摄入量增加与全因死亡率、心血管死亡率及癌症死亡率的降低相关，但与中风死亡率的关联并不明显。

1.3.3.4 食用油

杨月欣教授和孙桂菊教授团队的随机双盲交叉设计试验研究发现，每天给予 48 g 的棕榈油或者橄榄油 2 个月对于人群的血脂、空腹血糖及胰岛素浓度均无明显影响。孙桂菊教授团队一项对 100 名腹型肥胖的 2 型糖尿病患者进行的为期 6 个月的随机双盲对照试验研究发现，补充鱼油能使患者的血清甘油三酯水平降低、高密度脂蛋白胆固醇含量增加，但对其他血脂成分、血清葡萄糖、糖化血红蛋白及稳态环境下胰岛素抵抗均无显著影响。

1.3.3.5 其他

中山大学徐琳教授基于广州生物库队列研究（Guangzhou Biobank Cohort Study）的前瞻性分析以及更新的荟萃分析发现，每天吃一个鸡蛋并不会增加心血管疾病或全因死亡率，但是研究中发现的中风死亡风险的轻微降低还需要进一步的研究证实。中山大学陈亚军副教授团队在有全国代表性的横断面调查中发现，中国有超过一半的儿童和青少年饮用含糖饮料，而含糖饮料与腹部肥胖呈显著正相关关系。

1.4 国内重大研究项目和计划

1.4.1 中国百万级自然人群大型健康队列

由于慢性病的发生是基于生活方式、环境、遗传的复杂相互作用，建立人群队列是研究慢性病的重要手段，然而许多传统小样本人群队列往往存在一定的局限性，比如对少数民族、边缘群体和低年龄组人群的代表性不足，因此建立大型自然人群队列来精细解析疾病病因尤为重要。2017年，我国启动了"中国百万级自然人群大型健康队列"的国家重点研发计划，在我国华东、华南、西南、西北、东北、华中和京津冀七大区域开展这一国家项目（表2），每个区域都分别建立自然人群前瞻性队列。各区域的研究均由该区域一流的研究单位联合负责，承担区域项目的整体设计与组织协调工作，系统收集队列人群的基线信息和生物样本，全面测量暴露因素，通过定期随访，建立完备的队列人群基线和随访数据库、生物样本库、信息管理与大数据处理平台，实现数据开发共享。各区域项目计划随访4年以上，从环境、饮食、生活方式和基因等多个环节深入研究常见的慢性重大疾病（如心脑血管疾病、恶性肿瘤、慢性阻塞性肺疾病、糖尿病、高血压等）的致病因素和流行趋势，研究各地区常见慢性病和早期健康损害的主危险因素和易感特征，构建、开发主要常见慢性病的风险评估和预测预警模型软件和应用平台，探索实现精准防治，为建立国家多层次精准医学知识库体系和生物医学大数据共享平台提供数据支持，降低巨大的慢性病疾病负担，提高生存质量和延长预期寿命，实现慢性病的个体化防治，提出符合国情、有循证医学证据的慢性病防治方案。

表 2 "中国百万级自然人群大型健康队列"各区域统计

项目编号	项目名称	项目牵头承担单位	项目负责人	中央财政经费（万元）
2016YFC0900500	大型自然人群队列示范研究	中国医学科学院	郭彧	2516
2016YFC0900600	京津冀区域自然人群队列研究	中国医学科学院基础医学研究所	单广良	2838
2016YFC0900800	华中区域常见慢性非传染性疾病前瞻性队列研究	华中科技大学	邬堂春	5331
SQ2017YFSF090080	华东区域自然人群队列研究	复旦大学	赵根明	1983
SQ2017YFSF090036	华南区域自然人群慢性病前瞻性队列研究	中山大学	夏敏	1951
SQ2017YFSF090013	西北区域自然人群队列研究	西安交通大学	颜虹	1734
SQ2017YFSF090144	西南区域自然人群队列研究	四川大学	李晓松	1557
SQ2017YFSF090121	东北区域自然人群队列研究	中国医科大学附属盛京医院	赵玉虹	1957

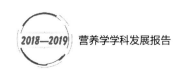

1.4.2　中英减盐综合干预项目"以社区为基础的综合减盐干预研究（CIS 项目）"

高钠饮食是高血压的主要危险因素之一，而人群减盐是发达国家和发展中国家预防心血管疾病最经济有效的措施。自 20 世纪 70 年代起，许多发达国家陆续推行了减盐策略和行动，其中英国和芬兰的成功范例为其他国家提供了许多可参考和借鉴的经验。我国居民由于受到传统饮食习惯的影响，日均食盐摄入量一直居高不下，远远高于中国营养学会所建议的每人每日摄入量小于 6 g。为了推进中国减盐目标的实现，乔治健康研究所联合英国伦敦玛丽女王大学、中国疾病预防控制中心、中国健康教育中心以及国家食品安全风险评估中心、北京航空航天大学等单位，共同开展为期四年的"中英减盐行动"CIS 项目（注册题目：以社区为基础的中国居民检验综合干预整群随机对照研究）。CIS 项目是由中国疾病预防控制中心慢性非传染性疾病预防控制中心负责设计和实施，计划 2018 年在中国黑龙江、河北、青海、四川、湖南和江西 6 个省中 12 个县（区）进行现场调查，开展为期 4 年的随机对照研究，将通过开发、实施与评价一系列减盐干预策略与措施，探索行之有效的具有中国特色的减盐干预路径和方法，为全国推广干预措施提供科学依据。2018 年 10—11 月，各省在省级疾控中心的指导下陆续开展了项目基线调查工作。

1.4.3　中国慢性病前瞻性研究项目

中国慢性病前瞻性研究项目（China Kadoorie Biobank，CKB）是北京大学、中国医学科学院与英国牛津大学联合开展的慢性病国际合作研究项目。项目 2004 年正式启动，是我国第一个基线募集研究对象达到 50 万人的超大型自然人群队列，覆盖我国东北、西北、华东、华南和西南具有不同经济发展水平、社会文化背景以及暴露谱和疾病谱的 5 个城市和 5 个农村地区；与当地发病和死亡监测系统有机整合，极大地提高了疾病监测能力；引入国际先进的管理理念和技术手段，采用自动化的信息采集系统和生物储存管理系统，坚持标准化操作规范是研究质量的重要保障；而超大规模的人群队列为有效开展各种常见病、多发病和部分罕见病的病因学研究提供了重要的保证，目前已经进入研究成果的产出期。

2015 年项目研究发现，经常吃辣的人群总死亡风险降低了 14%，死于肿瘤、缺血性心脏病和呼吸系统疾病的风险都存在类似的降低。2016—2017 年，项目先后发表了 4 篇水果摄入对健康影响的研究论文，发现经常吃新鲜水果的人，能降低 25% 以上的全因死亡率、心血管疾病死亡率、主要冠心病事件、缺血性脑卒中、脑出血的发生风险；每天食用 100 g 新鲜水果能分别降低 23% 和 29% 的全因死亡率和心血管疾病死亡率；而对于糖尿病患者，每天摄入 100 g 新鲜水果可以使其总体死亡率降低 17%，大小血管并发症风险也能有效降低。项目研究还发现，饮茶与缺血性心脏病和冠心病风险降低相关，并且脑卒中发病风险随日均饮茶量的增加而降低，每日饮茶 5 g 以上者的脑卒中风险降低 21%。2018 年，多项基于该项目的研究成果产出，一项关于脂类、脂蛋白和代谢物与心肌梗死和卒中风险的研究发现，极低、中、低密度脂蛋白颗粒均与心肌梗死和缺血性卒中呈正相关，然而没有发现脑出血风险与任何脂蛋白、载脂蛋白或脂质成分相关；此外，该项目研究还发现，每日食用新鲜水果可使胰腺癌风险降低 1/3，而食用红肉则可使胰腺癌风险增加；以及食用蛋类对心血管疾病的保护作用和胎儿期早年饥荒暴露会增加中老年期各种慢性病发生风险等。随着 CKB 项目的发展，它将为我国制定重大慢性病防治策略和疾病防治指南提供高质量的病因学证据。

1.4.4 中国成人慢性病与营养监测

2014 年，在国家卫计委疾控局的领导下，中国疾控中心对原有慢性病及其危险因素监测、营养与健康状况监测进行了整合及扩展，建立了适合国情的慢性病及危险因素和营养监测系统，其中成人慢性病与营养监测是该系统最重要的一项工作，每 3 年开展一次现场调查。该系统主要用于监测我国不同地区、年龄及性别居民主要食物和营养素摄入量、膳食结构现况及变化趋势；居民生长发育及健康指标现况和变化趋势；慢性病行为危险因素流行现况和变化趋势；营养不良、营养素缺乏、高血压、糖尿病、慢性阻塞性肺病和急性心梗等慢性病的患病或发病状况；以及高血压和糖尿病等慢性病的知晓率、治疗率、控制率及变化趋势等内容。为了使监测结果能够反映不同人口特征、社会经济、地理分布等特点状况，监测采用多阶段分层整群抽样方法，全国共有 31 个省（自治区、直辖市）和新疆生产建设兵团中抽取 302 个具有代表性的监测点，计划全国调查样本量不低于 18 万人，其中孕妇样本量不低于 9000 人；并在其中 100 个监测点上同时常规开展中国居民心脑血管事件报告试点，设置监测点内具有心脑血管病诊断能力的医疗机构作为报告责任单位，总覆盖人口 5500 万人。在全国集中连片特殊困难地区还抽取 50 个监测点开展农村义务教育学生营养健康状况监测，全国样本量不低于 5 万中小学生。在全国 19 个省份和深圳市开展中国食物成分监测。

2015 年 9 月，四川省彭州市监测点第一个开始了现场调查工作，标志着中国成人慢性病与营养监测（2015）现场工作的正式启动。2015—2016 年期间，全国 302 个监测点均先后开展了现场调查工作。

2018 年，在中国疾控中心慢病中心和营养健康所第二次共同指导下，各省市的监测点也陆续启动了中国成人慢性病与营养监测项目的第二次现场调查工作。其中，北京市的 7 个监测点已于 2018 年年底完成了全部的现场调查工作。

1.4.5 《"健康中国 2030"规划纲要》

新中国成立以来，我国健康事业的发展取得了显著成效，人民的身体素质和健康水平都有了明显提高，但是由于工业化、城镇化、人口老龄化、生态环境及生活方式的变化等，给我国健康事业和发展带来一系列新的挑战。为了推进健康中国的建设，全面促进小康社会的建成，2016 年 8 月 26 日，中共中央政治局召开会议，审议通过《"健康中国 2030"规划纲要》，同年 10 月 25 日由中共中央、国务院印发并实施。纲要中提出要引导国民合理膳食，全面普及膳食营养知识，发布适合不同人群特点的膳食指南，同时建立健全全民营养监测制度，对重点区域和人群实施营养干预，逐步解决营养不足和营养过剩的问题，力求到 2030 年，居民营养知识和素养明显提高，营养缺乏、超重、肥胖的发生速率显著改善。纲要还提出要加强国家慢性病综合防控，强化慢性病的筛查和早期发现，基本实现高血压和糖尿病患者管理干预全覆盖，逐步将符合条件的癌症和脑卒中等重大慢性病早诊早治适宜技术纳入诊疗常规。到 2030 年，实现全人群、全生命周期的慢性病健康管理，总体癌症 5 年生存率提高 15%。2017 年起，各省市政府先后发布了实施方案，落实我国健康事业的建设和发展，尤其是对重大慢性疾病的预防和干预。

1.4.6 《国民营养计划（2017—2030 年）》

2017 年 6 月 30 日，国务院办公厅印发了《国民营养计划（2017—2030 年）》，该计划从七个方面部署实施策略，包括：完善营养法规政策标准体系，加强营养能力建设，强化营养和食品安全监测与评估，发展食物营养健康产业，大力发展传统食养服务，加强营养健康基础数据共享利用和普及营养健康知识。同时开展六项重大行动，分别是：生命早期 1000 天营养健康行动，学生营养改善行动，老年人群营养改善行动，临床营养行动，贫困地区营养干预行动及吃动平衡行动。

2. 国内外研究进展比较

2.1 国际重大研究计划和研究项目

2.1.1 西班牙"地中海饮食干预"（Prevención con Dieta Mediterránea，PREDIMED）

"地中海饮食"主要特点是：摄入较多的橄榄油，正餐时适量饮酒，同时还摄入水果、坚果、蔬菜、谷物、鱼类及家禽；但乳制品、红肉、加工肉类和糖果摄入较少。一项针对目前所有文献的系统综述发现，地中海饮食模式显著降低了总死亡、心脑血管疾病、癌症、神经退行性疾病和糖尿病风险。

2002 年，PREDIMED 临床干预研究正式启动，评估"地中海饮食"预防心血管疾病的功效；同时，这项研究也会评估对于心脏衰竭、糖尿病、癌症、老年痴呆和其他神经退行性疾病的预防效果，以获得最大限度的科学证据。

这是一项在心血管疾病高危人群中进行的关于饮食干预的大型随机临床试验。研究采用多中心、单盲、平行、随机化分组的试验设计，对研究对象平均随访 4.8 年。2003 年 6 月至 2009 年 6 月期间共筛选出 7447 名志愿者参与，他们被随机分配到三个饮食干预组中：一组是以特级初榨橄榄油为主的地中海饮食，一组是以坚果为主的地中海饮食，对照组饮食主要是建议遵循低脂饮食模式。观察终点主要是心血管疾病或其他任何原因引起的死亡。结果显示，相比于对照组，两个干预组心脑血管疾病风险显著降低 28%~31%。其他基于该研究的分析还发现，地中海饮食模式显著降低了糖尿病、恶性乳腺癌等发病风险。

此外，一项名为"PREDIMED-Plus"的随机对照试验正在进展中，项目纳入的 6874

名参与者被随机分配到"能量限制地中海饮食 + 活动促进和行为支持"的干预组和"非能量限制地中海饮食"的对照组,预期干预时长 6 年,后续随访 2 年以进行临床事件的收集(详见:https://www.predimedplus.com/)。最新的一项囊括 626 名参与者(年龄 55~75 岁)的研究表明,为期 12 个月的高强度干预能显著降低参与者的体重,明显改善心血管危险因素(包括腰围、空腹血糖、甘油三酯和高密度脂蛋白胆固醇),降低胰岛素抵抗和糖化血红蛋白;此外,糖尿病前期或糖尿病患者血糖控制和胰岛素敏感性也得到了改善。

PREDIMED 项目的开展为地中海饮食干预预防心血管疾病等慢性疾病事件的发生提供了重要的证据。

2.1.2　维生素 D 和 ω–3 试验(Vitamin D and Omega–3 TriaL,VITAL)

2010 年 7 月,美国布莱根妇女医院 JoAnn E. Manson 教授牵头联合美国多家大学和科研机构共同开展了 VITAL 随机临床试验,研究每日补充维生素 D(2000 IU)或膳食脂肪酸 ω–3(Omacor® fish oil,1 g)能否降低一般人群中罹患癌症、心血管、糖尿病等慢性疾病的风险。该试验包含 25871 名美国成年参与者,采用 2×2 的析因设计,研究对象被随机分配到以下四组中:①每日补充维生素 D 和 ω–3;②每日补充维生素 D 和 ω–3 安慰剂;③每日补充维生素 D 安慰剂和 ω–3;④每日补充维生素 D 安慰剂和 ω–3 安慰剂。参与者每年还填写一份问卷,询问健康状况、生活习惯、使用药物和膳食补充剂、家族病史和新的医学诊断等。在经过平均 5.3 年干预之后,目前主要研究成果包括:补充维生素 D 并未降低患癌症和重大心血管事件(心脏病发作、中风或心血管死亡)的风险;补充 ω–3 脂肪酸没有降低癌症和整个研究人群主要心血管事件的风险,但是在鱼肉摄入低的人群中主要心血管事件风险降低了约 20%;单独考虑心肌梗死时,补充 ω–3 能使得该病发生风险降低 28%,在非裔美国人中效果最显著。VITAL 研究目前还在进一步分析补充维生素 D 和 ω–3 脂肪酸对于糖尿病、心房颤动、认知、自身免疫性疾病、肺病、抑郁症和其他疾病的影响。研究的结果也将很快向大众展示,以便更全面地了解补充维生素 D 和 ω–3 的益处及风险的平衡。

2.1.3　《美国国家营养研究路线图》(*National Nutrition Research Roadmap*)

1983 年,美国成立了人类营养学研究跨机构委员会(Interagency Committee on Human Nutrition Research,ICHNR),由农业部、卫生与公众服务部、国防部等 10 余个政府部门的代表组成,目的是为了促进从事营养学研究的不同机构之间的协调合作,提高营养学研究的整体效益。2016 年 3 月,由 90 余名 ICHNR 专家共同合作起草的《美国国家营养研究路线图》发布。路线图包括三个框架性问题,并根据人群影响、科学契机以及现有技术能力条件下的可行性确定了 11 个主题领域,涵盖了广泛的营养学研究领域。三大框架性问题包括:①如何能更好地理解和定义饮食模式,以改善和维持健康;②如何帮助人们选择健康的膳食模式;③如何开发和利用创新性的方法和系统来加速营养学的重大发现。在每个主题领域内,首先提出了其理论基础,阐明其对于改善和维持健康的重要性;然后确认其研究前景和契机，并提出短期（1~3 年）和中长期（3~5 年）的研究目标。路线图还提出了建立多元化、跨学科的营养学研究团队的建议。总体而言，路线图确定了 2016—2021 年需优先集中资源解决的关键营养学研究问题。尽管该报告主题的选择主要集中在减少美国国内的营养相关慢性疾病负担，但是对其他国家政府、非政府组织或全球合作，促进人类营养学研究的发展也具有一定的指导作用和参考价值。

2.1.4 《2015—2020 美国居民膳食指南》

美国卫生与公共服务部和农业部联合公布了最新版膳食指南《2015—2020 美国居民膳食指南》。与前几版不同，最新的膳食指南将过往对营养素的关注转移到健康食物的选择（包括尽可能多的摄入全谷类食物、水果、蔬菜、坚果、低脂或脱脂奶类、豆类和鱼类，多吃富含不饱和脂肪酸的坚果类和深海鱼类，限制饱和脂肪酸和反式脂肪酸摄入量，适当控制盐的摄入量）以及整体健康膳食模式（如美式健康饮食模式、地中海饮食模式和防治高血压饮食模式）的应用上，此外该膳食指南还取消了过去对脂肪供能比的限制，同时也不再强调膳食胆固醇的摄入限制。

2.2 国外研究发展现状

2.2.1 膳食模式与慢性病

众多膳食模式中，地中海饮食模式对慢性病的影响一直是研究热点。在前瞻性队列研究中，美国女性健康研究（Women's Health Study）发现，遵从地中海饮食模式的女性心血管疾病发生的相对风险降低约 1/4；其作用的主要分子机制包括炎性因子、葡萄糖代谢、胰岛素抵抗、体重指数，其次是血压、传统脂质、高密度脂蛋白或极低密度脂蛋白、低密度脂蛋白，再次是支链氨基酸、载脂蛋白或其他小分子代谢物。

在其他膳食模式的研究中，哈佛大学的护士健康研究和医护人员随访研究发现，男性中遵循多个健康膳食模式（如替代健康饮食指数 –2010、地中海饮食和终止高血压饮食等）显著降低了罹患结直肠癌的风险，而在女性中无明显作用。在这两个队列中，研究人员进一步发现，改善饮食模式（增加替代健康饮食指数 –2010 和终止高血压饮食的评分）可以显著减少甚至消除基因易感性对于体重增加的影响。同时，在随访过程中改善膳食模式（即提高膳食模式评分）可以显著降低随后的总死亡和心脑血管死亡风险以及新发 2 型糖尿病的风险。尽管植物性饮食被广泛推崇，但其中也包含一些不健康的食物种类，如果汁、加糖饮料、精细谷物类等。哈佛大学的 Frank Hu 教授团队将以全谷物类、水果、蔬菜、坚果等为主的饮食归为健康的植物性饮食，而以果汁、加糖饮料、精细谷物类等为主的则归为不健康的植物性饮食，前者可显著降低冠心病和 2 型糖尿病的发病风险，而后者则显著增加风险。

美国发布的《2015—2020 美国居民膳食指南》中也对膳食模式与健康的关系进行了系统的评价，重点推荐了健康的饮食模式，特别是地中海饮食、美式健康饮食模式、终止高血压饮食模式和健康素食模式等。

2.2.2 营养素及食物活性成分

2.2.2.1 碳水化合物

碳水化合物与健康的关系近期也引起了极大的关注和争议。前瞻性城乡流行病学（Prospective Urban and Rural Epidemiology，PURE）队列在 2003—2013 年间跟踪调查了 18 个国家约 13.5 万多名参与者，研究膳食和生活方式等因素对慢性病及死亡的关联。该研究发现，较高的碳水化合物供能比与全因死亡率增加有关，而较高的总脂肪和各类别脂肪供能比均与全因死亡率降低有关。文章在 2017 年《柳叶刀》杂志发表后引起极大争议和媒体的误导性报道，但该研究存在一系列数据质量、分析方法、混杂因素等方法学问题。而随后进行的一项综合了 8 个大型前瞻性队列研究的荟萃分析结果发现，饮食中碳水化合物的供能比与死亡率呈现 U 型关系，即过高（＞ 70% 供能比）或过低（＜ 40% 供能比）的碳水化合物饮食都与较高的死亡率相关，碳水化合物的供能比为 50%~55% 时观察到的死亡风险最低。除了数量，近期的研究重点也关注到碳水化合物的质量。一项基于队列研究和随机试验研究的系统回顾性研究从膳食纤维、全谷物和膳食血糖指数或负荷几个方面探讨了碳水化合物质量与一系列慢性非传染性疾病之间的关联。研究表明，增加膳食纤维或用全谷物代替精致谷物能降低包括心血管疾病、2 型糖尿病、直肠癌和乳腺癌等多种疾病的患病风险，并且当每日膳食纤维摄入量在 25~29 g 之间时风险降低程度最大，但膳食血糖指数或负荷与健康的关联性仍不明朗。

低碳水化合物即生酮饮食对于减重的影响也一直是研究热点。多项短期临床干预研究发现，低碳水化合物饮食有很好的减脂和减重效果，对于血压、血脂和血糖（包括空腹血糖和糖化血红蛋白）都有明显的改善，在后期体重维持上效果也很显著，但一般的减重干预研究持续时间不长，最多两年，因此其长期的作用并不明了。果糖对健康影响也是近年研究的重点，过量的果糖摄入与体内脂肪的大量生成、线粒体功能障碍、炎症通路的激活和胰岛素抵抗等非酒精性脂肪肝的病理过程发生有关，同时还会增加肥胖、2 型糖尿病、心血管疾病的发病风险。

2.2.2.2 脂肪酸

国外大量人群研究表明，在膳食中增加不饱和脂肪酸摄入或用不饱和脂肪酸替代饱和脂肪酸均与糖尿病、心血管疾病和全因死亡率风险降低有关，而血液中 $\omega-3$ 多不饱和脂肪酸、$\omega-6$ 多不饱和脂肪酸、亚麻酸或亚油酸浓度也与糖尿病或心血管疾病发病风险呈负相关。不同来源的膳食脂肪酸对健康的影响也是国外研究的热点，近期研究发现：相较于动物来源，植物来源的单不饱和脂肪酸与冠心病发病风险降低有关；血浆中乳制品来源的游离饱和脂肪酸（15: 0 和 17: 0）和反式棕榈油酸（t16: 1n-7）浓度升高与糖尿病的发病风险降低有关，而用肉类饱和脂肪酸替代奶制品中的饱和脂肪酸，冠心病的发病或死亡风险则会增加。

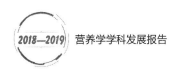

2.2.2.3　蛋白质和氨基酸

国外近来关于膳食蛋白质主要是研究动物蛋白与植物蛋白对健康影响的差异。基于两个大型健康队列 13 万人的研究发现：高动物蛋白质摄入与死亡风险增加有关，而高植物蛋白质摄入则与死亡风险降低有关；如果用相同热量的植物蛋白代替动物蛋白，尤其是加工红肉，死亡风险显著降低。多个基于 PREDIMED 试验的研究探讨了氨基酸及饮食干预对健康的影响发现：基线血浆高水平的支链氨基酸与 2 型糖尿病发病风险相关，而富含特级初榨橄榄油的地中海饮食则能削弱这种关联；基线时高血浆谷氨酸水平会增加心血管病尤其是中风风险，而地中海饮食模式干预 1 年后，干预组的心血管疾病风险降低了 37%；高血浆色氨酸浓度能显著降低心血管病风险，而高血浆犬尿喹啉酸（色氨酸代谢中间产物）水平与心血管病风险显著正相关，遵循地中海饮食模式则可以抵消其有害影响。

2.2.3　食物与慢性病

2.2.3.1　红肉

红肉与健康的关系也是近期研究热点。美国的一项涉及 50 多万人长达 16 年的队列研究显示，随着红肉摄入量的增加全因死亡率（除阿尔茨海默病外）也显著增加，食用红肉最多的人群风险增加了 25%，来源于红肉的血红素铁和加工类肉中的硝酸盐 / 亚硝酸盐与 9 类疾病死亡率（癌症、心脏病、呼吸系统疾病、中风、糖尿病、感染、阿尔茨海默病、肾脏疾病和慢性肝病）呈显著正相关。而另一项基于欧洲大型前瞻性队列的研究也显示，高红肉摄入量与全因和心血管病死亡率呈正相关。一项基于大量流行病学证据的系统综述研究发现，长期大量食用红肉，尤其是加工肉类，会显著增加 2 型糖尿病、冠心病和中风的发病风险以及心血管病死亡率。此外，一篇纳入了 42 项研究的荟萃分析的综述发现，增加红肉摄入量人群患癌症的风险也会显著增加，特别是结直肠癌、肺癌、食管癌和胃癌。此外，哈佛大学的研究也提示，不同的烹饪方式也存在不同的影响，明火或高温烹饪红肉显著增加了 2 型糖尿病的发病风险，而煎和水煮红肉的频率与糖尿病发病风险没有显著相关性。

2.2.3.2　蛋类

最近在《美国医学会杂志》（*JAMA*）上的一项研究整合了美国 6 项大型前瞻性队列研究（中位随访时间 17.5 年）共 29615 名参与者的信息，发现高胆固醇或高蛋类饮食与心血管病风险及全因死亡率增加有关，鸡蛋是胆固醇摄入的主要来源，每天每额外食用半个鸡蛋就可增加 6% 的心血管风险和 8% 的全因死亡风险，且该关联独立于脂肪含量与饮食质量。而关于鸡蛋与糖尿病的风险的研究结论却不尽相同，正相关的关系仅在美国人群中发现。

2.2.3.3　饮酒

过度饮酒是全球慢性病负担加重的关键风险因素之一。一项对全球近 60 万名饮酒者进行的分析发现，酒精消耗水平低于每周 100 g 时，全因死亡和心脑血管死亡率最低。除心肌梗死之外，饮酒与中风、心衰等心脑血管疾病风险均呈现显著的线性关系。一项在欧洲进行的 6 个队列研究综合数据发现，与持续适度饮酒的人群相比，不饮酒、戒酒以及饮酒量改变的人群的冠心病风险显著增加。近期 CKB 队列利用孟德尔随机化方法在中国人群中分析了饮酒与心血管病的关联关系，尽管常规流行病学分析显示，酒精摄入与中风及急性心肌梗死呈现 U 型关系，但基因型预测的平均酒精摄入量与疾病风险呈持续正的对数线性关系，因此适度饮酒的保护作用在很大程度上可能是非因果性的。

2.2.3.4 含糖饮料

由于含糖饮料的摄入对成人和儿童能量摄入和体重的变化有直接影响，所以国外研究也一直关注含糖饮料对健康的影响。在欧洲和美国分别开展的长达 20 年随访的大型人群队列研究结果一致显示：含糖饮料（包括人工甜味饮料）摄入增加与全因死亡率升高相关。此外，还有许多基于队列研究的荟萃分析报道了含糖饮料与多种慢性疾病发病风险的关联，结果发现含糖饮料（包括人工甜味饮料）摄入与人群的高血压、糖尿病、冠心病及中风的发生风险呈线性正相关。此外，研究显示含糖饮料与某些癌症，例如胆管癌、胆囊癌等发生有关联。

鉴于过多摄入含糖饮料对健康存在危害，越来越多的国家和地区致力于减少含糖饮料的消费量，而含糖饮料征税便是众多举措之一。近些年来，墨西哥、法国、匈牙利、芬兰、智利、南非、菲律宾、印度尼西亚和印度等国家都在征收或计划征收含糖饮料税。墨西哥、美国加州、菲律宾和智利的研究均发现征收含糖饮料税收显著降低了人群中的含糖饮料的销售量。同时许多研究也预测了含糖饮料税收所带来的健康益处和对医疗费用的降低作用。尽管有来自饮料产业和零售业的反对声，相关研究并没有发现征收含糖饮料税会增加失业率。可见，通过含糖饮料税有利于提高公众健康水平并节省卫生费用，而所纳的税额还可进一步用于预防肥胖等慢性病的干预和项目，是有效且可行的。

2.3 我国研究现存的优势与不足

2.3.1 存在的优势

根据 2017 全球疾病负担研究结果，我国的膳食相关心血管疾病以及肿瘤年龄调整死亡率均位居世界首位，分别为 10 万人口 299 例和 42 例。全国健康和营养调查数据的估算发现，膳食是我国糖尿病和心血管疾病负担的最重要危险因素之一，因此膳食和营养相关研究对于中国慢性疾病防控具有重要意义。慢性非传染性疾病倒计时 2030 项目（NCD Countdown）曾将改善膳食作为达成联合国可持续发展目标 3.4（即截至 2030 年将慢性病早死降低 1/3）的主要干预措施之一。国务院 2016 年印发的《"健康中国 2030"规划纲要》将引导合理膳食作为慢性病防控的主要健康行为措施，并且在 2017 年制定《国民营养计划（2017—2030 年）》，要求"坚持以人民健康为中心，以普及营养健康知识、优化营养健康服务、完善营养健康制度、建设营养健康环境、发展营养健康产业为重点，立足现状，着眼长远，关注国民生命全周期、健康全过程的营养健康，将营养融入所有健康政策，不断满足人民群众营养健康需求，提高全民健康水平，为建设健康中国奠定坚实基础"。政府所制定政策文件中对膳食和营养的重视为我国慢性疾病防控中膳食和营养相关工作的开展提供了方向。

与此同时，国家自然科学基金委员会以及各级资助机构近年来广泛强化针对膳食和营养相关研究的资助，经费投入总额和资助项目总量上均持续上升，在科技部国家重点研发计划针对慢性疾病的专项资助下，全国各地陆续建立大型自然人群队列，或深入前期已开展队列研究工作。这些大型队列人群为前瞻性探讨膳食和营养因素在慢性疾病预防和发生发展中的作用提供了重要平台，预期在未来 5~10 年我国将在营养和慢性非传染性疾病研究领域取得突破性进展。

近年来在各级人才项目的支持下，国家各级大学和科研院所在营养研究领域涌现出一大批中青年领军科研工作者，相关研究成果在国际重要学术期刊《新英格兰医学杂志》《美国医学会杂志》《柳叶刀》《英国医学杂志》等上发表，并在重要国际学术会议上展示来自中国的重大成果。这些人才为我国在慢性病营养和膳食相关研究领域提供了强大的智力优势。

近年来，我国广泛建立和完善慢性疾病死因监测系统，整合疾病危险因素常规监测和营养调查，这些国家级数据系统在提供慢性疾病负担和病因数据，促进疾病病因研究和防控工作中发挥着重要作用。由于队列人群研究无法单纯进行主动的疾病结局追踪，往往需要可靠的疾病监测系统提供疾病数据，这些监测系统和已开展大型自然队列数据的链接与融合能提高慢性疾病人群研究的效率，为探索膳食和营养对疾病的影响提供便利。

2.3.2　存在的不足及问题

人群膳食和营养研究涉及对膳食数据采集、营养分析、营养 – 疾病关系分析等主要工作。我国各地由于地理条件、民族习惯、社会风俗、经济社会发展水平等原因，饮食种类、口味偏好、烹饪习惯上存在巨大差异，目前我国尚缺乏设计合理且广泛使用的全国性膳食调查问卷和工具，这给准确获取人群膳食特征带来了困难，同时全国各地食物主要宏量和微量营养素可靠数据尚需系统完善，这对营养摄入估算带来测量偏倚，给营养 – 疾病的关系探讨带来了挑战。

尽管我国地区性饮食差异和饮食时空变化及其对疾病影响已得到广大研究者的重视，但是如何引导不同地区改变不良饮食习惯，如北方部分省市的饮酒文化和高盐饮食习惯、部分省市槟榔过度食用等，仍缺乏相应研究。商业领域的创新带来居民就餐方式和食物种类的骤变，这些变化（如网络订餐／外卖普及、网红食品的热捧）对健康膳食以及远期健康的影响尚缺乏研究，如何利用这些创新引导健康的饮食习惯也值得探讨。

虽然过去几年中我国在人群营养观察性研究中取得了重要研究进展，但是目前尚缺乏类似于 PREDIMED 和 VITAL 的大型人群营养干预试验。人群试验作为营养和慢性疾病研究中最重要的证据来源之一，尚需进一步强化。与药物研发不同，我国营养干预试验并非营养品上市所需，且有时并不存在重大商业利益，因此多数营养干预试验无法依靠商业投入，与此同时我国针对人群试验的资助比较有限，这让国内营养干预试验变得困难。

目前针对人群营养和慢性疾病的研究主要停留在基础研究和关联性研究层面，尚缺乏针对营养干预服务和实践科学领域方面的证据。比如，尽管我国在 2013 年就已强制推行食品营养标签制度，但标签信息仅局限于能量和四种营养成分（蛋白质、脂肪、碳水化合物、钠）信息，是否需要增加其他重要营养素信息和醒目警示标志，标签的规范性以及在人群中的接受度也尚需探讨。建立营养与疾病关系只是基础，确定人群对于相关营养干预的认知以及如何实施成功的人群干预是最终人群改变不良膳食习惯、研究成果转化为实践的重要一环。

我国人群膳食和营养研究目前仅停留在直接健康效应上，尚缺乏对间接健康效应的估计。我国居民从植物来源食物为主的饮食模式转向对禽肉摄入需求剧增给养殖业带来了发展机遇，但也给生态环境带来巨大压力，甚至影响地区性气候，这又间接影响着经济社会可持续发展和人群健康。如何在我国科学全面评估这些直接和间接影响，确立人群可持续膳食和食物供应体系仍不明朗。

3. 发展趋势与对策

3.1 未来 5 年发展的战略需求

营养与重大慢性疾病研究领域的发展与我国社会经济和人群疾病健康需求密切相关。我国《"十三五"国家老龄事业发展和养老体系建设规划》预测中国 60 岁以上老人到 2020 年将增至约占总人口的 17.8%，到 2050 年将占比达 32.8%。人口快速老龄化同时会伴随着各种慢性疾病高发以及人群长期带病生存，这对人群营养的作用提出了新的要求。未来 5 年，我国营养与重大慢性疾病研究会需要关注老年慢性疾病（包括神经退行性疾病等）的长期带病现实，强调如何改善全人群膳食营养状况以降低和延缓慢性疾病发生率，同时针对特定疾病群体加强营养干预的作用。其次，由于慢性疾病病因复杂，是相关危险因素的长期作用结果，因此采取全生命周期营养视角，积极改善生命早期（如孕期和婴幼儿）膳食和营养尤为重要。再次，尽管人群营养领域研究结论存在不确定性给相关营养干预的推广和实施带来了挑战，在积极深入研究基础上针对确定的研究结论，如高糖、高盐、低蔬菜/水果摄入带来的不良健康影响，探索具有成本效果的干预措施具有重要意义。同时，我国膳食模式的转变给人群健康带来了重大不良影响，同时也给食物供给带来巨大挑战，探讨膳食和营养对可持续发展的影响以及间接健康效应也迫在眉睫。

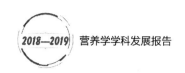

3.2 未来5年重点发展方向

基于上述需求，我国在营养与重大慢性疾病领域未来将需要强调以下发展方向。

首先，应重视现有自然人群队列项目和国家监测系统等基础设施建设，深入开展人群营养与慢性疾病关系的研究，以人群慢性疾病防控需求为导向，强化营养干预技术和服务的转化研究以及重视研究成果在国家和地区性政策法规中的应用。

其次，尽管膳食和营养属于个人选择，但是食物供给端影响和健康效应存在外延性，医疗卫生领域外的跨部门合作对于人群营养健康研究和政策实施至关重要。

最后，膳食和营养常与其他生活行为方式（如吸烟、饮酒、体力活动等）密切相关，人群营养政策和措施应该与这些方面联系起来，形成合理的综合性措施。同时，在商业模式和科技领域迅猛发展的背景下，利用大数据和AI手段促进人群营养研究和产业化迫在眉睫。另外，膳食习惯和营养行为的形成会受到家庭和社会长期影响，因此应该重视学校营养教育和社会营养传播，形成正确的导向，尤其在自媒体高度发展的背景下，规范营养知识传播意义深远。

3.3 未来5年发展对策

我国营养与慢性疾病领域在未来5年可采取如下发展对策。

首先，建立国家和地方营养政策循证决策机制，促进人群营养领域科研发现向政策和实践转化。推进国家疾病监测信息系统建设和链接，实现信息系统的互通，促进大型自然队列人群数据的开放共享，用于人群营养健康研究。

其次，强化不同部门（如医疗、食品卫生、农业、环保等）的跨领域合作，研究健康食品可持续生产和供给模式，初步建立跨部门长效机制和制度，评估和监测食品健康效应及对环境和可持续发展的影响。

最后，积极推进跨学科人群营养研究，将现代电子医疗和移动健康手段用于膳食数据收集和营养分析，推进高通量检测手段，应用精准医学和系统生物学方法和手段推进精准营养和系统营养学研究。

另外，应采取开放策略推进膳食和营养领域研究和实践中政府和社会资本合作关系，引导商业领域的资金和成功转化经验应用于食品生产和供应，保障食品安全和健康，改良食品营养标签，推广健康膳食知识和行为习惯。

参考文献

［1］ 中国疾病预防控制中心, 中国疾病预防控制中心慢性非传染性疾病预防控制中心. 中国慢性病及其危险因

素监测报告（2013）［M］．北京：军事医学出版社，2016.

［2］中华人民共和国国家卫生和计划生育委员会.《中国居民营养与慢性病状况报告（2015）》新闻发布会文字实录［J］．中国实用乡村医生杂志，2015（15）：1–5.

［3］Lu J P, Lu Y, Wang X C, et al. Prevalence, awareness, treatment, and control of hypertension in China：data from 1.7 million adults in a population-based screening study（China PEACE Million Persons Project）［J］．Lancet, 2017, 390（10112）：2549–2558.

［4］Khera R, Lu Y, Lu J P, et al. Impact of 2017 ACC/AHA guidelines on prevalence of hypertension and eligibility for antihypertensive treatment in United States and China：nationally representative cross sectional study［J］．British Medical Journal, 2018（362）：9.

［5］Wang L M, Gao P, Zhang M, et al. Prevalence and ethnic pattern of diabetes and prediabetes in China in 2013［J］．Journal of the American Medical Association, 2017, 317（24）：2515–2523.

［6］国家心血管病中心. 中国心血管病报告2017［M］．北京：中国大百科全书出版社，2017：198.

［7］郑荣寿，孙可欣，张思维，等. 2015年中国恶性肿瘤流行情况分析［J］．中华肿瘤杂志，2019, 41（1）：19–28.

［8］Yu D X, Zheng W, Cai H, et al. Long-term diet quality and risk of type 2 diabetes among urban Chinese adults［J］．Diabetes Care, 2018, 41（4）：723–730.

［9］Li Y, Wang D D, Ley S H, et al. Time trends of dietary and lifestyle factors and their potential impact on diabetes burden in China［J］．Diabetes Care, 2017, 40（12）：1685–1694.

［10］程茅伟，王惠君，王志宏，等. 基于降秩回归的膳食模式与代谢综合征相关性研究［J］．营养学报，2017, 39（2）：121–126.

［11］铁日格力，孙勇，徐抒，等. 515名维吾尔族居民膳食模式与肥胖的关联性研究［J］．中华疾病控制杂志，2017, 21（5）：461–464.

［12］蔡俊秀，张洋弋，肖辉. 新疆维吾尔族居民不同膳食模式对胰岛素抵抗的影响［J］．营养学报，2017, 39（5）：454–460.

［13］褚运松，赵桐荫，刘志明，等. 吉林省部分农村中老年人不同膳食模式对血脂的影响［J］．中国慢性病预防与控制，2016, 24（3）：161–164.

［14］赵桐荫，褚运松，赵惠子，等. 吉林省农村地区居民膳食模式与高血压关系的调查分析［J］．吉林大学学报（医学版），2016, 42（2）：400–404.

［15］束莉，陆晓宇，李欣潼. 2014—2015年蚌埠市中老年居民血脂异常、高血压与膳食模式的关系［J］．卫生研究，2018, 47（4）：554–561.

［16］Zheng Y, Li Y P, Qi Q B, et al. Cumulative consumption of branched-chain amino acids and incidence of type 2 diabetes［J］．Int J Epidemiol, 2016, 45（5）：1482–1492.

［17］Zheng Y, Hu F B, Ruiz-Canela M, et al. Metabolites of glutamate metabolism are associated with incident cardiovascular events in the PREDIMED PREvencion con DIeta MEDiterranea（PREDIMED）Trial［J］．J Am Heart Assoc, 2016, 5（9）．

［18］Yuan Y, Xiao Y, Feng W, et al. Plasma metal concentrations and incident coronary heart disease in Chinese adults：The Dongfeng-Tongji Cohort［J］．Environ Health Perspect, 2017, 125（10）：107007.

［19］Okekunle A P, Wu X Y, Duan W, et al. Dietary intakes of branched-chained amino acid and risk for type 2 diabetes in adults：the Harbin cohort study on diet, nutrition and chronic non-communicable diseases study［J］．Can J Diabetes, 2018, 42（5）：484–492.e7.

［20］Tian S, Xu Q, Jiang R Y, et al. Dietary protein consumption and the risk of type 2 diabetes：a systematic review and meta-analysis of cohort studies［J］．Nutrients, 2017, 9（9）．

［21］Zhang X M, Zhang Y B, Chi M H. Soy Protein supplementation reduces clinical indices in type 2 diabetes and

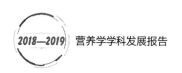

metabolic syndrome［J］. Yonsei Med J, 2016, 57（3）: 681-689.

［22］ Ke Q Y, Chen C G, He F Y, et al. Association between dietary protein intake and type 2 diabetes varies by dietary pattern［J］. Diabetol Metab Syndr, 2018（10）: 48.

［23］ Hidayat K, Du H Z, Yang J, et al. Effects of milk proteins on blood pressure: a meta-analysis of randomized control trials［J］. Hypertens Res, 2017, 40（3）: 264-270.

［24］ Zhang J W, Tong X, Wan Z, et al. Effect of whey protein on blood lipid profiles: a meta-analysis of randomized controlled trials［J］. Eur J Clin Nutr, 2016, 70（8）: 879-885.

［25］ Zheng J S, Lin M, Fang L, et al. Effects of n-3 fatty acid supplements on glycemic traits in Chinese type 2 diabetic patients: a double-blind randomized controlled trial［J］. Mol Nutr Food Res, 2016, 60（10）: 2176-2184.

［26］ Zheng J S, Huang T, Li K, et al. Modulation of the association between the PEPD variant and the risk of type 2 diabetes by n-3 fatty acids in Chinese Hans［J］. J Nutrigenet Nutrigenomics, 2015, 8（1）: 36-43.

［27］ Liu F Q, Li Z X, Lv X F, et al. Dietary n-3 polyunsaturated fatty acid intakes modify the effect of genetic variation in fatty acid desaturase 1 on coronary artery disease［J］. PloS One, 2015, 10（4）: e0121255-e0121255.

［28］ Chen G C, Yang J, Eggersdorfer M, et al. N-3 long-chain polyunsaturated fatty acids and risk of all-cause mortality among general populations: a meta-analysis［J］. Sci Rep, 2016, 6: 28165.

［29］ Wan Y, Wang F L, Yuan J H, et al. Effects of dietary fat on gut microbiota and faecal metabolites, and their relationship with cardiometabolic risk factors: a 6-month randomised controlled-feeding trial［J］. Gut, 2019.

［30］ Feng R N, Du S S, Chen Y, et al. High carbohydrate intake from starchy foods is positively associated with metabolic disorders: a cohort study from a Chinese population［J］. Sci Rep, 2015, 5: 16919.

［31］ Yu D X, Zhang X L, Shu X O, et al. Dietary glycemic index, glycemic load, and refined carbohydrates are associated with risk of stroke: a prospective cohort study in urban Chinese women［J］. Am J Clin Nutr, 2016, 104（5）: 1345-1351.

［32］ Jiao J, Xu J Y, Zhang W G, et al. Effect of dietary fiber on circulating C-reactive protein in overweight and obese adults: a meta-analysis of randomized controlled trials［J］. Int J Food Sci Nutr, 2015, 66（1）: 114-119.

［33］ Gowd V, Xie L H, Zheng X D, et al. Dietary fibers as emerging nutritional factors against diabetes: focus on the involvement of gut microbiota［J］. Crit Rev Biotechnol, 2019: 1-17.

［34］ Chen Q, Zhang Y, Ding D, et al. Associations between serum calcium, phosphorus and mortality among patients with coronary heart disease［J］. Eur J Nutr, 2018, 57（7）: 2457-2467.

［35］ Liu Z Q, Fang A P, He J J, et al. Association of habitually low intake of dietary calcium with blood pressure and hypertension in a population with predominantly plant-based diets［J］. Nutrients, 2018, 10（5）.

［36］ Du S S, Wu X Y, Han T S, et al. Dietary manganese and type 2 diabetes mellitus: two prospective cohort studies in China［J］. Diabetologia, 2018, 61（9）: 1985-1995.

［37］ Lu L, Bennett D A, Millwood I Y, et al. Association of vitamin D with risk of type 2 diabetes: a mendelian randomisation study in European and Chinese adults［J］. PLoS Medicine, 2018, 15（5）: e1002566.

［38］ Chen G C, Zhang Z L, Wan Z X, et al. Circulating 25-hydroxyvitamin D and risk of lung cancer: a dose-response meta-analysis［J］. Cancer Causes Control, 2015, 26（12）: 1719-1728.

［39］ Yu Y T, Tian L Q, Xiao Y Y, et al. Effect of vitamin D supplementation on some inflammatory biomarkers in type 2 diabetes mellitus subjects: a systematic review and meta-analysis of randomized controlled trials［J］. Ann Nutr Metab, 2018, 73（1）: 62-73.

［40］ Cai H Z, Liu F K, Zuo P G, et al. Practical application of antidiabetic efficacy of lycium barbarum polysaccharide in patients with type 2 diabetes［J］. Med Chem, 2015, 11（4）: 383-390.

［41］ Yao Z X, Gu Y Q, Zhang Q, et al. Estimated daily quercetin intake and association with the prevalence of type 2 diabetes mellitus in Chinese adults［J］. Eur J Nutr, 2019, 58（2）: 819-830.

［42］ Yuan L J, Qin Y, Wang L, et al. Capsaicin−containing chili improved postprandial hyperglycemia, hyperinsulinemia, and fasting lipid disorders in women with gestational diabetes mellitus and lowered the incidence of large−for−gestational−age newborns ［J］. Clin Nutr, 2016, 35（2）: 388−393.

［43］ Qin Y, Ran L, Wang J, et al. Capsaicin supplementation improved risk factors of coronary heart disease in individuals with low HDL−C levels ［J］. Nutrients, 2017, 9（9）.

［44］ Guo X F, Yang B, Tan J, et al. Associations of dietary intakes of anthocyanins and berry fruits with risk of type 2 diabetes mellitus: a systematic review and meta−analysis of prospective cohort studies ［J］. Eur J Clin Nutr, 2016, 70（12）: 1360−1367.

［45］ Yang L P, Ling W H, Yang Y, et al. Role of purified anthocyanins in improving cardiometabolic risk factors in Chinese men and women with prediabetes or early untreated diabetes−a randomized controlled trial ［J］. Nutrients, 2017, 9（10）.

［46］ Wang C, Qiu R, Cao Y, et al. Higher dietary and serum carotenoid levels are associated with lower carotid intima−media thickness in middle−aged and elderly people ［J］. Br J Nutr, 2018, 119（5）: 590−598.

［47］ Qin L Q, Xu J Y, Han S F, et al. Dairy consumption and risk of cardiovascular disease: an updated meta−analysis of prospective cohort studies ［J］. Asia Pac J Clin Nutr, 2015, 24（1）: 90−100.

［48］ Chen G C, Szeto I M, Chen L H, et al. Dairy products consumption and metabolic syndrome in adults: systematic review and meta−analysis of observational studies ［J］. Sci Rep, 2015, 5: 14606.

［49］ Du H D, Li L M, Bennett D, et al. Fresh fruit consumption and major cardiovascular disease in China ［J］. N Engl J Med, 2016, 374（14）: 1332−1343.

［50］ Zhao C N, Meng X, Li Y, et al. Fruits for prevention and treatment of cardiovascular diseases ［J］. Nutrients, 2017, 9（6）.

［51］ Tang G Y, Meng X, Li Y, et al. Effects of vegetables on cardiovascular diseases and related mechanisms ［J］. Nutrients, 2017, 9（8）.

［52］ Li X, Cai X X, Ma X T, et al. Short− and long−term effects of wholegrain oat intake on weight management and glucolipid metabolism in overweight type−2 diabetics: a randomized control trial ［J］. Nutrients, 2016, 8（9）.

［53］ He L X, Zhao J, Huang Y S, et al. The difference between oats and beta−glucan extract intake in the management of HbA1c, fasting glucose and insulin sensitivity: a meta−analysis of randomized controlled trials ［J］. Food Funct, 2016, 7（3）: 1413−1428.

［54］ Chen G C, Tong X, Xu J Y, et al. Whole−grain intake and total, cardiovascular, and cancer mortality: a systematic review and meta−analysis of prospective studies ［J］. Am J Clin Nutr, 2016, 104（1）: 164−172.

［55］ Sun G J, Xia H, Yang Y X, et al. Effects of palm olein and olive oil on serum lipids in a Chinese population: a randomized, double−blind, cross−over trial ［J］. Asia Pac J Clin Nutr, 2018, 27（3）: 572−580.

［56］ Wang F, Wang Y Y, Zhu Y, et al. Treatment for 6 months with fish oil−derived n−3 polyunsaturated fatty acids has neutral effects on glycemic control but improves dyslipidemia in type 2 diabetic patients with abdominal obesity: a randomized, double−blind, placebo−controlled trial ［J］. European Journal of Nutrition, 2017, 56（7）: 2415−2422.

［57］ Xu L, Lam T H, Jiang C Q, et al. Egg consumption and the risk of cardiovascular disease and all−cause mortality: Guangzhou Biobank Cohort Study and meta−analyses ［J］. Eur J Nutr, 2019, 58（2）: 785−796.

［58］ Gui Z H, Zhu Y N, Cai L, et al. Sugar−sweetened beverage consumption and risks of obesity and hypertension in Chinese children and adolescents: a national cross−sectional analysis ［J］. Nutrients, 2017, 9（12）.

［59］ 中国临床试验注册中心 – 世界卫生组织国际临床试验注册平台一级注册机构 ［EB/OL］. http://www.chictr.org.cn/showproj.aspx?proj=30631.

［60］ Lv J, Qi L, Yu C Q, et al. Consumption of spicy foods and total and cause specific mortality: population based cohort study ［J］. BMJ, 2015, 351: h3942.

［61］ Du H D, Li L M, Bennett D, et al. Fresh fruit consumption and all−cause and cause−specific mortality: findings from the China Kadoorie Biobank [J]. Int J Epidemiol, 2017, 46（5）: 1444-1455.

［62］ Tian X C, Du H D, Li L M, et al. Fruit consumption and physical activity in relation to all-cause and cardiovascular mortality among 70, 000 Chinese adults with pre-existing vascular disease [J]. PloS One, 2017, 12（4）: e0173054.

［63］ Du H D, Li L M, Bennett D, et al. Fresh fruit consumption in relation to incident diabetes and diabetic vascular complications: a 7-y prospective study of 0.5 million Chinese adults [J]. PLoS Med, 2017, 14（4）: e1002279.

［64］ Li X, Yu C Q, Guo Y, et al. Tea consumption and risk of ischaemic heart disease [J]. Heart, 2017, 103（10）: 783-789.

［65］ 王浩, 杜怀东, 胡如英, 等. 浙江省成年人饮茶与脑卒中发生关联的前瞻性研究 [J]. 中华流行病学杂志, 2018, 39（9）: 1200-1205.

［66］ Holmes M V, Millwood I Y, Kartsonaki C, et al. Lipids, Lipoproteins, and Metabolites and Risk of Myocardial Infarction and Stroke [J]. J Am Coll Cardiol, 2018, 71（6）: 620-632.

［67］ Pang Y J, Holmes M V, Guo Y, et al. Smoking, alcohol, and diet in relation to risk of pancreatic cancer in China: a prospective study of 0.5 million people [J]. Cancer Med, 2018, 7（1）: 229-239.

［68］ Qin C X, Lv J, Guo Y, et al. Associations of egg consumption with cardiovascular disease in a cohort study of 0.5 million Chinese adults [J]. Heart, 2018, 104（21）: 1756-1763.

［69］ Meng R G, Lv J, Yu C Q, et al. Prenatal famine exposure, adulthood obesity patterns and risk of type 2 diabetes [J]. Int J Epidemiol, 2018, 47（2）: 399-408.

［70］ 金珊珊, 于波, 闫世春, 等. 哈尔滨市人群饥荒暴露对中老年期慢性病患病风险的影响 [J]. 中华流行病学杂志, 2018, 39（10）: 1314-1318.

［71］ 中华人民共和国国家卫生和计划生育委员会. 中国居民慢性病与营养监测工作方案（试行）[J]. 中国实用乡村医生杂志, 2014（22）: 1-3.

［72］ Dinu M, Pagliai G, Casini A, et al. Mediterranean diet and multiple health outcomes: an umbrella review of meta-analyses of observational studies and randomised trials [J]. Eur J Clin Nutr, 2018, 72（1）: 30-43.

［73］ Estruch R, Ros E, Salas-Salvado J, et al. Primary prevention of cardiovascular disease with a mediterranean diet supplemented with extra-virgin olive oil or nuts [J]. N Engl J Med, 2018, 378（25）: e34.

［74］ Toledo E, Salas-Salvado J, Donat-Vargas C, et al. Mediterranean diet and invasive breast cancer risk among women at high cardiovascular risk in the PREDIMED Trial: a randomized clinical trial [J]. JAMA Intern Med, 2015, 175（11）: 1752-1760.

［75］ Martinez-Gonzalez M A, Salas-Salvado J, Estruch R, et al. Benefits of the mediterranean diet: insights from the PREDIMED Study [J]. Prog Cardiovasc Dis, 2015, 58（1）: 50-60.

［76］ Salas-Salvado J, Diaz-Lopez A, Ruiz-Canela M, et al. Effect of a lifestyle intervention program with energy-restricted mediterranean diet and exercise on weight loss and cardiovascular risk factors: one-year results of the PREDIMED-Plus Trial [J]. Diabetes Care, 2019, 42（5）: 777-788.

［77］ Manson J E, Cook N R, Lee I M, et al. Vitamin D supplements and prevention of cancer and cardiovascular disease [J]. N Engl J Med, 2019, 380（1）: 33-44.

［78］ Manson J E, Cook N R, Lee I M, et al. Marine n-3 fatty acids and prevention of cardiovascular disease and cancer [J]. N Engl J Med, 2019, 380（1）: 23-32.

［79］ Interagency Committee on Human Nutrition Research. National Nutrition Research Roadmap 2016-2021: Advancing Nutrition Research to Improve and Sustain Health [R]. Washington, DC, 2016.

［80］ Ahmad S, Moorthy M V, Demler O V, et al. Assessment of risk factors and biomarkers associated with risk of cardiovascular disease among women consuming a mediterranean diet [J]. JAMA Netw Open, 2018, 1（8）: e185708.

［81］ Petimar J, Smith-Warner S A, Fung T T, et al. Recommendation-based dietary indexes and risk of colorectal cancer in the Nurses' Health Study and Health Professionals Follow-up Study［J］. Am J Clin Nutr, 2018, 108（5）: 1092-1103.

［82］ Sotos-Prieto M, Bhupathiraju S N, Hu F B. Changes in Diet Quality and Total and Cause-Specific Mortality［J］. N Engl J Med, 2017, 377（13）: 1304-1305.

［83］ Ley S H, Pan A, Li Y P, et al. Changes in overall diet quality and subsequent type 2 diabetes risk: three U.S. prospective cohorts［J］. Diabetes Care, 2016, 39（11）: 2011-2018.

［84］ Satija A, Bhupathiraju S N, Spiegelman D, et al. Healthful and unhealthful plant-based diets and the risk of coronary heart disease in US adults［J］. Journal of the American College of Cardiology, 2017, 70（4）: 411-422.

［85］ Satija A, Bhupathiraju S N, Rimm E B, et al. Plant-based dietary patterns and incidence of type 2 diabetes in US men and women: results from three prospective cohort studies［J］. PLoS Med, 2016, 13（6）: e1002039.

［86］ Pan A, Lin X, Hemler E, et al. Diet and cardiovascular disease: advances and challenges in population-based studies ［J］. Cell Metab, 2018, 27（3）: 489-496.

［87］ Seidelmann S B, Claggett B, Cheng S, et al. Dietary carbohydrate intake and mortality: a prospective cohort study and meta-analysis［J］. Lancet Public Health, 2018, 3（9）: e419-e428.

［88］ Reynolds A, Mann J, Cummings J, et al. Carbohydrate quality and human health: a series of systematic reviews and meta-analyses［J］. Lancet, 2019, 393（10170）: 434-445.

［89］ Mansoor N, Vinknes K J, Veierod M B, et al. Effects of low-carbohydrate diets vs. low-fat diets on body weight and cardiovascular risk factors: a meta-analysis of randomised controlled trials［J］. Br J Nutr, 2016, 115（3）: 466-479.

［90］ Chen Q, Wang T T, Li J, et al. Effects of natural products on Fructose-Induced Nonalcoholic Fatty Liver Disease （NAFLD）［J］. Nutrients, 2017, 9（2）.

［91］ Malik V S, Hu F B. Fructose and cardiometabolic health: what the evidence from sugar-sweetened beverages tells us［J］. J Am Coll Cardiol, 2015, 66（14）: 1615-1624.

［92］ Li Y P, Hruby A, Bernstein A M, et al. Saturated fats compared with unsaturated fats and sources of carbohydrates in relation to risk of coronary heart disease a prospective cohort study［J］. Journal of the American College of Cardiology, 2015, 66（14）: 1538-1548.

［93］ Koh A S, Pan A, Wang R, et al. The association between dietary omega-3 fatty acids and cardiovascular death: the Singapore Chinese Health Study［J］. Eur J Prev Cardiol, 2015, 22（3）: 364-372.

［94］ Marklund M, Wu J H Y, Imamura F, et al. Biomarkers of dietary omega-6 fatty acids and incident cardiovascular disease and mortality: an individual-level pooled analysis of 30 cohort studies［J］. Circulation, 2019.

［95］ Wu J H Y, Marklund M, Imamura F, et al. Omega-6 fatty acid biomarkers and incident type 2 diabetes: pooled analysis of individual-level data for 39 740 adults from 20 prospective cohort studies［J］. Lancet Diabetes Endocrinol, 2017, 5（12）: 965-974.

［96］ Del Gobbo L C, Imamura F, Aslibekyan S, et al. Omega-3 polyunsaturated fatty acid biomarkers and coronary heart disease: pooling project of 19 cohort studies［J］. JAMA Intern Med, 2016, 176（8）: 1155-1166.

［97］ Zong G, Li Y P, Sampson L, et al. Monounsaturated fats from plant and animal sources in relation to risk of coronary heart disease among US men and women［J］. Am J Clin Nutr, 2018, 107（3）: 445-453.

［98］ Yakoob M Y, Shi P L, Willett W C, et al. Circulating biomarkers of dairy fat and risk of incident diabetes mellitus among men and women in the united states in two large prospective cohorts［J］. Circulation, 2016, 133（17）: 1645-1654.

［99］ Vissers L E T, Rijksen J, Boer J M A, et al. Fatty acids from dairy and meat and their association with risk of coronary heart disease［J］. Eur J Nutr, 2018.

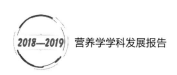

［100］ Song M, Fung T T, Hu F B, et al. Association of animal and plant protein intake with all-cause and cause-specific mortality［J］. JAMA Intern Med, 2016, 176（10）: 1453-1463.

［101］ Ruiz-Canela M, Guasch-Ferre M, Toledo E, et al. Plasma branched chain/aromatic amino acids, enriched mediterranean diet and risk of type 2 diabetes: case-cohort study within the PREDIMED Trial［J］. Diabetologia, 2018, 61（7）: 1560-1571.

［102］ Yu E, Ruiz-Canela M, Guasch-Ferre M, et al. Increases in plasma tryptophan are inversely associated with incident cardiovascular disease in the Prevencion con Dieta Mediterranea（PREDIMED）Study［J］. J Nutr, 2017, 147（3）: 314-322.

［103］ Etemadi A, Sinha R, Ward M H, et al. Mortality from different causes associated with meat, heme iron, nitrates, and nitrites in the NIH-AARP Diet and Health Study: population based cohort study［J］. BMJ, 2017, 357: j1957.

［104］ Bellavia A, Stilling F, Wolk A. High red meat intake and all-cause cardiovascular and cancer mortality: is the risk modified by fruit and vegetable intake?［J］. Am J Clin Nutr, 2016, 104（4）: 1137-1143.

［105］ Boada L D, Henriquez-Hernandez L A, Luzardo O P. The impact of red and processed meat consumption on cancer and other health outcomes: Epidemiological evidences［J］. Food Chem Toxicol, 2016（92）: 236-244.

［106］ Lippi G, Mattiuzzi C, Cervellin G. Meat consumption and cancer risk: a critical review of published meta-analyses［J］. Crit Rev Oncol Hematol, 2016（97）: 1-14.

［107］ Liu G, Zong G, Wu K, et al. Meat cooking methods and risk of type 2 diabetes: results from three prospective cohort studies［J］. Diabetes Care, 2018, 41（5）: 1049-1060.

［108］ Liu G, Zong G, Hu F B, et al. Cooking methods for red meats and risk of type 2 diabetes: a prospective study of U.S. women［J］. Diabetes Care, 2017, 40（8）: 1041-1049.

［109］ Zhong V W, Van Horn L, Cornelis M C, et al. Associations of dietary cholesterol or egg consumption with incident cardiovascular disease and mortality［J］. JAMA, 2019, 321（11）: 1081-1095.

［110］ Djousse L, Khawaja O A, Gaziano J M. Egg consumption and risk of type 2 diabetes: a meta-analysis of prospective studies［J］. Am J Clin Nutr, 2016, 103（2）: 474-480.

［111］ Wallin A, Forouhi N G, Wolk A, et al. Egg consumption and risk of type 2 diabetes: a prospective study and dose-response meta-analysis［J］. Diabetologia, 2016, 59（6）: 1204-1213.

［112］ Wood A M, Kaptoge S, Butterworth A S, et al. Risk thresholds for alcohol consumption: combined analysis of individual-participant data for 599 912 current drinkers in 83 prospective studies［J］. Lancet, 2018, 391（10129）: 1513-1523.

［113］ O'neill D, Britton A, Hannah M K, et al. Association of longitudinal alcohol consumption trajectories with coronary heart disease: a meta-analysis of six cohort studies using individual participant data［J］. BMC Med, 2018, 16（1）: 124.

［114］ Millwood I Y, Walters R G, Mei X W, et al. Conventional and genetic evidence on alcohol and vascular disease aetiology: a prospective study of 500 000 men and women in China［J］. Lancet（London, England）, 2019.

［115］ Luger M, Lafontan M, Bes-Rastrollo M, et al. Sugar-sweetened beverages and weight gain in children and adults: a systematic review from 2013 to 2015 and a comparison with previous studies［J］. Obes Facts, 2017, 10（6）: 674-693.

［116］ Ramne S, Alves Dias J, Gonzalez-Padilla E, et al. Association between added sugar intake and mortality is nonlinear and dependent on sugar source in 2 Swedish population-based prospective cohorts［J］. Am J Clin Nutr, 2019, 109（2）: 411-423.

［117］ Malik V S, Li Y, Pan A, et al. Long-term consumption of sugar-sweetened and artificially sweetened beverages and risk of mortality in US adults［J］. Circulation, 2019.

［118］ Jayalath V H, De Souza R J, Ha V, et al. Sugar-sweetened beverage consumption and incident hypertension: a systematic review and meta-analysis of prospective cohorts［J］. Am J Clin Nutr, 2015, 102（4）: 914-921.

［119］ Imamura F, O'connor L, Ye Z, et al. Consumption of sugar sweetened beverages, artificially sweetened beverages, and fruit juice and incidence of type 2 diabetes: systematic review, meta-analysis, and estimation of population attributable fraction［J］. BMJ, 2015（351）: h3576.

［120］ Bechthold A, Boeing H, Schwedhelm C, et al. Food groups and risk of coronary heart disease, stroke and heart failure: a systematic review and dose-response meta-analysis of prospective studies［J］. Crit Rev Food Sci Nutr, 2017: 1-20.

［121］ Briggs A. Sugar tax could sweeten a market failure［J］. Nature, 2016, 531（7596）: 551.

［122］ Colchero M A, Molina M, Guerrero-Lopez C M. After Mexico implemented a tax, purchases of sugar-sweetened beverages decreased and water increased: difference by place of residence, household composition, and income level［J］. J Nutr, 2017, 147（8）: 1552-1557.

［123］ Silver L D, Ng S W, Ryan-Ibarra S, et al. Changes in prices, sales, consumer spending, and beverage consumption one year after a tax on sugar-sweetened beverages in Berkeley, California, US: a before-and-after study［J］. PloS Medicine, 2017, 14（4）.

［124］ Maria Sanchez-Romero L, Penko J, Coxson P G, et al. Projected impact of Mexico's sugar-sweetened beverage tax policy on diabetes and cardiovascular disease: a modeling study［J］. PloS Medicine, 2016, 13（11）.

［125］ Long M W, Gortmaker S L, Ward Z J, et al. Cost Effectiveness of a sugar-sweetened beverage excise tax in the US［J］. American Journal of Preventive Medicine, 2015, 49（1）: 112-123.

［126］ Manyema M, Veerman L J, Tugendhaft A, et al. Modelling the potential impact of a sugar-sweetened beverage tax on stroke mortality, costs and health-adjusted life years in South Africa［J］. BMC Public Health, 2016, 16: 405.

［127］ Guerrero-Lopez C M, Molina M, Colchero M A. Employment changes associated with the introduction of taxes on sugar-sweetened beverages and nonessential energy-dense food in Mexico［J］. Preventive Medicine, 2017（105）: S43-S49.

［128］ Health effects of dietary risks in 195 countries, 1990-2017: a systematic analysis for the Global Burden of Disease Study 2017［J］. Lancet, 2019.

［129］ Li Y, Wang D D, Ley S H, et al. Potential impact of time trend of life-style factors on cardiovascular disease burden in China［J］. J Am Coll Cardiol, 2016, 68（8）: 818-833.

［130］ NCD Countdown 2030: worldwide trends in non-communicable disease mortality and progress towards Sustainable Development Goal target 3.4［J］. Lancet, 2018, 392（10152）: 1072-1088.

［131］ 中共中央国务院印发《"健康中国 2030"规划纲要》［EB/OL］［04.28］. http://www.gov.cn/zhengce/2016-10/25/content_5124174.htm.

［132］ 国务院办公厅关于印发国民营养计划（2017—2030年）的通知［EB/OL］［04.28］. http://www.gov.cn/zhengce/content/2017-07/13/content_5210134.htm.

［133］ Willett W, Rockstrom J, Loken B, et al. Food in the Anthropocene: the EAT-Lancet Commission on healthy diets from sustainable food systems［J］. Lancet, 2019, 393（10170）: 447-492.

［134］ Swinburn B A, Kraak V I, Allender S, et al. The global syndemic of obesity, undernutrition, and climate change: the Lancet Commission report［J］. Lancet, 2019, 393（10173）: 791-846.

［135］ 国务院. 国务院关于印发"十三五"国家老龄事业发展和养老体系建设规划的通知［EB/OL］. http://www.gov.cn/zhengce/content/2017-03/06/content_5173930.htm.

撰稿人：张婉君　潘雄飞　潘　安

组学与新技术发展

1. 我国发展现状

1.1　概述

随着新一代科技革命的不断发展，组学高通量技术、人工智能技术、3D 打印技术、生物影像技术已广泛应用在营养与健康科学的领域中。2015 年以来，我国投入了大量的人力、财力、精力发展高技术领域，获得的创新成果可圈可点。从仪器设备的开发、检测方法的建立到数据分析技术和数据库的探索，各个方面均取得了一定的成绩和突破。通过检索生物谷网络平台、中国科学院及其附属研究所官网、Pubmed 文献数据库、中国知网数据库，查阅 2017 年《高技术发展报告》和 2016—2018 年《中国生命科学与生物技术发展报告》的内容，下面将概括总结我国 2015 年 1 月 1 日至 2019 年 6 月 30 日，基因组学、转录组学、蛋白质组学、代谢组学及营养学相关新兴技术的主要进展情况。

1.2　组学发展现状

1.2.1　基因组学发展现状

1.2.1.1　仪器设备

自 2015 年以来，我国生物技术公司和各大高校均致力于测序平台的研发公作，已取得初步的成果。深圳华大基因 2015 年发布了"超级测序仪"Revolocity 和 BGISEQ-500 测序仪，并且在 BGISEQ-500 基础之上，又相继开发了 MGISEQ-200 和 MGISEQ-2000，进一步缩短样本检测时间。2016 年，又再次推出 BGISEQ-50 测序平台，以满足科研和临床领域的不同测序需求。北京基因组研究所了联合吉林中科紫鑫科技有限公司开发了BIGIS 测序仪，让人们看到国产测序仪的曙光。南方科技大学自主研发第三代基因测序仪 GenoCare，能够在单分子水平上直接测量 DNA 和 RNA 序列而无需扩增，以满足临床中不断增长的需求。此外，我国多家生物公司生产出芯片阅读仪，已获得批准上市，如重庆泛生子生物科技公司的芯片阅读仪 GENETRON 3D、领航基因科技生物的芯片阅读仪 iScanner、诺禾致源的数字芯片阅读仪 Digital PCR NG 等。

1.2.1.2 检测方法

我国自主研发测序平台的发展，推动了检测方法的建立与更新，包括试剂盒的开发和检测技术的优化。

试剂盒方面，2015 年至今我国已批准上市了诸多基因突变检测试剂盒，如诺禾致源肿瘤 NGS 多基因检测试剂盒、南京世和 NGS 肺癌多基因检测试剂盒、厦门艾德生物的人类 10 基因突变联合检测试剂盒（维惠健™）等。此外，华大基因 BGISEQ-500 平台的通用测序仪及其配套试剂、NIFTY® 检测试剂盒及核酸提取试剂盒均已获得欧盟医疗器械认证书，表明中国基因测序技术已得到世界认可。

检测技术方面，北京大学黄岩宜团队未来基因诊断高精尖创新中心开发了一项纠错码（error-correction code）测序的新技术，使精准度大幅提高。另外，北京大学化学与分子工程学院团队发明了一种新型核酸探针，即链迁移探针，可在常温下有效地区分野生型 DNA 和突变型 DNA。表观遗传方面，北京基因组研究所开发了微量细胞单碱基分辨率的多种 DNA 修饰高通量测序技术，并且建立了 m6A 等几种典型 RNA 修饰的单位点高通量测序技术。

1.2.1.3 数据分析

近年来，我国不仅研发了数据分析软件、工具，还建立了一些算法和统计学方法。

软件工具方面，华大基因发布了一款基因组数据一站式分析云计算平台服务产品 BGI Online，让用户可以轻松创建和运行复杂的数据分析流程。中山大学团队研发了多项被国际同行熟知的分析方法和专业分析软件，如 KGG、KGGSeq 等，在高通量测序数据下游整合分析和遗传统计信号后信息挖掘方面进行了深入的研究。该校研究团队还研发了一种核苷酸数据库的快速搜索工具 HS-BLASTN，在生物序列比对方面，HS-BLASTN 比 MegaBLAST 快 22 倍，并且表现出比 MegaBLAST 更好的并行性能。北京大学魏丽萍团队建立了一种高通量测序嵌合突变检测工具 MosaicHunter，可以识别未配对样本的全基因组和全外显子组测序数据中的单核苷酸嵌合体，极大地提高了嵌合突变的检出率和准确性。此外，该学院还开发了 DNA 突变插入和删除（insertion and deletion，INDEL）的识别算法，在识别各种大小的 INDEL 均保持高识别率的同时，又可以稳定地控制假阳性率。哈尔滨医科大学张岩团队研发了一种特异性甲基化分析和报告工具 SMART，可鉴定少数细胞类型中特异性低/高甲基化的细胞类型特异性低/高甲基化标记。

算法和统计学方法方面，北京大学赵方庆团队开发了基于直接连接信息的基因组组装算法 inGAP-sf。该方法的结果与其他方法的拼接序列相比，连续性、准确性、完整性都有所提高。东南大学近年来，致力于超高通量混合测序的设计和算法研究。不仅建立了样本中单倍型频率估计及稀有单倍型携带者识别算法 Ehapp，并且提出了一种从混合 DNA 样本检测单核苷酸多态性的方法 Epds，与现有方法相比，具有更高的准确度。香港中文大学建立了一种新的 W 检验分析方法，来识别成对上位效应，可用来测量病例和对照之间的分布差异。

1.2.1.4　数据库

在数据库方面，我国研究人员建立并且更新了基因组、表观基因组相关的数据库（表1）。

基因组方面，香港大学联合美国高校等机构建立并更新了全基因组关联分析研究（genome-wide association study，GWAS）数据库 GWASdb，提供一站式的单核苷酸多态性（single nucleotide polymorphism，SNP）与疾病/性状间关联的数据整合分析。上海生命科学研究院等机构，联合建立了人口基因组学 Population Genomics Group. Population 数据库，是迄今在基因组水平研究人类族群遗传关系和祖源信息的唯一公开数据库。北京基因组研究所 2016 年正式成立生命与健康大数据中心，建立并更新了生物组学大数据汇交、存储与管理的应用与共享平台和数据库（表1）。清华大学生物信息学团队研发了 dbSUPER 数据库，第一个增强子的综合和交互式数据库。此外，我国学者建立了多个 SNP 数据库。例如，三维 SNP 数据库、中国汉族人群 MHC 遗传变异数据库（Han-MHC）。中科院心理研究所团队建立并更新了多个数据库、数据分析平台和工具。

表观基因组关联分析（epigenome-wide association study，EWAS）方面，北京基因组研究所章张团队开发了 EWAS Atlas 数据库，升级了表观基因组数据库 Methbank。哈尔滨医科姜永帅团队开发了表观基因组关联研究数据库（EWASdb），并且更新了 LincSNP 2.0 数据库。

表1　2015 年至今，我国建立或更新的基因组学相关数据库

中文名称	英文全称	英文简称	网址
全基因组关联分析研究数据库	Database for human genetic variants identified by genome-wide association studies	GWASdb	http://jjwanglab.org/gwasdb
人口基因组学数据库	Population Genomics Group. Population	PGG. Population	https://www.pggpopulation.org.
原始测序数据归档库	Genome Sequence Archive	GSA	http://bigd.big.ac.cn/gsa 或 http://gsa.big.ac.cn
基因表达数据库	Gene Expression Nebulas	GEN	http://bigd.big.ac.cn/gen
基因组变异数据库	Genome Variation Map	GVM	http://bigd.big.ac.cn/gvm/
生命科学维基知识库	Science Wikis		http://bigd.big.ac.cn/sciencewikis/index.php/Main_Page

中文名称	英文全称	英文简称	网址
内参基因知识库	Internal Control Genes	ICG	http://icg.big.ac.cn/index.php/Main_Page
超级增强子数据库	Database of super-enhancers	dbSUPER	http://bioinfo.au.tsinghua.edu.cn/dbsuper/
三维单核苷酸多态性数据库	Three-dimensional SNP	3DSNP	http://biotech.bmi.ac.cn/3dsnp/.
中国汉族人群主要组织相容性复合体遗传变异数据库	Han-major histocompatibility complex database	Han-MHC	http://dx.doi.org/10.5524/100156.
人类全基因组调控型SNP位点数据库	Database for curated regulatory SNPs	rSNPBase	http://rsnp.psych.ac.cn/
人类全基因组调控型变异数据库	Database for regulatory features of human variants	rVarBase	http://rv.psych.ac.cn/
表观基因组关联研究的策划知识库	Curated knowledgebase of EWAS	EWAS Atlas	http://bigd.big.ac.cn/ewas
DNA甲基化组数据库	Database of DNA methylomes	Methbank	http://bigd.big.ac.cn/methbank
表观基因组的关联研究数据库	Epigenome-wide association study database	EWASdb	http://www.ewas.org.cn/ewasdb or http://www.bioapp.org/ewasdb.
疾病单核苷酸多态性与人长链非编码RNA的关联数据库	Database for linking disease-associated SNPs to human long non-coding RNAs	LincSNP	http://bioinfo.hrbmu.edu.cn/LincSNP

1.2.2 转录组学发展现状

1.2.2.1 检测方法

近年来，我国基因组学检测平台及技术得到了发展，转录组学技术也获得了新的进步和发展。例如，浙江大学郭国骥团队自主研发了一套 Micro-well 单细胞测序检测技术，并且通过该技术绘制了国际首个哺乳动物的细胞图谱，构建小鼠单细胞转录组数据库以及小鼠细胞图谱网站。上海生物化学与细胞生物学研究所景乃禾团队通过整合和优化单细胞测序和激光显微切割技术，建立一种高效、高分辨率的空间转录组分析方法 Geo-seq，实现了组织的原位 RNA-seq。北京大学伊成器团队开发了富含 N3-CMC 的假尿苷测序（CeU-seq）技术，实现全转录组水平上假尿嘧啶 RNA 修饰的单碱基分辨率测序技术 CeU-seq。并且建立了一种新型 RNA 甲基化测序技术 m1A-ID-seq，完成了人细胞系全转录组水平的高分辨率 m1A 检测。此外，该团队还联合多名学者共同开发了一种 m1A 分析方法，即

m1A-MAP。2016 年，中科院微生物研究所杜文斌团队自主开发了低成本界面振动乳化技术，完成了一体化全自动数字 PCR 原理样机研发，可同时进行 24 个样品分析，使检测时间缩短至 3 小时。2019 年，该团队又开发一种可重复使用的微流控芯片，用于同时对 8 个样品进行片上多重荧光数字 PCR。中科院生物物理研究所等联合多名学者研发一种超高效的 Gold CLIP 技术（gel-omitted and ligation-dependent CLIP），利用 Halo-tag 的特性简化在体外纯化蛋白质和核酸复合物的步骤。上海生物化学与细胞生物学研究所吴立刚团队首次将 SpyTag-Spy Catcher 共价交联系统应用到 CLIP 技术中，极大地提高了所获蛋白质 -RNA 复合物的纯度，为蛋白质 -RNA 相互作用的常规表征和高通量研究提供了稳健的方法。此外，该研究团队研发出了一种替代性的小干扰 RNA 前体，即 saiRNA（single-stranded，Argonaute 2-processed interfering RNA），为 RNA 干扰应用提供了一个可靠的工具。

1.2.2.2 数据处理

在转录组数据获取和处理方面，我国研究人员亦投入了大量的时间精力进行研发。山东大学联合美国等多名学者研发了一种新的转录组组装方法，即 Bridger，以进一步通过合并来自不同 K 值的组件，而提高装配的灵敏度。另外，该团队还研发了 BinPacker 从头算法，通过对真实和模拟的数据库比较，BinPacker 优于多数的组装软件。同年 10 月，山东大学联合美国加州大学共同研发了一种新的基因组引导性转录组组装程序 TransComb，为深入探索细胞分化机制和细胞命运调控因子提供了新的工具。马普学会计算生物学研究所韩敬东团队开发了一种用于整合单细胞和群体细胞转录组数据的计算工具包 iCpSc，来预测细胞分化过程中单细胞的分化时间和路径。西北工业大学张绍武团队开发了一个强大的预测器 lncRNA-MFDL，来识别 lncRNA，预测准确度可达 97.1%，是鉴定 lncRNA 的有力工具。清华大学张强锋团队开发了 RISE，提供了 Circos 图和几个用于综合可视化的表视图。此外，我国多家生物公司推出生物云计算分析平台，可用于基因组、遗传变异数据和转录数据的分析。

1.2.2.3 数据库

我国对于 RNA 数据库的建立还尚处于起步阶段，更新了数据库的现有材料（表 2）。例如，中国科学院生物物理研究所陈润生团队构建并更新了非编码 RNA 数据库（NONCODE）、非编码 RNA 与各种生物大分子相互作用数据库（NPInter）。北京协和医学院赵海涛团队于 2010 年建立了 dbDEMC，用于存储人癌症差异表达的 miRNA 信息，2016 年又再次进行了更新。哈尔滨医科大学李霞团队开发了 Lnc2meth 数据库，可以用于识别人类长非编码 RNA（lncRNA）和 DNA 甲基化之间调节关系，完成一键查询 lncRNA 参与的 DNA 甲基化。

表2 2015年至今，我国建立或更新的转录组学相关数据库

中文名称	英文全称	英文简称	网址
非编码 RNA 数据库	Data source of long non-coding RNAs	NONCODE	http://www.bioinfo.org/noncode/
非编码 RNA 相关的相互作用数据库	Noncoding RNA-associated interactions	NPInter	http://www.bioinfo.org/NPInter/
人长链非编码 RNA 与 DNA 甲基化之间的调节关系数据库	Database of regulatory relationships between long non-coding RNAs and DNA methylation	Lnc2meth	http://www.bio-bigdata.com/Lnc2Meth
人类癌症差异表达 miRNA 数据库	Database of differentially expressed miRNAs in human cancers	dbDEMC	http://www.picb.ac.cn/dbDEMC

1.2.3 蛋白质组学发展现状

1.2.3.1 仪器设备

2015 年至今，我国蛋白质组学在色谱柱、色谱质谱仪、蛋白质组芯片等多方面均取得了进展。在色谱柱方面，复旦大学张祥民团队首次设计并制备了一种五层纳米金球的液相开管柱，该液相开管柱可用于 10~1000 个细胞蛋白质和肽的色谱分离。在色谱仪方面，该团队设计出一种基于芯片的二维液相色谱系统，可在质谱分析之前去除血浆样品中的高丰度蛋白，可以有效改善血浆中高丰度蛋白掩盖低丰度蛋白检测的问题。在单细胞蛋白质组分析方面，该团队研发了一个用于 100 个单细胞分析的蛋白质组分析装置 iPAD-100，可以从 100 个活细胞中分离鉴定出 800 多个蛋白质，该装置能简化采样过程，减少了样品损失并防止污染。在磷酸化蛋白质组分析方面，复旦大学邓春晖团队设计并合成了一种具有出色亲水性的磁性介孔二氧化硅材料，能够在激光解吸电离飞行时间质谱分析之前，有效地从复杂的生物样品中富集内源性磷酸肽。中科院生物物理所张先恩团队研发了首张结核分枝杆菌蛋白质组芯片，可用于全局性蛋白－蛋白相互作用分析、小分子与蛋白相互作用分析、高通量血清分析等。

1.2.3.2 检测方法

我国学者研发和改进了一些样品前处理方法，来提高分析的灵敏度、精确度和稳定性。中科院大连化物所张丽华团队开发了一种称为 imFASP 的样品制备方法，与传统溶液内样品制备方法相比，样品制备效率更高。在膜蛋白质组方面，该团队提出了一种使用尿素和 1- 十二烷基 -3- 甲基咪唑氯化物（C12Im-Cl）连续提取蛋白质的方法，可加深蛋白质组覆盖的范围。在蛋白质组定量方面，该团队研发了一种基于等重二甲基化标记的多重蛋白质定量方法和基于二级质谱的全离子监测定量方法，前者定量准确度高，动态范围

宽，可以实现六重蛋白质样品的同时定量分析，大大提高分析的通量。后者检测灵敏度高、噪音干扰低、重现性好，在蛋白质组学的规模化定性和定量分析方面有广阔的应用前景。在蛋白质磷酸化分析中，该机构提出了一种基于 SH2 超亲体与钛离子亲和质谱结合的酪氨酸磷酸化肽段富集新方法，该方法的富集能力优于传统常规抗体富集方法且成本低廉。

大连化物所张丽华团队为了解决蛋白质同位素标记效率低的问题，以氧化石墨烯改性聚合物微球作为基质的超高效固定化微反应器（upiMER），实现了同时进行蛋白质消化和 ^{18}O 标记，并与纳米技术在线集成，与传统方案相比，该方法具有更高的定量覆盖率、准确度、精度及吞吐量。北京大学等高校联合研发了一种基于轻和中三甲氧苯基同位素的定量蛋白质组学分析策略，实现了基于等电凝胶电泳分离的精确定量和相容性。

为了减轻高丰度蛋白对低丰度蛋白鉴定的阻碍问题，北京蛋白质组研究中心徐平团队开发了一种凝胶过滤方法鉴定低分子量蛋白，这是一种快速、高重现性和高效的方法。复旦大学张旭敏团队设计了一种称为 ENCHANT 的改良选择性蛋白质组学方法，该方法蛋白质识别率比传统鸟枪法高出 19.6%。在 ε – 胺衍生化技术方面，该团队通过对不同缓冲液组成、酸碱度、温度和反应时间的测定进行了优化研究，从而发现了最佳的胍基化条件。此外，该团队还创建了基于质谱的高通量糖基化肽段分析方法 pGlyco2.0，大幅提升了糖蛋白质组学分析的通量和质量。南方科技大学田瑞军团队建立了基于 Fe_3O_4/ 乙二胺四乙酸磁性粒子的蛋白质组学样品前处理方法，并且研发了集成蛋白质前处理和多肽高 pH 值反相分级的蛋白质组反应器，减少了样品转移和处理所造成的损失。

蛋白质谷胱甘肽化组学的兴起，对于理解生物体内氧化还原信号转导具有重要意义。清华大学邓海腾团队基于"点击化学"反应开发了一种谷胱甘肽化组学的新方法——谷胱甘肽探针，并应用于细菌和果蝇中，揭示了蛋白质谷胱甘肽化的序列偏好性以及物种间保守性等特点。另外，在蛋白质相互作用方面，北京生命科学研究所等机构联合为改善蛋白质的化学交联，开发了一种赖氨酸靶向富集交联剂并成功应用于大肠杆菌中交联肽的高效鉴定。

1.2.3.3 数据处理

蛋白质组学数据分析主要包括蛋白质定性、定量分析、质谱数据解析等多个方面。

在蛋白质鉴定分析中，中科院计算技术研究所贺思敏团队研发了一种称为 Alioth 的新算法，解释率高达 60%~80%，平均处理速度也优于其他无限制搜索引擎。另外，该团队开发了一种新的蛋白质组学从头肽测序算法 PNOVOM，可对纯化蛋白的多肽进行序列测定；此外，还研发了新一代开放式搜索算法 Open-pFind，可提高质谱数据解析的数量与质量。该机构与其他院校联合开发了一个定量蛋白质组学数据解析软件 pQuant，能够用计算方法排除干扰信号的影响，提高肽段和蛋白质的定量准确度并对每个定量值进行准确性评价。

在数据库搜索质量控制方面，暨南大学张弓团队首次将翻译组数据应用于开放式搜索策略的质控评估中，为蛋白质组开放式搜索策略制定了简便易行的质控标准，降低假阳性率，提高蛋白质组鉴定能力。中科院数学与系统科学研究院巩馥洲团队提出了一个名为savcontrol 的软件工具，用于变异肽鉴定位点水平上的质量控制，能有效地消除单个氨基酸变异的误检测。

在蛋白质相互作用方面，北京国家蛋白质科学中心贺福初团队开发了一种蛋白质相互作用（protein-protein interaction，PPI）信息提取工具 PPICurator，可通过文献自动提取综合 PPI 信息、交互方向、效果和功能注释等。

软件工具方面，在基于质谱分析的鸟枪蛋白质组学中，中科院数学与系统科学研究院提出了一个名为 savcontrol 的软件工具，用于变异肽鉴定位点水平上的质量控制，能有效地降低单个氨基酸变异的误检率。北京蛋白质组学研究中心等机构联合建立了国际首个一站式蛋白质组数据分析云系统——梧桐树（Firmiana），该系统支持不同厂商的质谱原始数据格式，整合了多种现有的蛋白质组学分析工具，开发了多种定量和质量控制算法。

1.2.3.4　数据库

为促进全球蛋白质组数据的开放获取，我国科研人员建立了蛋白质组学资源和数据库（表 3）。北京蛋白质组学研究中心贺福初团队开发了集成蛋白质组资源 iProX，汇集了大量国内团队自主产出的蛋白质组研究数据以及公共蛋白质组数据，为学术界提供了一个蛋白质组数据的发布及共享平台。在抗原数据库方面，该机构李栋团队构建了第一个全面的人类自身抗原数据库 AAgAtlas 1.0；在尿蛋白方面，该机构秦均团队建立了世界上首个蛋白质组规模的健康人尿蛋白定量参考范围。上海交通大学王靖方团队构建了首个蛋白质微列阵数据库，专门存档和分析蛋白质微阵列数据。

表 3　2015 年至今，我国建立或更新的蛋白质组学相关数据库

中文名称	英文全称	英文简称	网址
蛋白质组综合资源中心	Integrated proteome resources	iProX	https://www.iprox.org/
自身抗原数据库	AAgAtlas database 1.0	AAgAtlas	http://biob.ncpsb.org/aagatlas/
蛋白质微列阵数据库	Protein microarray database	PMD	www.proteinmicroarray.cn

1.2.4　代谢组学发展现状

1.2.4.1　仪器设备

代谢组学是在生物表型研究、系统生物学研究中不可或缺的重要手段。2015 年至今，我国科研机构研发了多种色谱仪器。例如，中科院大连化物所许国旺团队把微制造技术与气相色谱仪器原理相结合，以全新的概念和集成化设计思想来制作微型色谱仪器。同时，

该团队还研发了微型氢火焰离子化检测器，该检测器体积小，气体消耗减少70%，灵敏度更高。针对传统方法对代谢物分析覆盖度不足的问题，该团队研发了同时分析代谢组和脂质组的新型二维液相色谱－质谱仪器，实现一个方法对代谢组和脂质组组分的全覆盖。进一步地，该机构利用自主设计的新型停留接口技术实现第一维馏分预分离和全二维液相色谱分离的串联，构建了新型的在线三维液相色谱－质谱系统并用于非靶向代谢组学分析。另外，北京化工大学魏云团队初步完成功能化磁微球在毛细管内的固定，为实现毛细管电泳在线分离分析手性化合物奠定了一定的实验基础。

在质谱仪方面，厦门大学谢素原团队提出了一种新型的"质谱嗅探"方法，只需利用质谱仪就可以实时检测周围环境中混合气体成分。纸喷雾质谱技术（paper spray mass spectrometry，PS-MS）是一种敞开式质谱技术，可以在开放式环境下直接取样并电离进行质谱分析，湖南师范大学姚守拙团队研发了一种新型的脲修饰纸，可以有效地结合样品溶液中的阴离子和高极性化合物，降低 PS-MS 负离子模式下的竞争电离。

1.2.4.2　检测方法

近年来，我国代谢组学检测技术快速发展，可以通过靶向代谢组学的方法进行大量物质的定性定量，包括：氨基酸类、脂肪酸类、有机酸类、胆汁酸类、维生素类、神经递质类、糖类、植物激素类、动物激素类、类胡萝卜素、氟化合物等物质。此外，我国研究人员还建立并优化了多个检测方法。例如，北京师范大学徐宝军团队采用柱层析法和溶剂沉淀法制备了小豆黄酮类化合物和皂苷类化合物，并建立了快速分离和鉴定小豆中9种黄酮类化合物和6种皂苷的方法。许国旺团队建立了一种同时覆盖短链、中链和长链酰基辅酶A的在线二维液相色谱－质谱轮廓分析方法，该团队还建立了用于酰基肉碱分析的液相色谱－高分辨质谱方法。

中科院生物与化学交叉研究中心朱正江团队利用 SWATH-MS 技术的广泛覆盖范围开发了一种高覆盖率的靶向代谢组学新策略 SWATHtoMRM。该策略具有优异的定量分析能力，并且覆盖率高、重现性好，为靶向代谢组学在疾病生物标志物发现中的应用开辟了新道路。

代谢组学技术广泛应用在食品安全领域，用于监测食物中的有毒有害物质。例如，上海农业科学院周昌艳团队建立了一种同时测定海洋贝类中8种麻痹性贝类毒素的高效液相色谱－串联质谱定量方法。中国农业科学院李兆君团队建立了一种简便、灵敏、可靠的同时测定蔬菜样品中11种抗生素（4种磺胺类、2种四环素类、3种氟喹诺酮类、泰乐菌素类和氯霉素类）的方法。

随着拟靶向代谢组学概念被提出，许国旺团队建立了高覆盖度拟靶向脂质组学分析新方法，涵盖19个脂类，3377个脂质离子对，覆盖7000多种脂质分子结构。此方法具有良好的线性、重复性，更低的检测线，更高的覆盖度，更好的数据质量，特别适合于大规模脂质组学分析。

非靶向代谢组学研究旨在从生物样品中提取广泛的代谢物，物质检测的广泛程度主要取决于代谢物的样品制备方案。哈尔滨医科大学孙长颢教授团队探究比较了4种血液样本UPLC–Q–TOF–MS的前处理方案：①甲醇蛋白沉淀；② Ostro 96 孔板；③两步提取方案：先用 MeOH–H_2O 处理，再用 $CHCl_3$–MeOH 提取；④两步提取方案：先用 MeOH–H_2O 处理，CH_2Cl_2–MeOH 提取。结果表明，第 4 种前处理方案使代谢物覆盖率最大，重现性好，回收率较理想，安全可靠。并且将此方案应用于肥胖代谢组学研究，验证了该前处理方法的有效性。

1.2.4.3 数据处理

我国对代谢组学数据分析处理方法的研究也取得了新的进展，建立并优化了归一化方法和化学位移匹配方法。在归一化方法方面，重庆大学构建了一个综合评估 16 种方法的性能的交互式网络工具，专门用于标准化基于 LC/MS 的代谢组学数据。在化学位移匹配方法方面，电子科技大学医学院建立了一种能够自动寻峰并匹配鉴定核磁代谢物的方法，提高了物质鉴定准确度。另外，Biotree 公司建立了代谢组学数据分析的 MAPS 云平台，数据库覆盖 2 万多种物质，兼容主流高分辨质谱，具有从原始数据到定性定量分析、通路分析和单、多元变量统计分析等分析的全部功能，实现了一站式代谢组学全流程分析。

中科院生物与化学交叉研究中心朱正江团队开发了一种新的数据独立采集（data-independent acquisition，DIA）分析方法，即 MetDIA。MetDIA 方法能够连续、无偏见地检测更多代谢物，检测结果更加准确与灵敏。

1.2.4.4 数据库

我国研究机构不断增多和扩充代谢小分子物质数据库（表 4）。许国旺团队开发了一种综合的代谢物标准数据库构建策略和方法，并研发出代谢物定性数据库软件。应用此方法，该机构建立了一个包含约 2000 种代谢产物的内部数据库，并通过使用内部标准、前体离子排列和离子融合、自动信息提取和选择以及数据库批量搜索和评分对非靶向代谢谱中的代谢产物进行鉴定。该机构还构建了包含 758 种酰基肉碱的数据库，该数据库是迄今为止最大的酰基肉碱数据库。清华大学蒋宇扬团队开发了一个新的植物数据库 CMAUP。安徽农业大学宛晓春团队建立了茶叶生物活性物质功效数据库，目前记录了 497 种茶生物活性化合物信息及其与疾病之间的关系，为用户提供了相应的网络可视化和拓扑分析。朱正江团队建立了用于预测离子迁移 – 质谱中获得的碰撞截面值（collision cross–section，CCS）的 MetCCS 数据库，能够预测脂质的 CCS 值，进行脂质匹配与鉴定的 LipidCCS 数据库。Biotree 公司建立了 4 个数据库，包括适用于 GC–TOF–MS 的小分子代谢物数据库 LC–QTOF–MS 高分辨代谢组学质谱库，包含 2500 多种代谢物，覆盖主要的代谢通路。

表4 2015年至今，我国建立的代谢组学相关数据库

中文名称	英文全称	英文简称	网址
植物分子活动数据库	Collective molecular activities of useful plants	CMAUP	http://bidd2.nus.edu.sg/CMAUP/
茶叶生物活性物质功效数据库	Health-beneficial effects of tea bioactive compounds	TBC2health	http://camellia.ahau.edu.cn/TBC2health
大连研究所人体代谢产物内部数据库	—	—	https://pubs.acs.org/doi/10.1021/acs.analchem.8b01482
酰基肉碱数据库	—	—	http://www.biocrates.com/products/research-products/absoluteidq-p400-hr-kit
代谢物碰撞截面值数据库	Metabolite collision cross-section	MetCCS	http://www.metabolomics-shanghai.org/MetCCS/
脂类碰撞截面值数据库	Lipid collision cross-section	LipidCCS	http://www.metabolomics-shanghai.org/LipidCCS/

1.2.5 多组学联合研究进展

在精准医学时代，多组学方法可以整合来自不同组学平台的数据，为这些组学与疾病的关系提供多方面的理解。北京大学生命科学院联合多家机构研发了单细胞三联组学测序技术，可同时分析基因组拷贝数变异、甲基化组和转录组的测序方法。此外，该团队还联合开发了单细胞多重测序技术（scCOOL-seq），可以对一个单细胞同时分析染色质状态/核小体定位、DNA甲基化、基因组拷贝数变异和染色体倍性研究。同济大学与美国联合共同研出scMT-seq，用来检测单核苷酸多态性、甲基化组和转录组信息，进而解析表观遗传学基因调控机制。

数据分析方面，北京基因组研究所建立国内第一个组学数据汇交平台，即组学原始数据归档库（GSA v1.0），可用于原始数据汇交、存储、管理与共享，是国内首个被国际期刊认可的组学数据发布平台。百迈客生物公司推出蛋白质组、代谢组、转录组分析云APP，实现了多组学云分析。上海生命科学研究院团队开发了一套新的整合多组学数据的办法，在保留各组学的生物特性的前提下，将各层数据反映出的样本模式进行自动非线性整合，并且优化得到符合数据固有特征的全局样本模式。四川大学华西医院开发了一种可以整合两种以上类型的组学数据的统计方法，即最小绝对收缩和选择算子（LASSO），整合多个组学数据来识别与乳腺癌及其多种亚型相关的基因，为生物信息学分析软件的研发提供新思路。上海儿童医院生物医学信息中心开发了SKI-Cox方法和wLASSO-Cox方法，可结合不同类型组学数据之间的关联。

1.2.6 组学技术在营养学领域应用的新成果

近年来，组学技术在营养学领域的应用有了许多新成果。基因组学方面，我国学者

进行了一系列 SNP 与机体营养代谢紊乱关系间的研究。例如，复旦大学探讨 β-胡萝卜素-15，15'-单氧酶（BCMO1）基因 SNP 位点基因型与血脂代谢异常之间的关系。中山大学研究脂肪酸去饱和酶 SNP 对学龄儿童红细胞膜多不饱和脂肪酸的构成和认知记忆的影响。转录组学方面，miRNA 在营养相关疾病中的作用已逐渐被认识到。我国营养学者揭示了 miRNA 在葡萄糖动态平衡的作用。哈尔滨医科大学营养与食品卫生教研室团队报道了 miR-1185 显著促进内皮细胞的凋亡，并且揭示了 miR-1185 调节 VCAM-1 和 E- 选择素的表达，促进动脉硬化。

蛋白质组学和代谢组学方面，检测了不同疾病状态下机体代谢的差异，对人体血液、尿液、粪便样本进行了营养素及其代谢产物的定量检测，对食品中的营养素和生物活性成分进行了定量检测。例如，上海生命科学院利用非靶标的代谢组学技术分析心绞痛、多囊卵巢综合征等患者的血浆代谢谱，该机构还研究了血浆酰基肉碱模块、脂肪酸模块，及模块间的交互作用对代谢综合征发病的影响。哈尔滨医科大学孙长颢团队对缺钙引起的代谢改变进行了全面分析；该团队在国内首先将代谢组学技术应用于营养素干预研究，探究血清和尿液代谢特征以及血清氨基酸谱中与组氨酸补充相关的代谢变化，该团队采用核磁共振代谢组学方法来探讨芒果苷对高脂血症大鼠的代谢影响。

1.3 新技术发展现状

1.3.1 人工智能

近年来，人工智能（artificial intelligence，AI）技术与医疗健康领域的融合不断加深，AI 也逐渐成为影响医疗行业发展、提升医疗服务水平的重要因素。其应用领域主要有语音识别、医学影像、营养学、可穿戴设备、生物技术、病理学和健康管理等。2017 年 7 月，我国国务院发布了一项人工智能发展计划，大力推广人工智能在医疗体系中的应用。与美国的谷歌和亚马逊拓展 AI 在医疗领域的方式类似，我国阿里巴巴、腾讯和百度等互联网巨头也成立了自己的团队，致力于 AI 在医疗方面的应用。华为 Mate 20 增加了 AI 的运算能力，在手机内置的 AI 智慧系统中，全新地加入了 AI 卡路里的识别功能，通过摄像头识别物体然后组建模型，能在最短的时间内做出食品的卡路里数据。

1.3.2 可穿戴设备

近年来，我国研究人员致力于将 AI 技术与可穿戴设备结合使用，有助于大规模的健康维护和疾病监测。自 2016 年以来，我国可穿戴设备市场整体处于增长状态，包括智能手表、智能运动鞋、眼镜类等，其中智能手环是当前销量最大的可穿戴设备。AI 和可穿戴设备的结合将使可穿戴智能设备拥有"智慧"，带来全新的科技体验。2018 年，华米科技公司发布全球智能可穿戴领域第一颗人工智能芯片"黄山 1 号"，从芯片角度将 AI 与可穿戴设备结合在一起。其生产的 AMAZFIT 智能手表、AMAZFIT 健康手环已经发售。在智能运动方面，内置了 11 种运动模式，并且通过使用华米自主研发的新一代高精度光学传感器及算法，运动记录的准确性提升至98%，功耗降低80%，支持全天心率监测与异常运动心率报警。

1.3.3 3D 打印技术

3D 打印技术在世界上已有 30 多年发展历程，而与营养、食品相结合是新兴研究热点（图1）。2015 年9月，我国首款食品 3D 打印机——巧克力食品 3D 打印机由北科光大公司发布。然而，费用过高导致普通大众们还难以购买。近年来，3D 打印与精准营养相结合，成为了全球的新兴热点。中国农业科学院农产品加工研究所，在个体化营养膳食大数据模型的基础上，将物联网、基因检测、机器学习算法等技术相结合，开发食品 3D 打印技术与装备，目的是实现不同群体或个体营养食品的个性化定制服务。

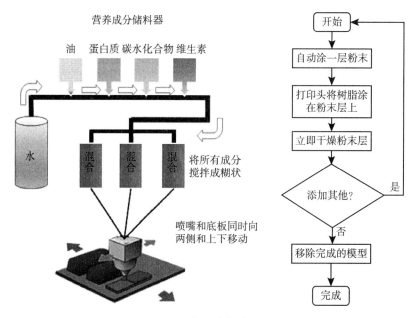

图 1 3D 打印食物流程图

1.3.4 生物影像技术

生物影像一般是指通过先进的传感器和计算机技术来获取生物体内生理状况和过程。不仅生产的仪器数量增多，还取得了一定的技术突破。例如，国产生产 CT 数量显著增加，不再仅限于 16 层以下 CT 仪器，32 层、64 层、128 层甚至 256 层更高端的 CT 也陆续开始生产销售。在技术方面，取得成果有：武汉光电国家研究中心开发了全无机双钙钛矿铯银铋溴单晶 X 射线直接探测器，武汉物理与数学研究所开发了一种新型 MR 分子传感器，北京大学成功研制新一代高速高分辨微型化双光子荧光显微镜，中国自主研发出全球首台动物全数字 PET 仪器等。随着医学影像设备的进一步开发、优化、改进，也给其他学科的研究应用带来了新的发展进步。如哈尔滨医科大学营养与食品卫生教研室应用 MRI 技术对肝脏脂肪肝患者脂肪含量进行定量检测，首次分析膳食供能营养素与肝脏脂肪含量之间的关系。

1.4 国内重大研究项目和计划

1.4.1 国内研究项目

近年来，我国科技部、财政部资助支持了大量组学相关的研究，学科涉及医学、生命科学和化学学科，内容以组学在疾病诊断、营养学、食品卫生及药效检测等多个领域的应用为主，仪器设备和检测分析的技术更新为辅，还有少量的多组学结合的研究（图2）。2015—2019年国家自然科学基金项目数量总计9700余项，资助金额达9亿元，以基因组学相关研究数量最多，蛋白质组学最少。资助资金和项目数量呈整体上升趋势，基因组和代谢组学上升趋势平稳，转录组和蛋白质组学方面略有下降趋势。

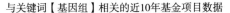

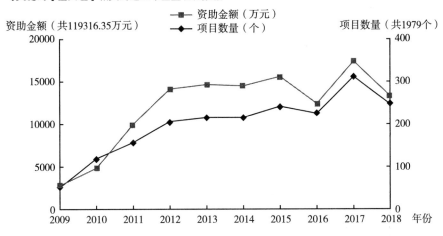

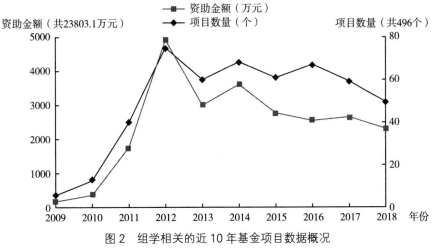

图2　组学相关的近10年基金项目数据概况

续图 2

与关键词【蛋白质组】相关的近10年基金项目数据

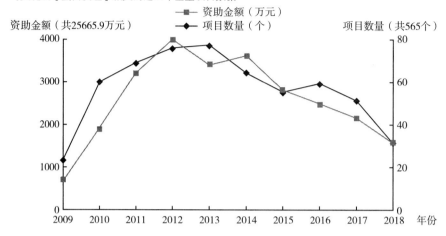

与关键词【代谢组】相关的近10年基金项目数据

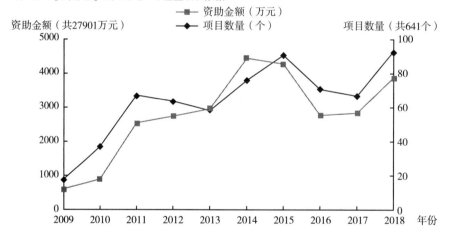

1.4.2　国内研究计划

2015 年至今，国家投入了大量的资金和开放政策，支持组学的高技术发展。

基因组和转录组方面，2017 年 12 月，中国正式启动"十万人基因组计划"。这是我国在人类基因组研究领域实施的首个重大国家计划，该计划将绘制中国人精细基因组图谱，研究疾病健康和基因遗传的关系。此外，中国遗传学会联合多家机构发起"双胎基因组计划""中国新生儿基因组计划""中国胚胎基因组计划""10 万例新生儿出生缺陷筛查"，构建相应的数据库。

蛋白质组方面，"中国人类蛋白质组计划"于 2014 年 6 月全面启动实施，该计划以防治中国重大疾病为目标，旨在发展蛋白质组学相关技术，绘制人类蛋白质生理病理图谱、构建人类蛋白质组的"百科全书"。2017 年，中国、瑞士、加拿大等 7 个国家和地区联合宣布加入"癌症登月计划"，合作开展大规模癌症样本的蛋白基因组研究。

新技术方面，2015 年以来，国务院密集发文，制定了《中国制造 2025》规划、《"十三五"先进制造技术领域科技创新专项规划》等，给予资金和政策上的支持。2017年，国务院办公厅印发了《新一代人工智能发展规划》，为抢抓 AI 发展的重大战略机遇，构筑我国 AI 发展的先发优势制定了方向。2018 年，为落实规划的总体部署，根据《新一代人工智能重大科技项目实施方案》，启动了科技创新 2030 "新一代人工智能"重大项目。

1.5　研究平台和研究团队

目前，我国参与组学和新技术研究的平台和团队主要有中国科学研究院各研究所，包括北京基因组研究所、大连物化所、上海生命科学院、国家蛋白质科学中心等，以及各个大学高校和生物公司。北京基因组研究所成立以来，参与完成了国际人类基因组计划、单体型图计划，在肿瘤微进化、表观遗传学、精准医学、数据库建设等领域取得了突破性进展。北京大学成立了北京未来基因诊断高精尖创新中心（ICG），旨在发展与基因组学相关的新方法、新技术。

国家蛋白质科学中心主要致力于蛋白质组学、代谢组学、蛋白质功能等研究，曾担任国家科技部"中国人类蛋白质组计划"（CNHPP）研究工作。中科院大连化学物理研究所主要致力于研究蛋白质组定性定量相互作用新方法、代谢组高覆盖定量检测和识别技术方面的研究，并利用多维液相色谱 – 质谱技术在代谢组深度覆盖研究中取得新进展。中科院生物与化学交叉研究中心是依托中国科学院上海有机化学研究所于 2012 年成立的一个跨学科综合研究中心，主要发展基于质谱技术的代谢组学新方法，并将代谢组学技术应用于研究与健康、疾病相关的生命医学问题。

2. 国内外研究进展比较

2.1　国际重大研究项目和研究计划

在过去的 5 年里，组学和新技术迎来了爆炸式的发展，为医学诊断、治疗和科学研究开辟了许多新的途径和方法。国际政府机构组织创建并资助了诸多研究计划和项目，旨在鼓励企业、学校和研究所等有关机构组织参与到科学研发当中，刺激技术的发展和进步。

2.1.1　国际重大研究项目

美国国立卫生研究院（National Institutes of Health，NIH）开创了小企业创新研究（Small Business Innovation Research，SBIR）和小企业技术转让（Small Business Technology Transfer，STTR）总项目，用于健康相关的创新技术研发。以上两个计划资助了一系列"IGF：OT：IGF"项目，包括"多组学中心研究项目""测序服务项目""特殊研究 / 分析项目"等。项目主要研究心脏、肺、血液和睡眠相关疾病，旨在收集和整合多个组学数据和不同人群的临床结果，构建数据公共存储库，进行疾病的机制研究，识别疾病风险的标志物，推动精准医学计划的发展。

此外，学校和研究所也进行了诸多相关研究，例如"大型基因组平台建立项目""多种人群常见疾病的基因组构建项目""复杂疾病的遗传流行病学研究""年龄相关神经退行疾病的近端机制多组学综合研究"等。

2.1.2 国际重大研究计划

随着高通量测序技术的逐步完善，测序成本急速下降。各国政府以医疗健康为切入点，纷纷启动本国的大规模人群基因组计划。例如：美国启动了"人类细胞图谱计划"，旨在建立在一个健康人体中所有的人类细胞参考图谱，用来描述和定义健康和疾病的细胞基础；法国的"法国基因组医学2025"、英国的"500万人基因组计划"、阿拉伯联合酋长国的"迪拜基因组"计划等，旨在建立覆盖本国的基因组医学网络；澳大利亚宣布了"零儿童癌症计划"，旨在利用基因组技术为目前无法治愈的儿童癌症提供个体化治疗策略。

国际人类蛋白质组计划是继人类基因组计划之后的又一项大规模国际性科技工程，于2003年启动至今尚未完成，已有16个国家和地区的80余个实验室报名参加。首批行动计划包括由中国科学家牵头的"人类肝脏蛋白质组计划"和美国科学家牵头的"人类血浆蛋白质组计划"。

代谢组学方面，沃特世公司（Waters）启动了"创新中心支持计划"，目的是表彰那些在包括系统生物学在内的科研领域有突破和创新的分析科学家。

新技术方面，欧美国家先于我国开展了国家层面的制造业计划。2012年，美国国家科技委员会发布《先进制造业国家战略计划》，正式将先进制造业提升为国家战略。同年，奥巴马宣布实施投资10亿美元的"国家制造业创新网络"计划，遴选出制造领域15项具有广阔应用价值的前沿性、前瞻性的制造技术，并建立制造业创新中心，全面提升美国制造业竞争力。2016年，美国又发布了《国家制造创新网络计划：战略规划》，总体来说就是将人、创意和技术相连接，来应对美国工业相关的先进制造业面临的挑战。在该战略规划执行3年多的时间内，共计成立了7家国家制造创新中心。

2.2 国外组学与新技术发展现状

2.2.1 国外组学发展现状

2.2.1.1 基因组学与转录组学

自2005年起，第二代测序技术（next generation sequencing，NGS）的快速发展使得大规模全基因组、转录组测序成为可能。以Roche 454测序技术、Illumina系统测序平台和Thermo Fisher Scientific的Ion PGM和Ion S5系统为代表，迅速成为目前市场上测序的主流应用平台。随着基因组学研究的深入，对测序的成本、速度、准确性、完整性的要求越来越高，研究人员探索研发了第三代单分子测序技术。主要的研究平台包括：Pacific

Biosciences 公司研发的 PacBio RS 和 Sequel 系统和 Oxford Nanopore Technologies 公司的 Minlon USB 的测序系统。

2015 年起，基因组学的新型测序平台和技术在不断建立和革新中。例如：10X Genomics 公司推出了 GemCode 平台；2017 年，Illumina 公司推出新款测序仪 NovaSeq，iSeq™ 100 测序系统；2019 年，安捷伦科技有限公司推出新一代测序（NGS）文库制备系统 Magnis NGS Prep System；Oxford Nanopore Technologies 公司推出了一款新的测序设备——Flongle 流动槽适配器。

2015 年，Stilla 公司发布 Naica™ Crystal Digital PCR，是唯一一款实现三个荧光通道检测的数字 PCR 系统。2019 年，再次推出高通量数字 PCR 系统 Naica HT，较传统数字 PCR 系统的通量提高了 4 倍。同时，正在开发六色检测的数字 PCR 系统，预计在 2020 年或 2021 年发布。试剂盒方面，2018 年，Apexbio 公司推出人类癌症 EGFR 基因数字 PCR 筛查试剂盒，同年又推出人类癌症 Her2 基因多重数字 PCR 筛查试剂盒。2017 年，罗氏推出应用于 Cobas 6800/8800 系统的 Cobas HPV 检测试剂盒，用于宫颈癌的筛查。

在数据分析方面，日本开发出一种免费的新型生物信息工具 ZENBU；普林斯顿大学等机构的研究人员公布了一种新研发的针对转录组数据的搜索引擎——SEEK 跨平台搜索系统；2019 年，Bionano 公司宣布将发布最新版本的 Bionano Solve 数据分析工具，并首次放在云平台上。

近些年，随着测序研究的应用范围不断扩大，测序的对象、检测和分析方法也得到了进一步的发展。例如：表观转录组学新兴的技术平台 Gotham；美国 Covaris 公司开发的自动聚焦声波技术；Bionano 公司发布的新一代图谱技术 Saphyr Chip；德国马克斯·德尔布吕克分子医学中心的研究团队开发的一种名为 LINNAEUS 的技术；欧盟研究人员开发出一种新方法 scM & T-seq，能同时完成单细胞甲基化组和转录组测序分析等先进检测分析技术。

高通量测序技术和生物信息学算法的快速发展，使得检测和分析大量非编码转录本成为可能。加拿大研发了一个将几种计算 microRNA- 靶预测工具整合成的方法 mirDIP v4.1，提供近 1.52 亿个人类 microRNA 靶标预测。同时还引入综合评分，其从所获得的预测中进行统计推断。印度统计研究所对 microRNA 及其靶位点的癌症体细胞突变数据库 SomamiR 进行了更新，使其成为改变 miRNA-ceRNA 相互作用的体细胞突变功能分析的更好平台。美国开发了一种分析方法 SINCERA，用于处理来自整个器官或分选细胞的 scRNA-seq 数据。

2.2.1.2　蛋白质组学与代谢组学

仪器设备方面，加拿大达尔豪斯大学提出了一种称为跨膜电泳的简单自动化设备，美国乔治亚理工学院研发了一种能够快速脱盐并与电喷雾尖端低容量连接的微型脱盐装置。美国 ProteinSimple 公司推出了全球首款单细胞 Western 印迹平台 Milo，能够在短时间内对单个细胞的数十个目标蛋白进行多重检测，该平台荣获 2016 年科学家选择奖最佳新生命科学产品奖。吸附材料方面，美国威斯康星大学麦迪逊分校研发了超顺磁性纳米颗粒，能高特异性地富集磷蛋白，解决磷蛋白丰度低和磷酸化化学计量低的问题。

蛋白质组学方面，密歇根大学开发了基于毛细管和微芯片电泳（microchip electro-phoresis，MCE）的蛋白质印迹，德国研发了一种称为 DigiWest 的高通量蛋白质印迹程序。在色谱质谱领域，葡萄牙建立了一种以功能化的磁性氧化铁纳米粒子为基础的新型螯合色谱法，挪威奥斯陆大学提出了一种使用饱和硫酸铵溶液在血浆样本中消耗和分馏高丰度蛋白的鸟枪蛋白组学方法。瑞典卡罗林斯卡医学院通过新颖的 SpotLight 方法揭示血液中的隐藏蛋白质组，并在关于阿尔茨海默病的研究中得以证实。华盛顿大学建立了一种全局优化目标质谱法，可以对前体和产物离子进行全局搜索。

代谢组学方面，美国开发了一种新型的逆流色谱分析分离螺旋柱装置。意大利提出了一种全新的、强大的和高效的接口机制，称为 liquid-EI（LEI），适用于任何 GC-MS 系统。斯坦福大学使用新的水轮工作电极装置，开发了一种用于质谱检测电化学反应中快速反应中间体的新技术。以色列开发了超音速分子束 LC-MS 接口。瑞典开发了一种气动辅助纳米喷雾解吸电喷雾电离源。此外，国际大学和研究机构建立了大量血液和食物样本的物质检测鉴定方法。例如，美国开发了一种选择性好和灵敏度高的纳米 LC-EI-MS 分析方法，用于测定贻贝中的游离脂肪酸含量等。

2.2.1.3 数据分析和数据库

数据分析方面，美国系统生物学研究所为免费开源工具 Trans-Proteomic Pipeline 研发了新的云计算功能。法国提供了一个受控的标准数据集，并用它来评估几种无标记生物信息学工具。美国太平洋西北国家实验室介绍了一种开源软件包 Informed-Proteomics，可用于自上而下蛋白质组学的数据分析及应用。柏林分子医学中心开发了一种蛋白质组学质量控制质控管道，用于 MaxQuant 软件自下而上的色谱质谱数据。

数据库方面，蛋白质组学和代谢组学数据库得到了很大的丰富和完善。意大利萨萨里大学建立了两种罕见的肺神经内分泌肿瘤的蛋白质组数据集；美国埃默里大学开发了 GenPro 软件并用它来创建个性化的蛋白质数据库（PPD）；印度理工学院提出了一个新的网络资源 miRnalyze。2018 年，人体代谢组数据库（HMDB）进行了重要的升级。美国加州大学建立了一个代谢组学研究平台，METLIN 也进行了更新扩展，成为一个可识别已知和未知代谢物及其他化学物质的技术平台。加拿大开发了一个人类粪便代谢组数据库平台。

2.2.1.4 多组学联合应用技术

随着测序技术的发展，组学数据呈现井喷式增长，大数据时代的来临给生物信息科学带来了新的机遇和挑战。美国遗传学和药物基因组学开发了检测方法 REAP-seq，采用 DNA 标记的抗体和液滴微流体测量单个细胞中的基因和蛋白质表达水平，还可以与小分子、RNA 干扰、CRISPR 和其他基因编辑技术相结合以提供对疾病和治疗反应有关的细胞表型的检测。美国辛辛那提大学医学院的研究人员开发了 BioWardrobe 平台，可以简单快捷地进行存储、可视化和分析表观基因组学和转录组学数据，而不需要专业的编程知识。

2.2.2 国外新技术发展现状

随着高技术的发展与进步，AI、可穿戴设备、3D 打印和生物影像技术已成为国际研发的热点，并且应用于营养学研究中。随着组学分析、AI 及可穿戴设备的兴起，美国学者利用这些技术展开了精准营养的研究，发现机器学习算法给出了更精准的营养学建议，成功控制餐后血糖水平，结果优于传统专家建议。美国 Nutrino 公司利用 IBM Watson 智能，根据消费者的喜好，甚至人体的情绪，结合 AI 技术，提供更为个体化的营养建议和个体化食谱。

2014 年，美国 3D System 公司生产的 ChefJet Pro，是全球首款投入商业生产的 3D 食品打印机。此后，荷兰 De Grood Innovations 创新公司制造出 Foodjet 打印机，是世界上首个可数字化打印定制高黏度可食用食物的 3D 打印机，并且实现了大批量食品制造。3D 打印技术也开始应用在精准营养领域。欧盟、美国、韩国等均开展了 3D 食品打印与精准营养的联合研究。例如，德国食品创意公司 Biozoon Food Innovations 已研发出 Smooth food 3D 食品打印机，为老年人和吞食有困难的人们提供更好的食物。以色列 Yissum 公司计划用 3D 打印技术为包括运动员和老年人在内的各种人群生产个体化食品。

生物影像技术方面，国外起步早，发展快，技术相对成熟。从结构成像、功能成像阶段发展到了分子成像水平，对于疾病的早期诊断、治疗和干预有着重要的意义。2015 年以来，国际研究机构在生物影像方面的技术有着突飞猛进的发展。例如，西门子推出的 SOMATOM Forc 双源 CT 系统，飞利浦发布首台以光谱探测器为成像基础的 1Qon 光谱 CT，德国通过小角度 X 射线散射等技术实现了组织的纳米级成像，比利时提高高分辨率动态 X 射线 CT 的质量等。

2.3 我国研究现存的优势与不足

2.3.1 存在的优势

在过去短短的 5 年里，我国组学研究得到了快速的发展和进步，已经缩小了与国际水平的差距，实现了历史性的跨越。从仪器设备、检测方法、数据分析、数据库等方面，我国已经全方位地开展了一系列研究，并取得了一定的成果。

仪器设备方面，我国拥有了自主研发的测序仪、色谱仪、质谱仪和试剂盒等，并且申请获得了专利，经批准合格上市，在准确度和通量上接近了全球领先水平。国产仪器的推出可在一定程度上打破国外该领域技术和市场垄断，为我国的发展提供了契机。

检测方法方面，随着表观基因组、表观转录组和空间转录组等新概念的兴起，我国学者紧跟国际发展趋势，研发了与 DNA 修饰、组蛋白修饰和 RNA 修饰相关的检测技术方法。

蛋白质组学方面，我国研究人员优化了蛋白质样品预处理方法和定性定量检测方法，并在国际期刊发表文章。代谢组学方面，随着我国生物医学公司迅速发展，部分实验室相继建立了自己的代谢物数据库，用于物质的定性定量，检测物质也比以前更广泛、更全面、更精准。非靶向代谢组学方面，我们也进行了不同样品预处理方法的比较，探究对代谢物覆盖范围、检测准确度和实际应用的影响。

数据分析方面，我国不仅研发了数据分析软件、工具，还建立或优化了一些算法和统计学方法，开发了单一组学及多组学数据分析一站式云平台，极大程度上简化了处理、存储和共享大量组学数据的方式，为新时代组学项目的管理提供一站式解决方案。通过云计算的强大功能，可以更轻松地与科学界协作，交流有关基因组医学的重要数据见解。

数据库方面，2015 年至今，各个组学方面都有建立或更新数据库。其中，基因组学的成绩比较突出，仅 5 年时间内，建立或优化的数据库多达 15 个。通过建立中国人群特征的数据库，可以为更好地探究中国人群的疾病状况和预防治疗提供依据。

新技术方面，目前我国 AI 在医学方面的应用主要集中在疾病诊断、医学影像方面，而健康管理处于起步阶段。腾讯、华为等多家企业已经开始关注该领域的发展，将智能手环与手机 APP 相结合，在提供运动、心率、血压等方面记录的同时，还提供运动膳食建议。在 3D 打印食物技术的基础之上，中国农业大学将 AI 与 3D 食物打印相结合，探究智能平衡营养食品 3D 打印技术的开发。生物影像技术方面，我国已经自主研发生产了一些设备，辅助临床诊断治疗，然而在营养学领域的应用较少。

2.3.2 存在的不足

短短 5 年时间中，我国在组学技术与应用领域取得了显著的成绩，但是，我们仍要看到与国际水平的差距和不足。组学方面，虽然我国研发了一些仪器设备、色谱质谱仪和试剂盒，但是国际认可程度不高，主流实验用仪器依然以国外产品为主。此外，技术方面虽然有更新，但是公认的主体操作流程仍然参考国外的方法标准制定。数据处理方面，我国比较薄弱，虽然开发了一些云平台进行数据处理，但是存在卡顿、分析内容有限等问题。关于统计学方法的进展方面，我国的研究成果较少，仍需要进一步的发展。多组学联合研究是国际的重难点，我国尚属起步阶段，掌握所有组学集合和多组学联合分析的公司、研究所和高校屈指可数，因此提高知识和技术迫在眉睫。

新技术方面，仪器设备同样存在生产落后、主要依赖进口设备、技术有待提高的问题。国外研究者已经进行 AI 应用于精准营养学的研究并发表重要文章，我国目前还没有此类公开发表文章。此外，德国等国家已经利用 3D 打印技术生产出适宜特定人群食用的食物，并且计划与 AI 技术结合，生产适于糖尿病患者、乳糜泻患者、运动员、老年人等特殊人群食用的食物。我国需要从科学研究和产品开发两方面同时入手，加紧步伐跟上国际形势。

3. 发展趋势与对策

3.1 未来 5 年发展的战略需求

近年来，我国以人口健康和社会可持续发展的重大战略需求为中心，研发了组学和新技术的多种仪器设备，优化了检测和分析方法，建立了生物组学大数据储存、整合与挖掘分析研究体系，发展组学大数据系统构建、挖掘与分析的新技术、新方法。然而，随着研究的不断拓展和深入，对组学的技术要求也越来越高。2017 年的国际基因组学大会上，来自瑞典皇家理工学院的 Mathias Uhlen 教授强调了数据共享和技术发展的必要性，以及二者对生命科学事业发展的重要作用。因此，技术的革新与创新仍是组学发展的重中之重。

高通量测序技术为组学的发展提供了前所未有的机遇，然而仍存在测序费用高、测序错误等问题及不足。因此，提高测序的长度、通量和准确度，并且选择标准化的技术路线开展工作将是未来的主要发展方向。此外，表观基因组和转录组学方面，酶类、检测试剂盒、检测仪器是我国该领域的主要市场产品种类，亦是未来研发的主要方面。

代谢组学方面，目前样品制备的原理仍主要依赖于传统的固–液和液–液萃取，样品制备方法的更新在实验中起到至关重要的作用。优化改进样品制备方法和优化实验操作的自动化流程，可以提高检测的通量。对于靶向代谢组学，进一步提高绝对代谢物定量的自动化、速度和准确性至关重要。未来，将着重于吸附材料的研发和微萃取技术的进展。物质鉴定方面，在分析检测非目标或未知化合物的复杂基质方面仍存在很多技术瓶颈。

蛋白质组学方面，鸟枪法仍然是目前的主要方法，但是存在覆盖度低、易产生假阳性鉴定结果的问题。另外，蛋白质–蛋白质相互作用、翻译后修饰等方面的研究，尚处于起步阶段，需要深入的探索和改进。

数据分析方面，高通量组学技术带来了海量的测序数据，如何将海量的数据转化为有用的数据也将是组学研究的一个重要挑战，需要开发生物信息学分析软件和方法。发展和运用组学与数学、计算机科学、医学等多学科交叉融合研究的新手段，可以系统地快速构建解析生命组学与临床表型相关性的标准化技术方法，形成精准医学大数据管理分析和应用的行业规范和标准；解析多组学与疾病之间的内在关联特点和规律，建立中国人群生物特征特色知识库；开发微量、快速的核酸分子检测技术以及分析算法和软件，建立高效的存储和信息读取方法，实现对公共安全、生物安全和数据安全的精准技术支持。

数据库方面，未来将围绕我国人群健康的医学相关组学信息资源，完善建立中国人群基因组遗传变异图谱，形成中国人群医学信息库。在形成高通量测序的海量原始组学数据的同时，建立符合国际标准的组学数据归档库，形成我国人群特有的组学数据共享平台。

新技术方面，人工智能、3D 打印和生物影像将成为国家重要发展战略之一，未来我国的总体技术和应用与世界先进水平同步，新技术产业成为新的重要经济增长点，成为改善民生的新途径。到 2020 年，AI 产业竞争力将进入国际第一方阵，核心产业规模预计将超过 1500 亿元，带动相关产业规模超过 1 万亿元。3D 打印技术方面，我国目前与国外相比仍有较大差距，但随着产业的兴起，我国以高校科研机构为主的 3D 技术研究不断取得进步。目前，3D 打印尚未出现大规模的市场应用，原因在于打印速度较慢，成本相对较高。随着技术的发展，未来 3D 打印有望迎来革命的关键时期。3D 打印与精准营养的结合，在我国将有超过 10 万亿元的潜在市场。

3.2 未来 5 年重点发展方向

现代营养学研究不再拘泥于单纯的人群流行病学研究和分子生物学研究，以组学为基础的系统生物学来探究营养素与机体的相互影响，将基因组学、表观遗传组学、转录组学、蛋白组学及代谢组学与营养学结合，俨然成为研究和应用的热点和必然趋势。

首先，要建立全国性营养相关疾病的大人群队列，并构建生物组学大数据系统。通过海量数据的整合、分析、挖掘，形成我国人群专属的、有效的、综合的数据及健康信息。随着巨大资料库的建立，不仅为科学家和医生们进行疾病研究提供依据，并为营养学的应用开拓更加广阔的应用前景。

其次，利用基于高通量测序平台的多组学技术，以膳食为主要研究对象，探究其与基因的相互作用，及在表观遗传、转录、代谢和蛋白质等不同调控层次上对疾病发生发展的影响，筛选与疾病相关的关键分子标记、信号通路和调控网络，建立我国居民的营养生物标志物数据库，为制定高效、个体化的干预策略提供依据，同时也为开展规范化研究提供理论基础和实验依据。

此外，以多组学大数据为基础，结合患者临床医疗与健康数据，制定针对不同个体或亚群体的膳食营养素参考摄入量和膳食指南，为居民提供一套适合中国人群遗传背景和生活方式的较为理想的膳食营养建议，实现精准的疾病预防和治疗的全新研究模式，而且也为促进人类健康的营养相关政策的制定提供依据。

新技术方面，目前，我国营养领域的新技术的研究和应用较少。首先，从 AI 和可穿戴设备来说，结合营养学进行的研究和市场应用较少，目前仅限于血糖监测和菜品识别。未来，AI 将与生物分子学、组学等多学科相结合，协助研究人员进行深度的疾病发病、诊断和干预的探索。AI 技术还可应用于身体健康管理，例如血压监测、血糖监测和菜品搭配可用于指导用户合理用餐。同时，将 AI 与 3D 打印相结合，在健康大数据、营养大数据等核心数据库与互联网技术、组学检测等相结合的基础上，定制出个体化营养食品。这将在食品加工制作领域发挥巨大作用，推动精准化营养健康食品产业向工业化、自动化、智能化、个体化方向发展。

3.3 未来5年发展对策

为落实《国家中长期科学和技术发展规划纲要（2006—2020年）》的任务部署，我国陆续出台了"十二五"和"十三五"规划，2016年迎来我国国民和经济发展第十三个五年规划，国家科技部设立了5类计划项目，大力支持各学科及其技术的发展。其中与组学、新技术有关的项目或计划包括：①国家科技重大专项——核心电子器件、高端通用芯片及基础软件产品专项；②国家重点研发计划——重大科学仪器设备开发、蛋白质机器与生命过程调控、精准医学研究、云计算和大数据计划项目；③技术创新引导计划；④基地和人才专项。通过设立这些项目和计划，政府加大了科研投入的力度，体现了我国对组学和新技术开发和应用的重视程度。

首先，加大资助力度。2016年起，我国启动了"精准医学重点专项"，专用于组学和新技术有关项目的资助，主要内容涉及新一代临床用生命组学技术研发，大数据的资源整合、存储、利用与共享平台建设，疾病预防诊治方案等。虽然我国已经对此类研究比较重视，但仍存在资金投入不够的问题。与美国及欧盟国家相比，在资助高校、研究所之外，资助力度还有待提高。欧美国家在资助研究院校的同时，还助力生物公司和企业的项目，美国在2018财政年度计划中，小企业创新研究（SBIR）和小企业技术转移（STTR）项目就预计向健康和生命科学公司投资超过10亿美元，已获资助的项目在较短时间内能高效完成相应的计划目标，推动了组学的发展，值得借鉴。

其次，鼓励高校与企业合作开发的模式。这种的长期战略伙伴关系，会形成良好的信任关系，一是促进了科研成果的转化与市场化，二是解决了高校应用研究的经费问题，三是起到了互利共赢的作用，可以通过合作来共同解决问题和培养高科技专业人才，对于激发创新潜力、提升国际竞争力贡献巨大。尤其适用在医药行业领域，以德国为例，德国每100家企业与高校建立了200多个合作关系，主要合作领域是化工与医药方面。2013年，德国经济界共计向高校科研机构投入17亿欧元科研经费，成为高校第三方经费的重要来源。企业对于高校的大规模长期投入也获得了丰厚的回报。德国高校的科研产出通过知识转化，每年为地方经济贡献了高达1900亿欧元的经济效益，其中由企业资助的第三方研发所做贡献就超过1000亿欧元。以西方成功的经验为蓝本，结合我国国情，从多角度、多渠道、多层面展开企校联合，大力推进技术发展。

最后，要重视人才引进和培养。当前，我国大数据分析的需求量是很大的，但在这方面的人才积累还非常有限。同时掌握生物学、临床医学、流行病学、生物信息分析的高水平专业技术人才的匮乏是当前的最重要障碍。虽然对于人才的渴求与日俱增，但全世界仅有20多个专业人才培训中心，因此，在引进人才的同时，培养人才也格外重要。我国的高校、研究机构应完善课程设置和教学计划，探索更加合理的人才培养模式，在传授学生扎实的专业技术知识的同时，培养学生具有多元化的知识结构。

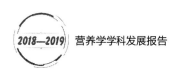

参考文献

［1］ Zhu F Y, et al. Comparative performance of the BGISEQ-500 and Illumina HiSeq4000 sequencing platforms for transcriptome analysis in plants ［J］. Plant Methods, 2018（14）: 69.

［2］ Zhao L Y, et al. Resequencing the Escherichia coli genome by GenoCare single molecule sequencing platform ［R］. 2017.

［3］ Chen Z, et al. Highly accurate fluorogenic DNA sequencing with information theory-based error correction ［J］. Nat Biotechnol, 2017, 35（12）: 1170-1178.

［4］ Xiao X J, et al. A branch-migration based fluorescent probe for straightfoward, sensitive and specific discrimination of DNA mutations ［J］. Nucleic Acids Res, 2017, 45（10）: e90.

［5］ Chen Y, et al. High speed BLASTN: an accelerated MegaBLAST search tool ［J］. Nucleic Acids Res, 2015, 43（16）: 7762-7768.

［6］ Huang A Y, et al. MosaicHunter: accurate detection of postzygotic single-nucleotide mosaicism through next-generation sequencing of unpaired, trio, and paired samples ［J］. Nucleic Acids Res, 2017, 45（10）: e76.

［7］ Zhao H, Zhao F P. BreakSeek: a breakpoint-based algorithm for full spectral range INDEL detection ［J］. Nucleic Acids Res, 2015, 43（14）: 6701-6713.

［8］ Liu H B, et al. Systematic identification and annotation of human methylation marks based on bisulfite sequencing methylomes reveals distinct roles of cell type-specific hypomethylation in the regulation of cell identity genes ［J］. Nucleic Acids Res, 2016, 44（1）: 75-94.

［9］ Shi W Y, Ji P F, Zhao F Q. The combination of direct and paired link graphs can boost repetitive genome assembly ［J］. Nucleic Acids Res, 2017, 45（6）: e43.

［10］ Cao C C. Mixed sequencing experimental design and data analysis ［D］. Southeast University, 2017.

［11］ Wang M H, et al. A fast and powerful W-test for pairwise epistasis testing ［J］. Nucleic Acids Res, 2016, 44（21）: 10526.

［12］ Li M J, et al. GWASdb v2: an update database for human genetic variants identified by genome-wide association studies ［J］. Nucleic Acids Res, 2016, 44（D1）: D869-D876.

［13］ Zhang C, et al. PGG. Population: a database for understanding the genomic diversity and genetic ancestry of human populations ［J］. Nucleic Acids Res, 2018, 46（D1）: D984-D993.

［14］ Song S H, et al. Genome Variation Map: a data repository of genome variations in BIG Data Center ［J］. Nucleic Acids Res, 2018, 46（D1）: D944-D949.

［15］ Song S H, et al. Database resources of the reference genome and genetic variation maps for the Chinese population［J］. Yi Chuan, 2018, 40（11）: 1048-1054.

［16］ Sang J, et al. ICG: a wiki-driven knowledgebase of internal control genes for RT-qPCR normalization ［J］. Nucleic Acids Res, 2018, 46（D1）: D121-D126.

［17］ Khan A, Zhang X D. dbSUPER: a database of super-enhancers in mouse and human genome ［J］. Nucleic Acids Res, 2016, 44（D1）: D164-D171.

［18］ Lu Y M, et al. 3DSNP: a database for linking human noncoding SNPs to their three-dimensional interacting genes［J］. Nucleic Acids Res, 2017, 45（D1）: D643-D649.

［19］ Zhou F S, et al. Deep sequencing of the MHC region in the Chinese population contributes to studies of complex disease ［J］. Nat Genet, 2016, 48（7）: 740-746.

［20］ Li M W, et al. EWAS Atlas: a curated knowledgebase of epigenome-wide association studies ［J］. Nucleic Acids

Res, 2019, 47（D1）: D983–D988.

［21］ Li R J, et al. MethBank 3. 0: a database of DNA methylomes across a variety of species［J］. Nucleic Acids Res, 2018, 46（D1）: D288–D295.

［22］ Liu D, et al. EWASdb: epigenome–wide association study database［J］. Nucleic Acids Res, 2019, 47（D1）: D989–D993.

［23］ Ning S W, et al. LincSNP 2. 0: an updated database for linking disease–associated SNPs to human long non–coding RNAs and their TFBSs［J］. Nucleic Acids Res, 2017, 45（D1）: D74–D78.

［24］ Han X P, et al. Mapping the Mouse cell atlas by microwell–seq［J］. Cell, 2018, 173（5）: 1307.

［25］ Chen J, et al. Spatial transcriptomic analysis of cryosectioned tissue samples with Geo–seq［J］. Nature Protocols, 2017, 12（3）: 566.

［26］ Li X Y, et al. Chemical pull–down reveals dynamic pseudouridylation of the mammalian transcriptome［J］. Nature Chemical Biology, 2015, 11（8）: 592.

［27］ Li X Y, et al. Transcriptome–wide mapping reveals reversible and dynamic N（1）–methyladenosine methylome［J］. Nature Chemical Biology, 2016, 12（5）: 311.

［28］ Li X Y, et al. Base–resolution mapping reveals distinct m（1）A methylome in nuclear– and mitochondrial–encoded transcripts［J］. Molecular Cell, 2017: S1097276517307943.

［29］ Xu P, et al. Cross–interface emulsification for generating size–tunable droplets［J］. Analytical Chemistry, 2016, 88（6）: 3171–3177.

［30］ Hu Y, et al. Absolute quantification of H5–subtype avian influenza viruses using droplet digital loop–mediated isothermal amplification［J］. Analytical Chemistry, 2016, 89（1）: 745.

［31］ Nie M Y, et al. Assembled step emulsification device for multiplex droplet digital polymerase chain reaction［J］. Anal Chem, 2019, 91（3）: 1779–1784.

［32］ Gu J Q, et al. GoldCLIP: Gel–omitted Ligation–dependent CLIP［J］. Genomics Proteomics Bioinformatics, 2018, 16（2）: S1672022918300421.

［33］ Zhao Y, et al. SpyCLIP: an easy–to–use and high–throughput compatible CLIP platform for the characterization of protein–RNA interactions with high accuracy［J］. Nucleic Acids Res, 2019.

［34］ Shang R F, et al. Ribozyme–enhanced single–stranded Ago2–processed interfering RNA triggers efficient gene silencing with fewer off–target effects［J］. Nat Commun, 2015（6）: 8430.

［35］ Chang Z, et al. Bridger: a new framework for de novo transcriptome assembly using RNA–seq data［J］. Genome Biol, 2015（16）: 30.

［36］ Liu J T, et al. BinPacker: packing–based de novo transcriptome assembly from RNA–seq data［J］. PLoS Comput Biol, 2016, 12（2）: e1004772.

［37］ Liu J T, et al. TransComb: genome–guided transcriptome assembly via combing junctions in splicing graphs［J］. Genome Biol, 2016, 17（1）: 213.

［38］ Sun N, et al. Inference of differentiation time for single cell transcriptomes using cell population reference data［J］. Nat Commun, 2017, 8（1）: 1856.

［39］ Fan X N, Zhang S W. lncRNA–MFDL: identification of human long non–coding RNAs by fusing multiple features and using deep learning［J］. Mol Biosyst, 2015, 11（3）: 892–897.

［40］ Gong J, et al. RISE: a database of RNA interactome from sequencing experiments［J］. Nucleic Acids Research, 2018, 46（D1）: D194.

［41］ Hao Y J, et al. NPInter v3. 0: an upgraded database of noncoding RNA–associated interactions［J］. Database（Oxford）, 2016.

［42］ Yang Z, et al. DbDEMC 2. 0: updated database of differentially expressed miRNAs in human cancers［J］. Nucleic

Acids Res, 2017, 45（D1）：D812–D818.

［43］ Zhi H, et al. Lnc2Meth: a manually curated database of regulatory relationships between long non–coding RNAs and DNA methylation associated with human disease［J］. Nucleic Acids Res, 2018, 46（D1）：D133–D138.

［44］ Shao X, Zhang X M. Design of five–layer gold nanoparticles self–assembled in a liquid open tubular column for ultrasensitive nano–LC–MS/MS proteomic analysis of 80 living cells［J］. Proteomics, 2017, 17（8）.

［45］ Huang Z, et al. Array–based online two dimensional liquid chromatography system applied to effective depletion of high–abundance proteins in human plasma［J］. Anal Chem, 2016, 88（4）：2440–2445.

［46］ Chen Q, et al. Ultrasensitive proteome profiling for 100 living cells by direct cell injection, online digestion and Nano–LC–MS/MS analysis［J］. Anal Chem, 2015, 87（13）：6674–6680.

［47］ Yao J Z, et al. Rapid synthesis of titanium（IV）–immobilized magnetic mesoporous silica nanoparticles for endogenous phosphopeptides enrichment［J］. Proteomics, 2017, 17（8）.

［48］ Deng J, et al. Mycobacterium tuberculosis proteome microarray for global studies of protein function and immunogenicity［J］. Cell Rep, 2014, 9（6）：2317–2129.

［49］ Zhao Q, et al. ImFASP: An integrated approach combining in–situ filter–aided sample pretreatment with microwave–assisted protein digestion for fast and efficient proteome sample preparation［J］. Anal Chim Acta, 2016（912）：58–64.

［50］ Zhao Q, et al. In–depth proteome coverage by improving efficiency for membrane proteome analysis［J］. Anal Chem, 2017, 89（10）：5179–5185.

［51］ 刘健慧, 等. 基于等重二甲基化标记的多重蛋白质组定量方法［C］// 中国化学会第二届全国质谱分析学术报告会, 2015.

［52］ Bian Y, et al. Ultra–deep tyrosine phosphoproteomics enabled by a phosphotyrosine superbinder［J］. Nat Chem Biol, 2016, 12（11）：959–966.

［53］ Yuan H, et al. Enzymatic reactor with trypsin immobilized on graphene oxide modified polymer microspheres to achieve automated proteome quantification［J］. Anal Chem, 2017, 89（12）：6324–6329.

［54］ Shen H, et al. Evaluation of the accuracy of protein quantification using isotope TMPP–labeled peptides［J］. Proteomics, 2015, 15（17）：2903–2909.

［55］ Chen L, et al. Development of gel–filter method for high enrichment of low–molecular weight proteins from serum［J］. PLoS One, 2015, 10（2）：e0115862.

［56］ Huang J, et al. Enzyme and chemical assisted N–terminal blocked peptides analysis, ENCHANT, as a selective proteomics approach complementary to conventional shotgun approach［J］. J Proteome Res, 2018, 17（1）：212–221.

［57］ Ye J, et al. An optimized guanidination method for large–scale proteomic studies［J］. Proteomics, 2016, 16（13）：1837–1846.

［58］ Liu M Q, et al. pGlyco 2.0 enables precision N–glycoproteomics with comprehensive quality control and one–step mass spectrometry for intact glycopeptide identification［J］. Nat Commun, 2017, 8（1）：438.

［59］ 唐君, 等. 基于 Fe_3O_4/ 乙二胺四乙酸磁性粒子的集成化蛋白质组学方法［J］. 色谱, 2016, 34（12）：1263–1269.

［60］ 南方科技大学. 集成蛋白质前处理和多肽高 pH 值反相分级的蛋白质组反应器及其应用［Z］. 中国, G01N30/89, 20180629

［61］ Feng S, et al. Development of a clickable probe for profiling of protein glutathionylation in the central cellular metabolism of E. coli and drosophila［J］. Chem Biol, 2015, 22（11）：1461–1469.

［62］ Tan D, et al. Trifunctional cross–linker for mapping protein–protein interaction networks and comparing protein conformational states［J］. Elife, 2016（5）.

［63］ Chi H, et al. pFind-Alioth: a novel unrestricted database search algorithm to improve the interpretation of high-resolution MS/MS data［J］. J Proteomics, 2015（125）: 89-97.

［64］ Yang H, et al. Precision de novo peptide sequencing using mirror proteases of Ac-LysargiNase and trypsin for large-scale proteomics［J］. Mol Cell Proteomics, 2019.

［65］ Chi H, et al. Comprehensive identification of peptides in tandem mass spectra using an efficient open search engine［J］. Nat Biotechnol, 2018.

［66］ Liu C, et al. PQuant improves quantitation by keeping out interfering signals and evaluating the accuracy of calculated ratios［J］. Anal Chem, 2014, 86（11）: 5286-5294.

［67］ Li D H, et al. Optimal Settings of Mass Spectrometry Open Search Strategy for Higher Confidence［J］. J Proteome Res, 2018, 17（11）: 3719-3729.

［68］ Yi X P, et al. Quality control of single amino acid variations detected by tandem mass spectrometry［J］. J Proteomics, 2018（187）: 144-151.

［69］ Li M S, et al. PPICurator: a tool for extracting comprehensive protein-protein interaction information［J］. Proteomics, 2019, 19（4）: e1800291.

［70］ Feng J, et al. Firmiana: towards a one-stop proteomic cloud platform for data processing and analysis［J］. Nat Biotechnol, 2017, 35（5）: 409-412.

［71］ Ma J, et al. IProX: an integrated proteome resource［J］. Nucleic Acids Res, 2019, 47（D1）: D1211-D1217.

［72］ Wang D, et al. AAgAtlas 1. 0: a human autoantigen database［J］. Nucleic Acids Res, 2017, 45（D1）: D769-D776.

［73］ Leng W C, et al. Proof-of-Concept Workflow for Establishing Reference Intervals of Human Urine Proteome for Monitoring Physiological and Pathological Changes［J］. EBio Medicine, 2017（18）: 300-310.

［74］ Xu Z W, et al. PMD: a resource for archiving and analyzing protein microarray data［J］. Sci Rep, 2016（6）: 19956.

［75］ Liu Y T, et al. Fabrication of chiral amino acid ionic liquid modified magnetic multifunctional nanospheres for centrifugal chiral chromatography separation of racemates［J］. J Chromatogr A, 2015（1400）: 40-46.

［76］ Chen M M, et al. Sniffing with mass spectrometry［J］. Science Bulletin, 2018（20）: S2095927318303219.

［77］ Liu J J, et al. New urea-modified paper substrate for enhanced analytical performance of negative ion mode paper spray mass spectrometry［J］. Talanta, 2017（166）: 306-314.

［78］ Liu R, Cai Z W, Xu B J. Characterization and quantification of flavonoids and saponins in adzuki bean（Vigna angularis L. ）by HPLC-DAD-ESI-MS（n）analysis［J］. Chem Cent J, 2017, 11（1）: 93.

［79］ Wang S Y, et al. Comprehensive Analysis of Short-, Medium-, and Long-Chain Acyl-Coenzyme A by Online Two-Dimensional Liquid Chromatography/Mass Spectrometry［J］. Anal Chem, 2017, 89（23）: 12902-12908.

［80］ Yu D, et al. Strategy for comprehensive identification of acylcarnitines based on liquid chromatography-high-resolution mass spectrometry［J］. Anal Chem, 2018, 90（9）: 5712-5718.

［81］ Zha H H, et al. SWATHtoMRM: development of high-coverage targeted metabolomics method using SWATH technology for biomarker discovery［J］. Anal Chem, 2018, 90（6）: 4062-4070.

［82］ Yang X, et al. Development and validation of a liquid chromatography-tandem mass spectrometry method coupled with dispersive solid-phase extraction for simultaneous quantification of eight paralytic shellfish poisoning toxins in shellfish［J］. Toxins（Basel）, 2017, 9（7）.

［83］ Feng Y, et al. A Simple, sensitive, and reliable method for the simultaneous determination of multiple antibiotics in vegetables through SPE-HPLC-MS/MS［J］. Molecules, 2018, 23（8）.

［84］ Xuan Q H, et al. Development of a high coverage pseudotargeted lipidomics method based on ultra-high performance liquid chromatography-mass spectrometry［J］. Anal Chem, 2018, 90（12）: 7608-7616.

［85］ Liu R, et al. Evaluation of two-step liquid-liquid extraction protocol for untargeted metabolic profiling of serum samples to achieve broader metabolome coverage by UPLC-Q-TOF-MS ［J］. Anal Chim Acta, 20189（1035）: 96-107.

［86］ Li B, et al. Performance Evaluation and online realization of data-driven normalization methods used in LC/MS based untargeted metabolomics analysis ［J］. Sci Rep, 2016（6）: 38881.

［87］ 刘展, 彭谨, 江华. 基于Jaccard系数提高核磁共振波谱代谢物数据库匹配的精度 ［J］. 化学研究与应用, 2017, 29（12）: 1947-1952.

［88］ Li H, et al. MetDIA: targeted metabolite extraction of multiplexed MS/MS spectra generated by data-independent acquisition ［J］. Anal Chem, 2016, 88（17）: 8757-8764.

［89］ Zhao X J, et al. Comprehensive strategy to construct in-house database for accurate and batch identification of small molecular metabolites ［J］. Anal Chem, 2018, 90（12）: 7635-7643.

［90］ Zeng X, et al. CMAUP: a database of collective molecular activities of useful plants ［J］. Nucleic Acids Res, 2019, 47（D1）: D1118-D1127.

［91］ Zhou Z W, Xiong X, Zhu Z J. MetCCS predictor: a web server for predicting collision cross-section values of metabolites in ion mobility-mass spectrometry based metabolomics ［J］. Bioinformatics, 2017, 33（14）: 2235-2237.

［92］ Zhou Z, et al. LipidCCS: prediction of collision cross-section values for lipids with high precision to support ion mobility-mass spectrometry-based lipidomics ［J］. Anal Chem, 2017, 89（17）: 9559-9566.

［93］ Hou Y, et al. Single-cell triple omics sequencing reveals genetic, epigenetic, and transcriptomic heterogeneity in hepatocellular carcinomas ［J］. Cell Res, 2016, 26（3）: 304-319.

［94］ Hu Y J, et al. Simultaneous profiling of transcriptome and DNA methylome from a single cell ［J］. Genome Biol, 2016（17）: 88.

［95］ Shi Q Q, et al. Pattern fusion analysis by adaptive alignment of multiple heterogeneous omics data ［J］. Bioinformatics, 2017, 33（17）: 2706-2714.

［96］ Chen Y, et al. Integrating multiple omics data for the discovery of potential Beclin-1 interactions in breast cancer［J］. Mol Biosyst, 2017, 13（5）: 991-999.

［97］ Liu C, et al. Multi-omics facilitated variable selection in Cox-regression model for cancer prognosis prediction ［J］. Methods, 2017（124）: 100-107.

［98］ 史美娜, 等. MicroRNA-195在棕榈酸诱导肝细胞L02葡萄糖摄取障碍中的作用 ［J］. 现代生物医学进展, 2016, 16（11）: 2041-2044.

［99］ Deng H, et al. MicroRNA-1185 induces endothelial cell apoptosis by targeting UVRAG and KRIT1 ［J］. Cellular Physiology & Biochemistry, 2017, 41（6）: 2171-2182.

［100］ Deng H, et al. MicroRNA-1185 promotes arterial stiffness though modulating VCAM-1 and E-Selectin expression ［J］. Cell Physiol Biochem, 2017, 41（6）: 2183-2193.

［101］ Lu J, et al. Comprehensive metabolomics identified lipid peroxidation as a prominent feature in human plasma of patients with coronary heart diseases ［J］. Redox Biol, 2017（12）: 899-907.

［102］ Li S, et al. Discovery of novel lipid profiles in PCOS: do insulin and androgen oppositely regulate bioactive lipid production?［J］. J Clin Endocrinol Metab, 2017, 102（3）: 810-821.

［103］ Wang M Q, et al. Calcium-deficiency assessment and biomarker identification by an integrated urinary metabonomics analysis ［J］. BMC Med, 2013（11）: 86.

［104］ Du S S, et al. Effects of histidine supplementation on global serum and urine ^{1}H NMR-based metabolomics and serum amino acid profiles in obese women from a randomized controlled study ［J］. J Proteome Res, 2017, 16（6）: 2221-2230.

［105］ Guo F C, et al. A ^{1}H-NMR based metabolomics study of the intervention effect of mangiferin on hyperlipidemia hamsters induced by a high-fat diet ［J］. Food Funct, 2017, 8（7）: 2455-2464.

［106］ He J X, et al. The practical implementation of artificial intelligence technologies in medicine ［J］. Nat Med, 2019, 25（1）: 30-36.

［107］ 科学技术部. 2018 中国生物技术发展报告 ［R］. 2018.

［108］ Cheng Y P, et al. Associations between dietary nutrient intakes and hepatic lipid contents in NAFLD patients quantified by ^{1}H-MRS and Dual-Echo MRI ［J］. Nutrients, 2016, 8（9）.

［109］ Rosenberg A B, et al. Single-cell profiling of the developing mouse brain and spinal cord with split-pool barcoding ［J］. Science, 2018, 360（6385）: 176-182.

［110］ Severin J, et al. Interactive visualization and analysis of large-scale sequencing datasets using ZENBU ［J］. Nat Biotechnol, 2014, 32（3）: 217-219.

［111］ Zhu Q, et al. Targeted exploration and analysis of large cross-platform human transcriptomic compendia ［J］. Nat Methods, 2015, 12（3）: 211-214.

［112］ Spanjaard B, et al. Simultaneous lineage tracing and cell-type identification using CRISPR-Cas9-induced genetic scars ［J］. Nat Biotechnol, 2018, 36（5）: 469-473.

［113］ Angermueller C, et al. Parallel single-cell sequencing links transcriptional and epigenetic heterogeneity ［J］. Nat Methods, 2016, 13（3）: 229-232.

［114］ Tokar T, et al. MirDIP 4. 1-integrative database of human microRNA target predictions ［J］. Nucleic Acids Res, 2018, 46（D1）D360-D370.

［115］ Bhattacharya A, Cui Y. SomamiR 2. 0: a database of cancer somatic mutations altering microRNA-ceRNA interactions ［J］. Nucleic Acids Res, 2016, 44（D1）: D1005-D1010.

［116］ Guo M Z, et al. SINCERA: a pipeline for single-cell RNA-Seq profiling analysis ［J］. PLoS Comput Biol, 2015, 11（11）: e1004575.

［117］ Kachuk C, et al. Automated SDS depletion for mass spectrometry of intact membrane proteins though transmembrane electrophoresis ［J］. J Proteome Res, 2016, 15（8）: 2634-2642.

［118］ Tibavinsky I A, Kottke P A, Fedorov A G. Microfabricated ultrarapid desalting device for nanoelectrospray ionization mass spectrometry ［J］. Anal Chem, 2015, 87（1）: 351-356.

［119］ Hwang L, et al. Specific enrichment of phosphoproteins using functionalized multivalent nanoparticles ［J］. J Am Chem Soc, 2015, 137（7）: 2432-2435.

［120］ Ma X, Ito Y. New analytical spiral tube assembly for separation of proteins by counter-current chromatography ［J］. J Chromatogr A, 2015（1405）: 193-196.

［121］ Termopoli V, et al. Atmospheric pressure vaporization mechanism for coupling a liquid phase with electron ionization mass spectrometry ［J］. Anal Chem, 2017, 89（3）: 2049-2056.

［122］ Brown T A, Chen H, Zare R N. Identification of fleeting electrochemical reaction intermediates using desorption electrospray ionization mass spectrometry ［J］. J Am Chem Soc, 2015, 137（23）: 7274-7277.

［123］ Seemann B, et al. Electron ionization LC-MS with supersonic molecular beams—the new concept, benefits and applications ［J］. J Mass Spectrom, 2015, 50（11）: 1252-1263.

［124］ Duncan K D, Bergman H M, Lanekoff I. A pneumatically assisted nanospray desorption electrospray ionization source for increased solvent versatility and enhanced metabolite detection from tissue［J］. Analyst, 2017, 142（18）: 3424-3431.

［125］ Harris G A, Galhena A S, Fernandez F M. Ambient sampling/ionization mass spectrometry: applications and current trends ［J］. Anal Chem, 2011, 83（12）: 4508-4038.

［126］ Jin S, et al. Multiplexed western blotting using microchip electrophoresis ［J］. Anal Chem, 2016, 88（13）: 6703-6710.

［127］ Treindl F, et al. A bead-based western for high-throughput cellular signal transduction analyses ［J］. Nat

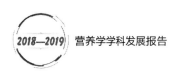

Commun, 2016（7）: 12852.

［128］ Couto C, et al. Proteomic studies with a novel nano-magnetic chelating system to capture metalloproteins and its application in the preliminary study of monocyte and macrophage sub-secretome［J］. Talanta, 2016（158）: 110-117.

［129］ Bollineni R C, et al. A differential protein solubility approach for the depletion of highly abundant proteins in plasma using ammonium sulfate［J］. Analyst, 2015, 140（24）: 8109-8117.

［130］ Lundstrom S L, et al. SpotLight Proteomics: uncovering the hidden blood proteome improves diagnostic power of proteomics［J］. Sci Rep, 2017, 7: 41929.

［131］ Gu H, et al. Globally optimized targeted mass spectrometry: reliable metabolomics analysis with broad coverage［J］. Anal Chem, 2015, 87（24）: 12355-12362.

［132］ Slagel J, et al. Processing shotgun proteomics data on the Amazon cloud with the trans-proteomic pipeline［J］. Mol Cell Proteomics, 2015, 14（2）: 399-404.

［133］ Ramus C, et al. Benchmarking quantitative label-free LC-MS data processing workflows using a complex spiked proteomic standard dataset［J］. J Proteomics, 2016（132）: 51-62.

［134］ Park J, et al. Informed-Proteomics: open-source software package for top-down proteomics［J］. Nat Methods, 2017, 14（9）: 909-914.

［135］ Bielow C, Mastrobuoni G, Kempa S. Proteomics quality control: quality control software for MaxQuant results［J］. J Proteome Res, 2016, 15（3）: 777-787.

［136］ Tanca A, et al. Atypical carcinoid and large cell neuroendocrine carcinoma of the lung: a proteomic dataset from formalin-fixed archival samples［J］. Data Brief, 2016（7）: 529-531.

［137］ Wingo T S, et al. Integrating next-generation genomic sequencing and mass spectrometry to estimate allele-specific protein abundance in human brain［J］. J Proteome Res, 2017, 16（9）: 3336-3347.

［138］ Subhra Das S, et al. MiRnalyze: an interactive database linking tool to unlock intuitive microRNA regulation of cell signaling pathways［J］. Database（Oxford）, 2017（1）.

［139］ Wishart D S, et al. HMDB 4. 0: the human metabolome database for 2018［J］. Nucleic Acids Res, 2018, 46（D1）: D608-D617.

［140］ Sud M, et al. Metabolomics Workbench: an international repository for metabolomics data and metadata, metabolite standards, protocols, tutorials and training, and analysis tools［J］. Nucleic Acids Res, 2016, 44（D1）: D463-D470.

［141］ Guijas C, et al. METLIN: a technology platform for identifying knowns and unknowns［J］. Anal Chem, 2018, 90（5）: 3156-3164.

［142］ Karu N, et al. A review on human fecal metabolomics: Methods, applications and the human fecal metabolome database［J］. Anal Chim Acta, 2018（1030）: 1-24.

［143］ Peterson V M, et al. Multiplexed quantification of proteins and transcripts in single cells［J］. Nat Biotechnol, 2017, 35（10）: 936-939.

［144］ Kartashov A V, Barski A. BioWardrobe: an integrated platform for analysis of epigenomics and transcriptomics data ［J］. Genome Biol, 2015, 16: 158.

［145］ McDonald D, Glusman G, Price N D. Personalized nutrition through big data［J］. Nat Biotechnol, 2016, 34（2）: 152-154.

［146］ 王跃, 等. 转录组学测序技术应用与市场分析［J］. 生物产业技术, 2017（5）: 11-17.

撰稿人：李　颖　陈　杨　刘丽燕　王茂清　孙长颢

个体化营养与健康

1. 我国发展现状

1.1 概述

合理的营养不仅为人体的生长发育和正常生理功能的维持奠定了基础，同时也是国际公认的减少肥胖、心血管疾病（CVD）、2型糖尿病和某些肿瘤等慢性非传染性疾病（NCD）负担和相关风险因素最为有效和节约的方法之一。然而，不同性别、年龄（婴幼儿和老人）、生理状况（孕妇和乳母）、民族和地域的个体对营养的需求量不同，并且遗传背景的差异也会不同程度地通过影响食物和营养素的消化、吸收、转运、代谢和储存及内环境的稳态调控，最终反映为个体或亚人群在营养需求和疾病易感性方面的差异。因此，依赖于各种高通量生物技术和信息技术的"精准营养"（即"个体化营养"）的兴起将为改进以"群体"为对象的传统营养评估和干预而导致的效果欠佳和食物资源浪费等问题提供新的思路，同时也将为预防与控制营养相关的重大疾病提供全新的策略。借助多种组学，尤其是基因组学、表观遗传组学、蛋白组学、代谢组学以及宏基因组学等的整合，有助于阐述食物与基因组的相互作用对个体营养需求和人体当前及将来健康的影响，揭示相关代谢调控网络和机制。而食物代谢组的发展则有助于解析食物中的多种营养素和活性物质对不同组织器官与代谢相关的蛋白质和代谢产物的整体性效应，以及发展能客观反映人体"健康"和营养状况的生物标记物的重要性。而移动互联网技术、可穿戴设备以及大数据分析和人工智能的快速发展为线上线下个体化膳食和生活方式干预、监测和互动提供了可能。总之，开展个体化营养，即要运用营养基因组学（nutrigenomics，包括基因组学、表观遗传组学、转录组学、蛋白质组学和代谢组学等）发现易感个体，发现更为精准的营养干预靶标，并根据相应的信号给予个体化营养疗法和个体化膳食推荐。值得注意的是，尽管个体化营养或精准营养日渐为人们所关注，但国内外以多组学技术为基础的个体化营养目前仍处于起步阶段，本章将对国内近年来取得的一些进展、新观点和新思路、重大计划和研

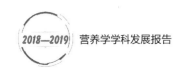

究项目、研究团队和平台进行概述。

1.2 个体化营养与健康研究新进展

1.2.1 精准膳食摄入和营养状况评估

《自然》杂志曾以"餐桌上的大科学"来描述膳食的复杂性。由于食物中含有成千上万的营养素和生物活性成分，而单个营养素对表型的影响甚微，加之目前国内外又缺乏客观的营养生物标记物和相应的诊断标准。因此，如何精确地评判特定群体和个体的营养摄入仍是营养科学领域面临的巨大挑战和瓶颈问题。

传统的膳食评估方法主要以问卷为主，但近年来随着组学等检测技术的发展，越来越多的营养摄入和膳食评估研究在运用问卷的同时，也结合了不同的特定营养素 / 食物成分及其生物标记物。例如，杨晓光等基于"2002 年中国居民营养与健康状况监测"项目，采用分层随机抽样和与人口成比例随机抽样相结合的方法在中国 4 类农村地区随机抽取 593 名 2~5 岁儿童。运用高分辨电感耦合等离子体质谱法（ICP–MS）测定血浆锌，并整合 3 天膳食记录和医学体检资料，进而从血浆锌含量、膳食锌摄入和儿童生长发育水平三方面对锌营养状况进行综合评价。在总体上，2002 年中国 4 类农村 2~5 岁儿童的血浆锌中位数浓度为 714.9 µg/L，锌缺乏率为 45.5%，4 类农村地区儿童锌缺乏率也有不同；4 类农村 2~5 岁儿童中膳食锌摄入量不存在明显的区别，但膳食锌摄入不足率间的差异显著。在总体上，膳食锌中位数摄入量为 5.9 mg/d，摄入不足率为 18.1%，4 类农村地区儿童膳食锌摄入量介于 5.4~6.2 mg/d。

杨丽琛等在联合国儿童基金会项目支持下，利用代谢平衡法开展了孕妇尿碘适宜界限值的研究。目前的结果显示在尿碘水平为 110 µg/L 时，没有观察到对孕早、中、晚期甲状腺功能及新生儿促甲状腺激素（TSH）的影响，可为我国修订孕妇尿碘标准及碘盐政策提供重要科学依据。在铁营养状况评估研究中，该团队从北京两家三甲医院征集铁营养状况正常、足月妊娠的孕妇，选择正常出生体重的健康婴儿进行跟踪，要求婴儿在 4 月龄内基本纯母乳喂养。采集其出生 3 天内、4 月龄、6 月龄时的静脉血，测定各项铁营养状况指标。将追踪到的婴儿随机分成对照组和 2 个补铁组，给补铁组婴儿分别从 4 月龄或 6 月龄开始进行为期 2 个月的铁补充（补铁剂量为 1 mg/kg/bw/d）。最终共追踪到 4 月龄婴儿 285 名，6 月龄婴儿 119 名，得到了这两个年龄段婴儿各项铁营养状况评估指标［包括血红蛋白（Hb）、平均红细胞体积（MCV）、血清铁蛋白（SF）、血清转铁蛋白受体（sTfR）、sTfR/SF、sTfR/lgSF 和红细胞游离原卟啉（FEP）］，用于判断铁缺乏症时的实验室诊断界值。另外，利用 2010—2012 中国居民营养健康监测，该团队获得孕妇 14 种血清微量元素数据，包括铁、铜、锌、钼、硒、锶、锰、铅、砷、铬、钴、钒、镉等。同时，获得中国农村 6~12 岁儿童全血铜、锌、钙、镁、铁五种元素 95% 医学参考值范围。

通过建立红细胞膜脂肪酸谱数据库，中国科学院上海营养与健康所林旭研究团队发现了不同地区必需脂肪酸的膳食来源、人群分布特征，以及中西方在反式脂肪酸的来源和与疾病风险关系方面的差异。最近，该团队通过牵头整合 1.5 万多例人群的全基因组关联研究数据（genome-wide association studies，GWAS）以及脂肪酸谱数据库信息，并与欧洲人群联盟 CHARGE 合作开展跨种族荟萃分析研究，新发现 10 个与饱和脂肪酸（saturated fatty acids，SFA）、多不饱和脂肪酸（plyunsaturated fatty acids，PUFA）、单不饱和脂肪酸（monounsaturated fatty acids，MUFA）相关的基因位点（关联关系），验证了 13 个之前在西方人群中发现的位点。并首次在中国人群中发现了与 n-6 多不饱和脂肪酸二十二碳四烯酸（22: 4n-6，DTA）水平显著相关的两个新的遗传位点 MYB-rs9399137 和 $AGPAT4$-rs729986，并且这两个位点在中西方人群间存在显著的异质性；通过跨种族荟萃分析发现两个新的位点中携带 rs10899123-C 等位基因的人群 n-6 多不饱和脂肪酸 γ-亚麻酸（18: 3n-6，GLA）水平显著升高，而携带 rs3134603-A 等位基因的人群 n-3 多不饱和脂肪酸二十二碳五烯酸（22: 5n-3，DPA）水平显著增加；同时还发现中西方人群在脂肪酸去饱和酶 1 基因（$FADS1$）位点对相关多不饱和脂肪酸水平影响的效应方面存在差异，并在脂肪酸延长酶 2 基因（$ELOVL2$）上发现了独立于西方人群的位点。在单不饱和脂肪酸方面，首次发现 $FADS1/2$ 和 $PKD2L1$ 基因与异油酸以及 $FADS1/2$ 和 $GCKR$ 基因与 20-碳-11-烯酸水平的新关系；并通过跨种族精细定位大幅缩小了 $GCKR$ 基因上功能性位点的可能范围，提示错义突变位点 rs1260326 可能是真正的作用位点；此外还通过顺式表达数量性状位点分析，发现 $PKD2L1$-rs603424 位点可能通过影响硬脂酰辅酶 A 去饱和酶基因 SCD 的表达而调控多种 MUFA 水平；并通过通路分析发现以上显著位点位于不饱和脂肪酸代谢和 $PPAR$ 信号通路上。

在维生素 D 的系列研究中，林旭团队开展了两项随机化、双盲、安慰剂对照的临床干预研究。在第一项量效关系研究中发现，给予 76 名维生素 D 缺乏志愿者每天补充 0、400 IU、800 IU、1200 IU 或 2000 IU 维生素 D_3 共 16 周，能分别逆转 53.3%、71.4%、76.9% 和 80% 的维生素 D 缺乏［25（OH）D < 50 nmol/L］。但仍有 93.3%、92.9%、84.6% 和 60% 的志愿者未达到维生素 D 充足水平［25（OH）D ⩾ 75nmol/L］。而所有干预组的血液 25（OH）D 平台期均为 6 周（37）。在第二项研究中，通过给予 448 名志愿者安慰剂或维生素 $D_3$2000 IU/d 共 20 周后发现：①干预组的血清 25（OH）D 和生物可利用 25（OH）D［25（OH）D_{Bio}，即非维生素 D 结合蛋白（VDBP）结合部分］浓度显著增加，但仍有 25% 的维生素 D 缺乏率。②遗传因素（GC-rs4588/GC-rs7041、VDR-rs2228570 和 $CYP2R1$-rs10741657）对血液 25（OH）D 和 25（OH）D_{Bio} 水平的升高幅度比非遗传因素［如基线 25（OH）D 水平、体质指数（body mass index，BMI）和性别等］的作用更为显著。携带 6 个风险等位基因比携带 0~1 个风险等位基因的个体干预后的 25（OH）D 增幅要低 13.2 nmol/L，相当于需额外补充 860 IU/d 的维生素 D。此外，肥胖也会影响干预效能，当 BMI 每增加 1 kg/m^2，25（OH）D 升高幅度减少 1.9 nmol/L。③中国人的 VDBP 单

体型（Gc1F、Gc1S 和 Gc2）的分布频率与白人和黑人均存在显著差异。由于中国人有较高频率的 Gc1F，因而采用白人常用的单克隆抗体酶联免疫法（ELISA）可能会低估 VDBP 的水平，而多克隆抗体 ELISA 则能更准确地反映中国人的 VDBP 和 25（OH）D$_{Bio}$ 的水平。④只有 25（OH）D$_{Bio}$ 干预前后的变化值与血钙变化值显著正相关。⑤血液 25（OH）D 达 50.8 nmol/L 时能最大限度地抑制甲状旁腺素（PTH）水平，该阈值可能成为替代骨密度和骨折风险而作为评估维生素 D 是否缺乏的标准。⑥维生素 D$_3$ 显著增加血清骨形成标志物骨特异性碱性磷酸酶（BALP）的水平。周继昌等也通过干预发现，汉族成人 VDBP 的 Gc2 单体型（特别是 rs4588A）是维生素 D 营养水平［25（OH）D 浓度判断］低下的危险因素。杨丽琛等在研究中发现，18.4 ng/mL 可能是 25（OH）D 用于判定中国育龄女性维生素 D 缺乏的界值。以上研究提示，种族和个体间的遗传和肥胖表型均会影响机体的维生素 D 水平和干预的应答，也提供了一个很好的例子说明营养评估和补充需要有个体化和精准化。

此外，移动终端的普及以及相应软件的开发，也为营养摄入评估带来了极大的便利，再结合传统问卷和生物标记物的校正，能更好地反映营养摄入状况。例如：刘建蒙等通过电子版本 DHA-膳食频率问卷 DIET（DHA 摄入量评估）来收集评估 408 名健康妊娠妇女的 DHA 摄入状况，并计算研究发现 DHA 摄入量与血浆、胚胎和母乳 DHA 呈正相关；陶晔璇等在一项研究中通过与称重食品记录结果比较，验证了基于智能手机的食品摄影记录方法的有效性，并通过测量大学生的能量和营养摄入量，评估了该方法的实用性。

1.2.2　精准疾病风险评估与预测

各种组学技术的发展为精准的疾病预测提供了新的方法和思路。营养基因组学的提出有助于发现在膳食影响下与疾病风险相关的基因位点，从而尽早进行个体化干预和预防；代谢组学的研究能够揭示食物营养成分的代谢印记，是连接膳食成分和疾病风险的重要桥梁；宏基因组学的发展为研究肠道菌群的丰度、结构对不同膳食结构的生物反应以及疾病的预测提供了方法和策略等。总之，多组学技术的兴起和发展，为更精准的疾病预测提供了更有力的方法和依据。

1.2.2.1　基因组学和表观遗传组学

随着 GWAS 和测序技术的发展和应用，大量与疾病相关的易感基因位点被发现，为解析疾病发生的机制和疾病的预测提供了科学依据。然而，目前发现的疾病相关的易感基因位点对疾病的解释度有限。如现已发现上百个与肥胖（或腹型肥胖）和 BMI 相关的基因位点，但基因位点的功效都相对较低，只能解释 10%~20% 的个体间差异。而作为复杂性疾病，肥胖及相关的 2 型糖尿病、心血管疾病是遗传与环境因素相互作用的结果。例如，李铎教授团队通过对 622 例 2 型糖尿病患者和 293 名健康对照者的病例对照研究，发现红细胞膜的 α-亚麻酸（α-linolenic acid，ALA）与 9 个 2 型糖尿病遗传风险位点之间存在交互作用，在具有低遗传风险的个体中，红细胞磷脂 ALA 和 2 型糖尿病风险之间存在负相关，但在具有高遗传风险的人群中则不存在，该研究也在一定程度上解释了 n-3 多不饱和脂肪酸（n-3 PUFA）与 2 型糖尿病风险的多项研究结果不一致的现象。表观遗传在疾病的发生发展中也发挥了重要的作用。全基因组 DNA 甲基化阵列也是评价与疾病进展相关的表观遗传变化的重要手段，但目前国内与营养和疾病相关的表观遗传学方面的研究比较匮乏，主要还是基于动物模型的研究。例如，上海交通大学王才子教授团队通过小鼠体内实验以及肝细胞体外培养实验探究了胆碱对 DNA 甲基化修饰、关键基因 RNA 表达以及肝脏脂质代谢、线粒体膜电位和谷胱甘肽过氧化物酶（glutathione peroxidase，GSH-Px）酶活性等的影响，发现胆碱能够作为重要甲基供体，激活过氧化物酶体增殖物激活受体 α（PPARα）、肉碱棕榈酰转移酶 -I（carnitine palmitoyltransferase-1，CPT-I）和下调脂肪酸合酶（fatty acid synthase，FAS）基因表达，并且能够降低细胞内甘油三酯的积累，增加 GSH-Px 的酶活性。台湾大学的一项研究通过在阿尔茨海默病（Alzheimer's disease，AD）的小鼠模型以及人的 N2a-APP 细胞中运用免疫沉淀反应 -DNA 微阵列（immunoprecipitation-DNA microarray，MeDIP-chip）的方法探究了叶酸补充对 DNA 甲基化以及阿尔茨海默病的改善作用，发现叶酸补充能够上调与阿尔茨海默病病理机制相关的 JAK-STAT 信号通路和长期抑郁（the long-term depression，LTD）信号通路相关基因的甲基化水平，提示叶酸补充是预防和治疗阿尔茨海默病的重要手段。

1.2.2.2 代谢物生物标记

代谢组学的目的是分析体液和组织提取物中的所有小分子，通过整合多元数据探究特定信号对代谢途径和产物变化的影响。由于膳食、代谢组以及疾病之间存在密切关系，代谢物不仅能够揭示个体对膳食反应存在差异的潜在机制，发现能够被膳食修饰的新的代谢通路，并且可以发现与疾病预测相关的生物标记物和疾病的生理病理机制。近期，林旭研究团队通过对 1245 名完成中国老龄人口营养健康状况研究（The Nutrition and Health of Aging Population in China Study，NHAPC）6 年随访的志愿者的红细胞膜 PUFA 谱与 6 年后代谢综合征发病率的关联分析和网络分析发现：①基线红细胞膜总 n-6 PUFA 和三种长链 n-6 PUFA（22: 2n-6、22: 4n-6 和 22: 5n-6）能显著降低 6 年后代谢综合征发病风险；②在网络分析获得的代谢物模块中，长链 n-6 PUFA+ 超长链饱和脂肪酸模块与新发代谢综合征风险呈负相关，并且当短 - 中链（C5~C10）酰基肉碱模块水平较低时，该负关联关系更强（模块间交互作用 P=0.03），提示在中国人群中 n-6 PUFA 对心血管代谢具有保护作用，并且可能受到脂肪酸氧化状态的调控。广州营养与健康研究（Guangzhou Nutrition and Health Study，GNHS）对 2683 名社区志愿者进行了 5 年的追踪，通过分析红细胞膜的饱和脂肪酸组成与 2 型糖尿病发病风险的关系，在进行多因子校正之后，硬脂酸（18: 0）、花生酸（20: 0）等饱和脂肪酸与 2 型糖尿病风险存在显著正相关。华中科技大学潘安教授团队检测了 304 名糖尿病患者及其对照的 19 种血清非酯化脂肪酸的含量，发现脂肪酸 14: 0、16: 0、16: 1n7、18: 0、18: 3n3、20: 5n3、22: 6n3 均与糖尿病的发生风险呈正相关。在脂质组的相关研究中，北京基因组研究所孙英丽教授团队用 HPLC-MS 的方法检测了 293 名志愿者（114 名糖尿病患者，81 名前糖尿病患者和 98 名正常糖耐受志愿者）血清的脂质组成，发现糖尿病患者与非糖尿病或前糖尿病患者相比有 28 种脂质的显著差异，其中羟基丁酰基肉碱水平与空腹血糖、餐后 2 小时血糖、糖化血红蛋白和胰岛素抵抗指数（HOMA-IR）呈正相关，溶血磷脂酰胆碱（lysophos phatidyl choline，LPC），如 LPC（18：0）、LPC（18：1）和 LPC（18：2）等，均与 HOMA-IR 呈负相关，该研究提示在中国人群中 2 型糖尿病患者和糖尿病前期个体的血浆脂质改变特征和可能的机制。

线粒体脂质过载和大量不完全氧化脂肪酸（FAO）堆积导致的"线粒体应激"可能是造成胰岛素抵抗和糖尿病发生的重要机理之一。肉碱是转运长链脂肪酸进入线粒体内膜进行 β 氧化的重要载体，因而在线粒体脂肪代谢中起到重要作用。酰基肉碱作为肉碱代谢的中间产物在动物研究中能反映早期的 FAO 失衡和"线粒体应激"状况。林旭研究团队通过与曾嵘和吴家睿研究团队合作，采用液相色谱 – 串联质谱法对参加 NHAPC 项目的 2103 名志愿者的血浆酰基肉碱谱进行了检测，共检测到 34 种游离肉碱和酰基肉碱，发现血浆特定酰基肉碱（尤其是长链酰基肉碱）能显著增加 2 型糖尿病的 6 年发病风险，并且独立于 BMI、空腹血糖、糖化血红蛋白（HbA1c）和糖尿病家族史等多种已知的传统风险因素。此外，通过 ROC 曲线分析发现，若仅采用传统风险因素（包括糖尿病家族史、BMI、空腹血糖、HbA1c 和收缩压等）建立的模型，其曲线下面积（AUC）仅为 0.74，而当模型中加入特定酰基肉碱后，AUC 显著增加到 0.89，该结果表明酰基肉碱谱能显著增加 2 型糖尿病早期预测的效能。总之，该项研究是在全球首次通过前瞻性人群研究发现与线粒体脂肪代谢紊乱相关的酰基肉碱谱在 2 型糖尿病发生发展过程中的重要作用。该团队的另一项研究探究了 NHAPC 队列中的 1765 名志愿者基线的酰基肉碱和氨基酸组成与 6 年后肾功能下降发病风险的关系，在进行了多个风险因子的校正之后，发现长链酰基肉碱（C14：1OH、C18、C18：2 和 C20：4）、C3DC、C10 以及半胱氨酸等 7 种代谢物与 6 年后的肾功能下降显著相关。并根据肾功能分层（eGFR > 90 mL/min/1.73m^2）发现，在肾功能 1 期个体中，相比常规临床风险因素，添加所有标志物（炎性 + 氨基酸 + 酰基肉碱）可显著提升预测能力。该研究首次揭示了半胱氨酸和特定酰基肉碱可作为肾功能下降的早期标志物，与遗传和常规临床因素相比，组学标志物可显著提升在"肌酐空窗期"时预测肾功能下降的能力。华中科技大学公共卫生学院邬堂春教授团队对东风 – 同济（Dongfeng-Tongji，DFTJ）队列中 2078 名志愿者和江苏慢性非传染性疾病（Jiangsu Non-commmunicable Disease，JSNCD）研究中 1040 名志愿进行了巢式病例对照研究，通过分析人群的血清代谢物组成与糖尿病发病风险的关系发现，在校正了年龄、BMI、吸烟、饮酒、教育水平、体力活动、收缩压、高密度脂蛋白 – 胆固醇、甘油三酯、空腹血糖、糖尿病家族史等众多协变量后，酰基肉碱 C16（palmitoylcarnitine）与糖尿病发病风险显著相关。上述研究提示，酰基肉碱不仅在 2 型糖尿病等慢性病的发病过程中发挥重要的作用，而且可能作为疾病早期预测生物标记物。

而在氨基酸与疾病关系的研究方面，上海第六人民医院贾伟平团队对上海糖尿病研究（Shanghai Diabetes Study，SHDS）和上海肥胖研究（Shanghai Obesity Study，SHOS）中共429名志愿者进行了二次嵌套的病例对照研究，发现运用缬氨酸、亮氨酸、异亮氨酸、苯丙氨酸和酪氨酸共五种氨基酸构建的风险评分超过了传统临床标记物对2型糖尿病的预测效能。并发现在校正了糖尿病风险因子后，血清色氨酸含量与10年后2型糖尿病的发病风险成正相关，血清色氨酸含量较高的志愿者更倾向于有高胰岛素抵抗和分泌、高甘油三酯和高血压，结合血清色氨酸和传统风险因子构建的预测模型能够显著提高对2型糖尿病风险的预测能力。孙长颢团队通过一项包含4412名志愿者追踪4.7年的前瞻性队列研究发现，血浆中的黄嘌呤氧化酶（xanthine oxidase，OX）活性与2型糖尿病发病风险呈显著正相关，而且OX活性可以解释尿酸和2型糖尿病的关系。

1.2.2.3 离子组学研究进展

环境污染物对胰岛细胞损伤和2型糖尿病发病方面的病理作用日益引起国际糖尿病研究领域的关注。林旭与陈雁团队合作在NHAPC队列中，通过运用ICP-MS对2115名志愿者的尿液离子谱进行了检测，其中包括了28种矿物元素。首次发现随着尿液中镍浓度的增加，空腹血浆血糖、糖化血红蛋白、胰岛素以及胰岛素抵抗指数也随之升高；与那些尿镍水平最低组的个体相比，最高组个体的2型糖尿病患病风险增加了70%左右；尿镍与2型糖尿病患病率之间的显著相关性独立于炎性因子等多种已知风险因素。铬长期以来被认为是胰岛素作用的增强剂，然而，铬在人类2型糖尿病发展中的作用仍然存在争议。刘烈刚团队通过一项包含4443名志愿者（682名新诊断前糖尿病患者，1471名新诊断糖尿病患者和2290名健康对照）的病例对照研究证明，血浆铬浓度与前糖尿病和2型糖尿病患病风险呈显著负相关。其团队的另一项包含4447名志愿者（867名新诊断前糖尿病患者，1475名新诊断糖尿病患者和2105名健康对照）的病例对照研究中，还探究了血浆中镁离子水平与前糖尿病和2型糖尿病患病风险的关系，发现进行多变量校正之后镁离子水平与前糖尿病和2型糖尿病风险显著负相关。

可以看到，近年来国内应用基因组学、表观遗传组学、代谢组学和离子组学等方法对于疾病和代谢物的研究有所增加，但是系统地研究基因变异、膳食摄入，以及两者的交互作用与代谢表型变化对营养需求和疾病风险关系方面的研究仍相对匮乏。

1.2.2.4 肠道菌群在疾病预测中的研究进展

近年来众多研究发现，肠道菌群不仅能调节宿主的能量代谢、脂质积累，而且能提供每日约10%的能量，产生多种维生素，如叶酸和维生素K，影响药物的代谢和反应；同时能影响宿主免疫系统的发育和防止病原微生物，并影响宿主低度慢性炎症和胰岛素抵抗等。继环境因素（膳食因素和体力活动）和遗传因素之后，肠道菌群作为"超级器官"已成为肥胖、糖尿病、心血管疾病等代谢性疾病风险密切相关的重要因素。

随着测序费用的降低和生物信息学分析技术的发展，肠道微生物与健康的关系已成为国际上研究的热点。例如，赵立平教授团队通过等能量的膳食干预研究以及宏基因组数据分析发现，膳食中摄入较多的纤维素能够促进产短链脂肪酸（short chain fatty acid，SCFA）菌株的生长，同时显著降低血红蛋白水平。而这些有益菌群的生长能够抑制吲哚、硫化氢等有害物质的产生，提示肠道菌群可能通过发酵纤维素等人自身不能消化的碳水化合物产生短链脂肪酸，短链脂肪酸的缺乏与糖尿病风险相关。北京阜外医院蔡杰教授团队对 42 名健康人、56 名血压偏高以及 99 名原发性高血压患者进行了宏基因组以及代谢谱分析，发现与健康的对照相比，患者微生物的丰富度和多样性有很大的差别，普氏菌属（Prevotella）和克雷白氏杆菌属（Klebsiella）的丰度增加；并且通过无菌鼠移植实验证实：肠道菌群能够对宿主血压产生直接影响。宁光团队通过对肥胖和非肥胖的个体的宏基因组及代谢组学检测分析，发现与肥胖相关的肠道菌群多形拟杆菌（Bacteroides thetaiotaomicron）的丰度与血浆中代谢物谷氨酸显著相关；同时还发现手术减重能显著逆转与肥胖相关的微生物和代谢改变，其中包括减少与肥胖相关的多形拟杆菌和血清谷氨酸浓度升高。

除了探究菌群的结构和丰富度与疾病风险的关系外，一些研究探究了菌群的代谢产物［如氧化三甲胺（trimethylamine-N-oxide，TMAO）、胆碱（choline）以及甜菜碱（betaine）等］与疾病风险的关系。南方医科大学尹俊等发现，在慢性肾脏病患者中 TMAO 的浓度较高，同时机会致病菌如 γ - 变形菌的比例也较高，而玫瑰球菌科、粪球菌科和瘤胃球菌科等有益菌的比例较低，并且慢性肾脏病患者肾功能受损和肠道菌群失调导致了血浆中 TMAO 水平升高。而中山大学的研究者通过病例对照研究（60 名非酒精脂肪肝和 35 名对照）以及横断面研究（1628 人）探究了 TMAO、胆碱以及甜菜碱与非酒精脂肪肝风险的关系，发现 TMAO、胆碱以及甜菜碱 / 胆碱的比例与非酒精脂肪肝风险呈负相关。刘烈刚教授团队通过展开病例对照研究（1346 名病例，1348 名对照），发现 TMAO 水平与 2 型糖尿病的患病风险之间存在显著正相关，TMAO- 产生黄酮单氧合酶（TMAO-generating enzyme flavin monooxygenase 3，FMO3）多肽性位点与 TMAO 之间不存在交互作用。该团对另一项研究通过病例 - 对照研究（433 名妊娠期糖尿病患者，433 名对照）以及巢式病例对照研究（267 名妊娠期糖尿病和 522 名对照）发现，TMAO 水平与妊娠期糖尿病风险呈正相关。

总之，目前国内已有多个团队通过基因组学、代谢组学、宏基因组学等组学手段发现了众多与疾病风险相关的生物标记物，并探究了其潜在的作用机制。但真正关于生物标记物对疾病风险预测方面的研究数据仍有限，尤其是缺乏通过整合多组学数据对个体的营养需求和疾病风险进行评估和预测的研究，因此要实现个体化营养仍有很长的路要走。

1.2.3 疾病易感性研究新成果

近年国内多个研究团队通过队列追踪、膳食干预等结合 GWAS 研究，在中国人群中鉴定出众多东西方共有或中国人群特有的疾病或营养相关突变位点，为基因筛查、营养干预和疾病预防提供了重要线索。例如，瑞金医院等与范德比尔特大学医学院合作研究中，对 250 万个与腹型肥胖相关的单核苷酸多态性（SNP）位点在 53052 名和 48312 名亚洲人中分别对腰围和腰臀比的关联关系进行了荟萃分析，并分别在验证人群中对其中筛选的 33 个 SNP 进行了验证。在控制了 BMI 后，发现了在 *EFEMP1*、*ADAMTSL3*、*CNPY2* 和 *GNAS* 基因附近的 4 个新基因位点与腰围（WC）显著相关；在 *NID2* 和 *HLA-DRB5* 基因附近的 2 个基因位点与腰臀比（WHR）显著相关；并发现了在未控制 BMI 条件下 *CEP120*、*TSC22D2* 和 *SLC22A2* 基因附近 3 个基因位点与腰围相关。功能富集分析显示，这些新鉴定的基因座，主要位于促肾上腺皮质素释放激素信号、促性腺激素释放激素信号和（或）细胞周期素依赖蛋白激酶 5（cyclin-dependent kinase 5，CDK5）信号相关基因上，这项研究为东亚人群腹型肥胖的遗传贡献研究提供了新的线索。在顾东风院士主持的一项基于 11816 名中国人的队列研究中，通过 GWAS 分析新发现 4 个与高血压相关的位点，其中 3 个分别位于 *CACNA1D*、*CYP21A2* 和 *MED13L* 上，另一个位点位于 *SLC4A7* 基因附近，并在 69146 人中进行了验证；在其团队另一项针对 14473 名中国人的外显子组关联研究荟萃分析中，验证了 24 个已报道过的突变位点，在这些突变位点中有 6 个位点，包括 4 个低频率位点和 2 个正常频率突变，在中国人群中表现出不同于先前在欧洲人群中发现的关联性关系；该项研究还发现 3 个新的非编码区突变，分别位于 *LPA*、*LIPC* 和 *LDLR* 中。另外，该研究还发现基因 *PCSK9*、*HMGCR*、*LPA*、*APOA5* 和 *LDLR* 的独立变体与冠状动脉疾病风险增加有关，*PCSK9*、*HMGCR* 和 *CEPT* 中罕见或低频突变也表现出与血脂水平的强烈关联（$P < 2.8 \times 10^{-6}$），以上研究还整合分析了来自 6534 个样本的 1000 个基因组计算数据。这项研究表明等位基因的突变频率具有种族（中国人群和欧洲人群）差异性，并提示包括种族、环境等在内的差异会导致关联关系的差异性。

基因的突变除了影响疾病的易感性，同时还会导致个体对营养或药物的应答产生差异性。例如前面提到的李铎教授团队对 2 型糖尿病患者和健康志愿者进行的病例 - 对照研究中，还结合了基因风险评分系统，阐述了在中国 2 型糖尿病患者中红细胞膜 ALA 与 9 个 2 型糖尿病遗传风险位点之间存在交互作用。另外，在其团队的一项随机双盲对照研究中，150 名 2 型糖尿病患者被随机分成两组，一组提供 ω-3 脂肪酸，另一组对照组。该研究发现，ω-3 脂肪酸与 *CD36* 在甘油三酯水平有显著的交互作用，与 *PPAGR* 在 LDL-c 水平有显著的交互作用。研究还发现，红细胞膜 ω-3 脂肪酸变化量与 NOS3 在甘油三酯、总胆固醇和 HDL-c/ 总胆固醇的比值水平有交互作用；该研究表明，在 *CD36*、*NOS3* 和 *PPARG* 上不同基因型的 2 型糖尿病患者对 ω-3 补充剂干预的血脂情况反应不同。贾伟平等通过对 220 名新诊断 2 型糖尿病患者的 *SLC47A1* 进行基因型分组（G/G，G/A，A/A），经过一年的口服二甲双胍治疗，通过追踪发现，A/A 组 HbA1c 下降水平显著高于其他两组，在校正了年龄、性别、基线 HbA1c 和糖尿病病程后，HbA1c 的改变量仍然与基因型具有显著相关性。研究还通过药代动力学和数据模型分析发现，A/A 纯合子个体可能是通过降低二甲双胍的排泄来提高治疗效果。其团队另一项针对 *SLC22A2* 等位基因（G/G，G/T，T/T）的研究，同样经过一年的二甲双胍治疗和追踪发现，G/T 型患者 HbA1c 的下降水平显著高于其他两组，研究证明二甲双胍的降血糖作用可以被 *SLC22A2* 808 位点的 G 到 T 突变加强。中国药科大学来茂德教授团队在一项研究发现一个东亚人普遍存在的特异位点 rs671（*ALDH2*），与中国汉族人代谢综合征相关，并且在饮酒人群中相关性更加突出。

传统观点通常认为基因型的效应是固定的，终生不变的。但越来越多的证据表明，基因型的效应不是完全固定的，其与饮食和生活方式等环境因素是相互作用的。研究基因和环境的交互作用对个体化营养和公共卫生的意义重大。而上述研究为个体获知其是否携带高危基因提供依据，通过基因筛查，不同个体可以根据自身筛查结果制定个体化干预或行动来预防疾病，保持健康，比如具有酒精代谢缓慢基因型的个体应该限制酒精的摄入，易胖尤其是向心性肥胖人群需要加强运动或者改善饮食结构来加强体重控制等。

1.2.4 发现更为精准的营养干预靶点

通过营养干预来预防或者治疗疾病是最为经济和有效的防控措施，而相关干预靶点的发现是实施营养干预的核心。目前世界上较为热点的干预靶点研究主要集中在肠道菌群或代谢组学的相关研究上。国内在肠道菌群方面研究开展较早的主要是上海交大的赵立平团队，赵立平教授在 2010 年就提出"慢性病的肠源性学说"，其团队积极推动系统生物学理念在微生物生态学领域特别是人体肠道菌群研究中的应用，注重发展用代谢组学和元基因组学相结合的方法研究肠道菌群在肥胖、糖尿病等复杂疾病中的作用，并积极探讨用肠道菌群的整体结构变化来监测人体健康变化、评价中医药疗效的问题，开始形成一个新的以元基因组学研究为核心的人体系统生物学新方向，为国内肠道菌群的研究发展提供了很多经验和借鉴。例如前面提到的一项随机对照实验中，赵立平等经过 3 个月的干预研究发现，富含膳食纤维的饮食可以调节 2 型糖尿病患者的肠道菌群，增加特定的肠道有益菌菌株，分泌更多的短链脂肪酸，高膳食纤维组有 89% 的患者的糖化血红蛋白达标，空腹血糖和餐后血糖也都明显下降。李铎团队在一项等能量但脂肪含量不同的饮食干预项目中发现：低脂饮食与菌群 α 多样性、布劳特氏菌属（*Blautia*）和粪便杆菌属增加相关，高脂饮食与另枝菌属（*Alistipes*）和拟杆菌属增加、粪便杆菌属减少相关；高脂饮食组粪便中的短链脂肪酸显著低于其他组；低脂饮食组中，与代谢疾病有关的代谢产物对甲酚和吲哚含量降低；高脂饮食与粪便中花生四烯酸和脂多糖合成增加、血浆中促炎因子增加相关。该研究为高脂饮食的潜在危害提供了实锤性质的证据，对发展中和发达国家的膳食指南制定都可能产生一定指导。

此外，李松涛等在《肝病学》（*Hepatology*）发文首次证明了生物体高度保守的 NAD$^+$ 依赖的去乙酰化酶 3（SIRT3）在调控脂毒性诱导的非酒精性脂肪肝（NAFLD）过程中发挥着关键作用。该研究还提示 SIRT3 有望成为 NAFLD 的新型防治靶点。在另一项研究中其团队还首次揭示了核转录因子 Nrf2 激活引起的极低密度脂蛋白受体（VLDLR）的过高表达是诱发酒精性脂肪肝（ALD）的新机制，创新性提出干预肝细胞的 VLDLR 表达（如利用 VLDLR 抗体阻断）将为营养干预和临床治疗 ALD 提供新思路，对开发治疗 ALD 的营养干预和疾病防治有重要意义。杨建军等在宁夏城市居民代谢综合征相关因素及筛检指标的研究中发现，膳食因素与宁夏城市社区居民发生代谢综合征关系密切，应采取膳食营养干预措施来有效预防；在代谢综合征筛检指标中，应以腰围、BMI 作为人群筛检与早期辅助诊断的两项最佳指标，建议宁夏城市 18~75 岁居民，男性以腰围 ≥ 85.95 cm、BMI ≥ 24.78 kg/m^2，女性以腰围 78.25 cm、BMI ≥ 24.72 kg/m^2 为筛查代谢综合征的临界值。在糖尿病研究方面，孙长颢团队首次发现高血脂患者在 OGTT 后硬脂酸水平显著升高；而在高血脂小鼠中抑制 SREBP-1c，可以降低血糖挑战后的硬脂酸水平，改善胰岛素抵抗，因此可成为糖尿病防治中的新靶点。其团队的另一项研究表明，肥胖女性体内组氨酸水平降低，补充组氨酸能够抑制肥胖女性体内炎症和氧化应激，降低血清游离脂肪酸水平，改善胰岛素抵抗；可作为肥胖和胰岛素抵抗防治的新的营养干预靶点。另外，前面提到的李颖教授团队的前瞻性队列研究也暗示抑制黄嘌呤氧化酶活性可能会成为降低糖尿病发病风险的新策略。

1.2.5　个体化营养疗法与推荐

基因组、表观遗传组、肠道微生物组和代谢组乃至环境等因素的差异决定了个体化营养需求的差异。针对不同的差异性制定个体化的干预方案能更加精确有效地进行疾病预防或者健康状态的改善。相关方面的研究主要依赖于对不同人群组学等个体化分析来得出不同的干预方案。例如，林旭团队在维生素 D 干预中的研究发现，提供 2000 IU/d 的维生素 D$_3$ 补充量可以提高 25（OH）D 和 25（OH）D$_{Bio}$ 的浓度，然而并不是所有人都可以通过补充来改善维生素 D 的缺乏。研究发现，有 25% 的维生素 D 缺乏的受试者状况未能得到改善，而这可能是由于基因的差异而导致的营养吸收问题，提示了这类人群可能需要通过其他的方式来补充维生素 D 或者制定个体化的维生素 D 补充方案或干预计划；也验证了之前报道的不同基因型 VDBP 的亲和力存在差异性，而在相同 25（OH）D 浓度下，中国人维生素 D 生物利用浓度更高。张晓雯等通过研究早期肠内营养护理对重症烧伤患者营养状况及胃肠道耐受性影响，发现针对重症烧伤患者实施早期肠内营养的护理干预措施，可改善其营养指标，提高患者胃肠道的耐受性，缩短治疗疗程。哈灵侠等通过研究高蛋白饮食及规律运动对肥胖型多囊卵巢综合征（PCOS）患者的影响，发现针对肥胖型 PCOS 患者采用高蛋白饮食结合规律运动，可在一定程度上改善其内分泌激素及糖脂代谢紊乱，是一种经济有效的 PCOS 的治疗方法。

国内另一项较为有名的营养补充与疾病治疗相关的研究为霍勇教授等开展的中国卒中一级预防试验（CSPPT）队列研究，CSPPT 共纳入了 20702 名无卒中或心肌梗死史的45~75 岁的原发性高血压患者，进行了长达 5 年的随访。所有患者先用依那普利进行 3 周预治疗，并接受基因型检测（*MTHFRC677TCC*、*CT* 和 *TT* 三种基因型）。随后，患者随机、双盲分成两组：单纯依那普利治疗组和"依那普利 10 mg+ 叶酸 0.8 mg"合剂组。前者每日仅服用 10 mg 依那普利，入组 10354 例患者；后者每日服用 10 mg 依那普利和 0.8 mg 叶酸的复方制剂，入组 10348 例患者。研究显示，尽管两组血压控制相当，但依那普利加叶酸合剂组的初次脑卒中发生率显著低于单纯使用依那普利组（P=0.003）。总体来看，使用依那普利加叶酸合剂治疗高血压，可以降低约 21% 的脑卒中风险，疗效优势在给药半年后开始显现，并随时间累加。同时基于该实验的另一项研究结果还表明，服用叶酸还降低了慢性肾病的发病风险。该研究指出了慢性病患者营养需求的重要性，引起了国内外的广泛关注。

此外，除了针对新干预靶点的研究外，国内在功能性食物方面相关研究也取得一定进展。例如，刘烈刚团队在一项病理对照研究中证明全麦小麦和黑麦摄入的生物标志物血浆烷基间苯二酚代谢物与卒中风险负相关。一项动物研究实验发现，含有植物甾醇 α - 亚麻酸酯的亚麻籽油能够改善 ApoE 缺陷小鼠的动脉粥样硬化以及优化总体脂质水平，抑制炎症和减少氧化应激。郭长江团队通过为期 18 周的随机对照研究揭示，在 2 型糖尿病患者中，巴西绿色蜂胶具有明显的抗氧化作用；其团队在另一项研究中开发了一种新型运动饮料粉 Jxdrink，它含有高分子量的多糖 Jxsac。在人体和动物实验中，Jxdrink 都被发现可以有效延缓疲劳的发生。孙长灏等通过对 50 名空腹血糖受损志愿者分别用葡萄糖、白米饭和青稞进行糖负荷实验，并检测代谢组和血糖相关指标，发现青稞组的葡萄糖、胰岛素、赖氨酸和 γ - 氨基丁酸的曲线下面积明显降低，表明青稞负荷产生较低的餐后葡萄糖和胰岛素反应，使氨基酸和生物胺的代谢产生变化并改善胰岛素敏感性。

1.3 个体化营养与健康研究新观点、新思路

1.3.1 从进化的角度研究营养代谢应答

人类在进化过程中会通过改变与营养素吸收、转运、储存、代谢相关的基因以便适应食物和特有环境压力，即改变"营养适应性"。由于我们物质文化的普遍适应性，一些人类群体已经占据了极端环境，强化了对现有基因组变异的选择。例如，Hlusko 等发现，在末次冰盛时期，为了适应低紫外线暴露的环境，在维生素 D 缺乏的情况下增加重要营养素的运输，北亚和东亚的人群中定向选择了与乳腺导管分支相关的基因突变 *EDAR* V370A；为了适应富含淀粉食物，欧亚人群拥有更多唾液淀粉酶基因（*AMY1*）拷贝数，以便更有效地分解食物中的淀粉；为了适应水稻驯化之后的饮酒文化，东亚人群定向选择了一类醇脱氢酶序列突变位点（class I alcohol dehydrogenase sequence polymorphism，ADH1BArg47His）；等等。

近年来，国内也有一些关于"营养适应"的研究。例如：锌转运蛋白的研究表明，为了适应不同的锌和膳食状况，东亚和非洲的锌转运基因（zinc transporter genes，ZTGs）进行了相反方向的定向选择；为了应对缺铁环境，欧亚人群进化出了不同的 HFE 基因变异

来促进非血红素铁（non-heme iron）的吸收；在高海拔环境中生活的中国西藏人群，为了适应低氧环境，进化出了与低血红蛋白水平相关基因 *EPAS1* rs142764723 C/C 相关的突变。基因再进化中的差异性选择也造成不同的营养适应性，以及特定地域或群体营养结构的个体化差异。

1.3.2 父母营养失衡对子代的影响

1.3.2.1 影响母乳中营养成分的因素

母乳是婴幼儿 50% 的能量来源，研究表明母乳喂养对婴幼儿的身体健康具有重要的意义，母乳喂养不仅能够降低传染性疾病的发病风险以及死亡风险，促进婴幼儿认知以及身体的发育，同时也能够降低婴幼儿成年之后患肥胖、糖尿病、CVD 以及其他代谢性疾病的风险。

研究表明，母乳成分会受遗传、环境因素、婴儿性别、感染状况以及母亲的生活方式（包括饮食习惯）的影响。母亲的膳食代谢途径也会影响母乳成分，如脂肪酸的浓度、脂溶性维生素以及水溶性维生素 B_6 和维生素 B_{12} 等与母亲膳食摄入量关系比较密切。因此，明确母体膳食对母乳营养成分的影响对保障婴幼儿健康的生长和发育具有重要的作用，目前国内对此方面也开展了多项重大研究。中国疾病预防与控制中心荫士安教授团队通过对覆盖中国 11 个省（自治区、直辖市）的 6481 名哺乳期妇女进行横断面分析，首次大规模地探究了影响母乳中乳铁蛋白浓度的多种因素（如母乳阶段、种族以及膳食因素等），结果发现，不同哺乳阶段的母乳中乳铁蛋白浓度存在显著浓度差异；孕妇的 BMI、年龄、分娩方式、娩程、蛋白质摄入量和血清白蛋白浓度等因素均与母乳中乳铁蛋白浓度无关；母乳中的乳铁蛋白浓度存在较大的地区差异和种族差异。

浙江大学李铎团队通过用 GC-MS 方法分析杭州（*n*=202）、兰州（*n*=133）和北京（*n*=142）三个地区的共 377 名哺乳期女性的不同哺乳期母乳的脂肪酸组成和对母体膳食摄入进行评估，发现母乳中的脂肪酸含量受到哺乳期以及地区等因素的影响，三个地区哺乳期女性存在较大的膳食差异，因此不同的饮食习惯可能是导致三个地区母乳中不同脂肪酸组成的重要因素。除了脂肪酸外，母乳中的脂溶性维生素（如维生素 A 和维生素 E 等）在改善新生儿的抗氧化压力方面发挥重要的作用。该团队通过对上述的 377 名哺乳期女性不同哺乳期的维生素 A 和维生素 E 的含量进行分析，发现随着哺乳期进程的推进，维生素 A 和维生素 E 的含量在不断下降，并且母乳中的维生素含量也存在着显著的地区差异。该团队还通过对 32 名哺乳期女性进行膳食摄入评估以及母乳的雌二醇（estradiol，E_2）、雌三醇（estriol，E_3）以及孕酮的含量进行检测，发现不同的哺乳期 E_2、E_3 以及孕酮的含量存在较大的差别，并且孕酮的浓度与蛋白质、脂肪酸、蔬菜及肉类和蛋类的摄入呈负相关，母乳中 E_3 的含量与豆类的摄入呈显著的正相关；还证明母乳中的表皮生长因子（EGF）、转化生长因子-α（TGF-α）水平受到哺乳周期、地区以及膳食因素的影响。

由此可见，母乳中的蛋白质、脂质以及激素等生物活性成分受到哺乳周期、地区、种族等的影响，尤为重要的是，母体的膳食摄入也会对母乳的成分产生重要的影响。而类似研究也为不同地区哺乳期女性的个体化膳食指南提供了科学的依据。

1.3.2.2 宫内营养以及生命早期营养对婴幼儿后期健康的影响

随着"节俭表型"的假说被广泛认可，越来越多的证据表明，社会经济条件、营养模式和整体健康状况等早期生命暴露，即使在几十年后也会对生物反应和慢性病风险产生影响。目前已经提出了几种早期生命暴露的生物嵌入机制，如早期生活的社会经济地位可以通过下丘脑–垂体–肾上腺轴（HPA）的解除管制、炎症过程以及神经功能和结构等生物过程进行生物嵌入，基因表达和上述系统的正常功能是由表观遗传学控制的，因此介导上述过程的关键机制是表观遗传学。

国内探究宫内营养或生命早期营养对婴幼儿后期健康影响的研究主要包括孕期营养和生命早期营养对婴幼儿时期和成年后健康的影响。神经管缺陷（neural tube defects，NTD）是严重的先天畸形，李铎教授团队通过开展包含 77 名患 NTD 的流产胎儿以及 160 个健康的新生儿的病例对照研究，发现胎盘 C20: 4n–6/C20: 5n–3 的比率以及 TXB_2/6–keto–PGF_{1a} 含量与 NTD 风险呈显著正相关，提示 C20: 4n–6/C20: 5n–3 的比率以及 TXB_2/6–keto–PGF_{1a} 含量能够增加 NTD 的风险。除了探究宫内营养对婴幼儿时期健康的影响，也有研究探究了生命早期营养对婴幼儿健康的影响，该团队也通过对嘉兴出生队列中的 43848 名婴幼儿进行 4~5 年的追踪，发现较早地添加辅食与 BMI 的 Z 评分以及超重风险呈正相关。这些研究揭示了宫内营养以及生命早期营养对婴幼儿时期健康的重要意义。

另外有研究提示，中国自身发展的特殊时期对于宫内营养或生命早期营养的作用也存在影响，这也为个体化营养的制订引入了新的变量。例如，中国在 1959—1961 年间经历了饥荒，华中科技大学同济医学院的一项研究探究了东风–同济队列中的 8742 名志愿者在胎儿或者儿童时期（0~9 岁）饥荒的暴露与成年之后高血压发病风险的关系，发现与未暴露饥荒的人相比，胎儿时期，儿童早、中及后期暴露饥荒的志愿者分别能增加 24%、44%、67% 以及 111% 的发生高血压的风险，这与之前的研究结果一致，然而并没有发现饥荒暴露与 BMI 之间的交互作用，这可能与 BMI 数据是在志愿者 50 多岁的时候检测的有关。何孟兵教授团队进一步对该队列中的 7801 名志愿者胎儿或儿童时期饥荒暴露与糖尿病风险的关系进行了探究，发现与未暴露饥荒的志愿者相比，儿童中期暴露饥荒的志愿者糖尿病的发生风险增加，儿童中、后期暴露饥荒的志愿者高血糖的发生风险增加；根据性别进行分层分析发现，在儿童中、后期暴露饥荒的女性志愿者有较高的糖尿病以及高血糖的风险，但在男性中未发现这种趋势。此外，胎儿时期经历过饥荒的人能够增加 38% 的糖尿病发生风险，这可能与较小的出生体重会增加胰岛素抵抗以及产前营养不良会导致 DNA 甲基化信号成年后转向相反的代谢表型相关。孙长颖教授团队开展的绥化饥荒队列研究发现，生命早期暴露于饥荒状态，不仅可使自身在成年后肥胖、糖尿病和高血压发病风险增加，而且还可以使后代发病风险增加。上述研究表明，生命早期营养不良会增加成年后罹患糖尿病、高血压等慢性病的风险。

综上，哺乳阶段、地区、种族以及母体的膳食摄入等因素都会影响母乳中营养成分的组成，并且宫内营养以及生命早期营养对婴幼儿时期以及成年之后的健康具有重要的意义，这些研究为孕妇以及婴幼儿提供合理的膳食指南提供了科学的依据。同时，关于宫内营养或生命早期营养对婴幼儿健康影响的机制（如 DNA 甲基化等）的人群研究以及国际的最新理念"营养记忆"（父亲的营养也会影响婴幼儿的健康）相关的人群研究十分匮乏。

1.4 国内相关重大计划和研究项目

随着国家经济的发展和人民生活的改善，营养健康相关研究的重要性已经开始凸显，针对不同人群制定个体化的营养方案将能更准确有效地进行疾病预防。国家科技部、基金委、各地方政府等也相继推出重大研究专项，为营养健康相关研究的发展提供支持和保障。例如科技部"十三五""精准医学研究"重点专项，本专项以我国常见高发、危害重大的疾病及若干流行率相对较高的罕见病为切入点，构建百万级自然人群国家大型健康队列和重大疾病专病队列，建立多层次精准医学知识库体系和生物医学大数据共享平台，突破新一代生命组学大数据分析和临床应用技术，建立大规模疾病预警、诊断、治疗与疗效评价的生物标志物、靶标、制剂的实验和分析技术体系，形成重大疾病的精准防诊治方案和临床决策系统，建设中国人群典型疾病精准医疗临床方案的示范、应用和推广体系，为显著提升人口健康水平、减少无效和过度医疗、避免有害医疗、遏制医疗费用支出快速增长提供科技支撑。

根据在科学基金网络信息系统（ISIS）网站查询结果，2015—2018 年期间国家自然科学基金资助了多项人类营养（申请代码：H2603）研究项目，其中主要与个体化营养与干预相关的研究有华中科技大学"微量元素硒在 T2D 发生发展中的作用及干预研究"（负责人刘烈刚，批准金额 240 万元）和复旦大学"基于肠道菌群－代谢表型新策略研究膳食对生活方式相关疾病的预防作用机制"（负责人何更生，批准金额为 300 万元）。在地方政府中，上海市首批市级科技重大专项"国际人类表型组计划（一期）"于 2018 年 3 月 25 日在复旦大学启动，该项目作为上海建设具有全球影响力的科技创新中心的重要举措，聚集了国内外百余名科学家，通过对人体从宏观至微观的多个层次的表型特征进行跨尺度多维度研究，首次在国际上建立先进的人类表型组学研究平台，全面制定我国人群健康表型组标准化技术体系，构建中国首例健康人群表型图谱及数据库。这些项目的开展与实施将为我国营养健康发展与疾病防控起到重大推动作用，为最终建立多种符合中国人群和亚人群的遗传和代谢表型特征的合理营养标准、膳食指南、个体化营养干预模式以及国家相关政策的制定提供科学依据。

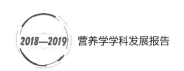

1.5 国内重要研究平台与研究团队

目前国内在营养健康和慢性非传染性疾病领域的研究发展迅速，在主要的科研机构和高校中都建立了相关研究平台和重点实验室或团队。部分较大的研究团队有：上海交通大学附属医院瑞金医院宁光院士领导的内分泌相关疾病研究团队；复旦大学金力院士领导的医学遗传学及遗传流行病学（心血管疾病、风湿病、肿瘤等）、计算生物学、人类群体遗传学和基因组学等相关研究团队；上海营养与健康研究所的中国科学院营养代谢与食品安全重点实验室；华中科技大学同济医学院公共卫生学院邬堂春、刘烈刚等研究团队；陆军军医大学营养与食品安全研究中心；重庆市营养与食品安全重点实验室；重庆市医学营养研究中心；青岛大学营养与健康研究院李铎团队；哈尔滨医科大学孙长颢研究团队等。

除此之外，主要相关的重要技术和数据平台如上海营养与健康研究所中国科学院计算生物学重点实验室（生物医学大数据与健康管理中心）、华大基因等，为个体化营养研究的开展提供了技术和分析手段的支持。

2. 国内外研究进展比较

2.1 国际重大研究计划和重大研究项目

美国国立卫生研究院（NIH）Frank B. Hu 教授在《从精准医学到精准公共卫生》中提到，将精准医学的理念应用在流行病学和公共卫生领域，流行病学将由此从"黑箱"流行病学演进成系统流行病学。这种方式同样可以应用到营养学当中，利用现有的各种组学技术，把多种组学研究整合在大型人群队列研究中，借此更好地解释暴露因素与疾病风险之间的生物机制。目前世界上最大型的成熟队列是英国牛津大学建立的基于欧洲人群的 UK biobank 和基于中国人群的 China Kadoorie Biobank（CKB）。据不完全统计，2015—2019 年由 CKB 产出的相关研究成果发表文章超过 140 篇，其中包括 *Lancet*、*BMJ*、*JAMA*、*Nature Medicine* 等著名期刊，由此可见 CKB 为营养与慢性疾病相关研究提供了重要的研究材料和众多重大成果。

国际上许多营养研究相关的重要机构也纷纷提出个体化营养相关概念与项目。自从美国前总统奥巴马在国情咨文演讲中提出了"精准医学"计划后，美国 NIH 在 2015 年预算提案中的四个主要关注点之一便是"精准医学"。美国《2016—2021 国家营养科研路线图》由美国人类营养学研究跨机构委员会主持，有 90 多位来自美国农业部、卫生和公众服务部、国防部、商务部、美国联邦贸易委员会、国家科学基金会、白宫科学技术政策办公室等多个机构的专家参与。而美国营养学会提出的 6 个营养研究重点中，"饮食应答的多样性"就是针对个体化营养提出，旨在根据每个人的需要提供个体化的营养建议。荷兰应用科学研究机构（TNO）在其"健康生活"的路线规划中也提出了更好地理解疾病和健康，并将个体化营养与健康膳食作为重点研究项目。欧洲营养学会联合会在近期研究焦点中，也将更好地理解食物选择的决策作为其目标，旨在建立具有强大解释力的食物选择预测模型，并为改进公共卫生政策提供证据基础。

2.2 国外个体化营养与健康研究最新进展

2015 年，《细胞》（*Cell*）在线发表了 D. Zeevi 等的文章，文章指出现有的控制血糖代谢紊乱的饮食推荐的功效有限。他们通过对 800 人一周葡萄糖水平的检测和对 46898 餐的反应测量发现，个体间对同一餐的反应具有高度可变性，表明普遍饮食建议可能具有有限的效用。通过机器学习算法，整合队列中测量的血液指标、饮食习惯、人体测量学、体力活动和肠道微生物数据，准确地预测了个体对真实膳食的餐后血糖反应，并在一个独立的100 人队列中验证了这些预测。最终，在一项双盲随机对照干预实验中，基于该算法的干预组展示出了显著性的更低的餐后血糖应答和相应肠道菌群改变。这项研究结果表明，个体化饮食可以更好地改变餐后血糖应答及其代谢结果。这项研究引起了广泛关注，也引起了对个体化营养需求研究的广泛关注。

2.2.1 区别化营养的概念

2017 年美国《慢性病制定膳食参考摄入量指导原则》中指出，50% 的美国成年人存在慢性疾病，提出针对慢性疾病重点和疾病预防建立膳食摄入推荐（dietary reference intakes，DRIs）并提出了针对慢性疾病的医疗食品。P. J. Stover 等通过分析中国 CSPPT 研究也提出需要思考慢性病患者需要怎样的营养需求，他提出当考虑疾病管理的营养需求时，需要了解组织特定的营养状况。不仅要考虑全身生物标志物，还要考虑病变组织中营养状况的生物标志物。还需要了解疾病状况下的必需营养素需求，以恢复疾病的功能。最后，需要考虑如何针对干细胞进行组织更新和再生。这种与疾病相关的区别化营养需求是在满足健康人维持生命或体内平衡所需的营养需求的基础上，校正了疾病过程对营养素的吸收、代谢以及排泄等效应导致的营养需求的变化，这个概念被称为区别化营养（distinctive nutritional requirements，DNRs）。与 DRIs 相比，DNRs 主要关注的人群是临床上的慢性疾病患者，根据疾病分类、疾病亚型进行特定的医疗食品干预，恢复患者由疾病引起的营养不良和生理功能的缺失。Valter Longo 等通过研究发现，4 天的禁食模拟饮食（fasting mimicking diet，FMD）能够诱导小鼠 *Sox17* 和 *Pdx-1* 的逐步表达，类似于胰腺发育期间的状况，并在随后由 Ngn3 驱动胰岛 B 细胞的再生。FMD 在 1 型糖尿病和 1 型糖尿病小鼠模型中能够恢复胰岛素分泌和葡萄糖稳态。在人类 1 型糖尿病胰岛中，禁食可以降低PKA 和 mTOR 活性并诱导 *Sox2* 和 *Ngn3* 表达和胰岛素产生，这种现象可以通过 IGF-1 处理被逆转，然后通过抑制 PKA 和 mTOR 而重现。这些结果表明，FMD 促进胰腺细胞的重编程以恢复来自 1 型糖尿病患者的胰岛中的胰岛素生成并且逆转小鼠模型中的 1 型糖尿病和 1 型糖尿病表型。

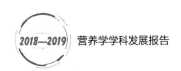
2.2.2 表型可塑性研究

近年来，欧洲的一些学者将健康定义为器官适应挑战的能力，认为代谢健康的关键特征是其可塑性（flexibility）能够在一个巨大的持续改变的环境条件下（如应激、饥饿或进食等）重获内稳态平衡的能力，而测量表型可塑性则可能成为量化健康的必要组成部分。近年来在欧盟的营养技术项目（NutriTech）的框架下，欧洲国家的研究人员开始聚焦探讨那些能反映人体表型可塑性的标记物。其中，荷兰的科学家在国际上最早建立了表型可塑性试验（phenotypic flexibility，PhenFlex）。通过给予标准混合餐，对进餐后人体多种代谢物和激素动态改变所需时间和变化水平进行系统评估，以判断不同个体在维持和重获内稳态方面的能力和代谢健康状况。van den Broe 等发现可塑性标记比那些空腹标记物的反应更为敏感。通过在 100 名不同年龄和脂肪比例的健康志愿者中开展表型可塑性试验，他们发现年龄和体脂比例的增加均可导致不同程度的表型可塑性受损。而糖尿病患者对 PhenFlex 的反应也与正常人不同。在男性糖尿病患者中，对高血糖表型有重要影响的包括胰、肝、肌肉、脂肪、肠道、系统性压力、血管和肾脏均存在不同程度的适应性反应受损，其中尤其是以降低糖代谢和代谢应激的可塑性为主。而在另一项减肥干预研究中，J. Fiamoncini 等运用混合餐耐量试验和餐后代谢组学谱动态改变及代谢表型的聚类特征，将 70 名肥胖受试者分为表型 A 和表型 B。与 A 表型相比，表型 B 个体表现为较慢的葡萄糖清除率、较高的内脏和肝脏脂肪堆积（即有代谢综合征表型），同时尿液代谢组数据也提示这些个体的膳食较为不健康，即把膳食结构与混合餐耐量试验急性应答联系起来。然而通过 12 周限制能量膳食减重约 5.6 千克后，在整体上减重并未显著改善胰岛素和血糖应答。但在根据表型特征分析时，只有表型 B 的个体在混合餐耐量试验的餐后血糖应答有显著改善，提示表型 B 个体对减肥引起的代谢改善更为敏感，但基于空腹血的代谢组检测却无法区分表型 A 和表型 B。

2.2.3 基于纵向大数据的精准健康

精准健康依赖于个体水平的疾病风险评估、早期临床状况检测、干预和预防策略。多组学技术的发展和可穿戴设备的出现为深层次的分子层面分析和生理材料获取提供了重要的工具和技术手段。Michael P. Snyder 等建立了包含 109 名有 2 型糖尿病风险的志愿者的前瞻性队列研究。这项研究进行了长达 8 年（中位数 2.8 年）的季度性样本采集，并对样本进行个体化的整合分析，包括临床检测、多组学分析（包括基因组、免疫组、转录组、蛋白质组、代谢组、微生物组）、影像学检测和可穿戴设备数据分析等。该研究揭示了超过 67 项具有临床可操作性的发现，包括发现了胰岛素抵抗具有强烈的异质性等，还确定了与代谢、心血管疾病和癌症等相关的多分子信号通路。该研究建立了基于组学的胰岛素抵抗预测模型，该模型具有替代传统繁杂检测的潜力。并且该实验还使得大多数参与者的运动和饮食等生活方式发生了改变。另外，Leroy Hood 等进行了一项针对 108 名志愿者的利用个体化密集动态数据云分析的健康研究。该研究主要在 9 个月内对志愿者进行了 3 个时间点的样本采集和数据分析，分析主要包括临床检测、多组学分析和日常运动监测。利用这些数据，研究者建立了一个相关性网络，该网络揭示了生理和疾病相关的分析物集合。通过分析物集合的内部连结能够识别出多种已知的和候选的生物标志物，例如谷氨酰胺酪氨酸与心脏代谢疾病的临床指标紧密相关。研究者还通过计算来自 127 种性状和疾病的多基因评分，揭示了部分多基因风险的分子相关性，例如炎症性肠病的遗传风险与血浆胱氨酸呈负相关。这项研究分析最终被用于指导和帮助志愿者改善临床指标水平。类似研究表明，基于个体化的纵向大数据分析（包括临床检测、多组学、影像学、可穿戴设备监测等）能够为个体提供精准的干预指导和疾病预防方案，有利于提高个体对自身健康和疾病状态的理解，也包括对疾病早期转化的预测、干预和预防。

2.2.4 其他重要研究最新进展

除了新研究思路和概念的提出，近几年国际上在队列和干预研究上也取得了众多研究成果，包括前面提到的 UK Biobank 和 CKB 两大队列生物数据库。此外，美国护士健康研究（Nurses' Health Study，NHS）和医疗专业人员随访研究（Health Professionals Follow-up Study，HPFS）两个大型前瞻性队列研究探究了植物来源和动物来源蛋白、不同脂肪酸来源以及膳食质量等对死亡风险的影响；基于瑞舒伐他汀干预试验（Justification for the Use of Statins in Prevention：An Intervention Trial Evaluating Rosuvastatin，JUPITER）队列的研究探究了膳食胆固醇以及鸡蛋摄入与心血管发病风险以及全因死亡风险的关系。西班牙 PREDIMED 研究通过对干预 1 年前后 983 名志愿者的尿液代谢组检测，分别发现了与地中海膳食和低脂饮食关联的代谢产物；并基于该队列探究脂质代谢数据与 1 年后心血管疾病发病风险的关系，发现基线脂质代谢谱与 1 年后心血管疾病风险的相关性，部分阐释了地中海膳食与心血管风险存在负相关的病理机制。牛津大学的研究人员通过检测参加 EPIC 队列的 379 名不同饮食习惯（以肉类为主、以鱼类为主、素食者、严格素食者）的健康男性的血液代谢组发现，79% 的代谢物在不同饮食习惯的志愿者中具有显著差异：以肉类为主的志愿者的酰基肉碱水平最高，而严格素食者最低；以鱼类为主的志愿者和素食者的氨基酸和部分有机胺类化合物水平最高。美国哈佛大学叶凯雄等发现了素食基因，发现严格的素食主义者主要通过内源性合成长链的多不饱和脂肪酸（long chain polyunsaturated fatty acids，LCPUFA），而为了适应这种膳食模式，编码不饱和脂肪酸合成酶的基因 *FADS2* 的 rs66698963 位点进行了定向选择，当该位点插入 22bp 的片段时，能促进 *FADS1* 基因的表达，从而促进 LCPUFA 的合成，这种定向选择广泛存在于非洲、东亚和南亚等人群中。

2.3 我国研究现存的优势与不足

2.3.1 存在的优势

自从跨入 21 世纪，我国的科学技术发展就以大跨步的方式前进，与生物学、医学等领域相关的研究机构和企业如雨后春笋般增长，为国内营养和流行病学研究提供了有力的支持。例如，国家和各地方政府纷纷大力出资支持公共卫生和健康事业的发展，通过地方政府与高校或研究机构合作，或者地方政府与社会力量合作兴建相关高校和研究机构（上海科技大学、西湖大学等），大力发展公共卫生和营养健康相关学科，为相关研究打下了坚实的基础。另外，如华大基因等一众国内具有强大的自主研发能力和创新能力的公司的发展，为组学研究和大数据分析提供了可靠的设备和手段等。

中国特有的多民族、地域广袤、饮食文化多样、历史悠久等因素，为国内个体化营养健康的研究提供了天然的丰厚资源。多民族不同的遗传特点丰富了人类遗传数据库，多地域饮食文化的差异和食物的丰富多样性有利于发现新的功能性食品或对疾病有预防或治疗效果的食物成分；庞大的人口也为低发病率流行病的发病机制等相关研究提供了可能性。此外，近年来国家和地方政府的重视和项目上的大力支持，国内经济、人口素质和教育水平的飞速提升，均为各方面的科学研究打下了坚实的基础。国内营养健康相关研究也有迎头追赶欧美各国的势头。

2.3.2　存在的不足

目前我国对于个体化营养与健康的研究相较于欧美各国总体上仍然处于滞后的状态，主要原因是我国技术起步晚，不同地区经济发展不平衡，使得研究数据和资料分配不平衡。另外，我国对营养健康相关科学研究的重点发展也起步较晚，还缺乏系统性的综合各学科人才和技术设备的大型长期追踪队列和干预研究。虽然食物的多样性为国内营养研究提供了丰富的资源，但烹饪的复杂性也为干预研究中营养素的控制和定量带来麻烦；大陆相关社会餐饮行业公司对于营养精度的把控和自动化程度仍然在很大程度上落后于欧美日甚至韩国和我国港台地区。这些方面的劣势与不足需要我们高度重视，不断推进中国营养健康事业的发展。

3. 发展趋势与对策

3.1　未来5年发展的战略需求

需要大规模的人群追踪和干预研究生物样本库。

（1）多组学研究需要大量的经费、高素质的专业人员和质量稳定的检测平台。

（2）对样本质量要求很高，需要有一整套严格控制的操作流程和训练有素的研究团队。

（3）营养生物标记物的有效性不仅需要在不同的人群中验证，而且还需要与膳食问卷和称重法进行比照验证。

（4）需要在结合流行病学和生物信息学基础上发展新的计算方法对这类多维数据进行整合和分析。

3.2　未来 5 年重点发展方向

（1）明确中国人群和亚人群的膳食、营养素（宏量和微量营养素）摄入和相关的生物标记物的特征，以及不同性别、年龄、地域、民族之间的差异程度。

（2）发现和总结特定群体和个体的营养代谢表型特征，建立个体化的营养需求标准和评估标准。

（3）明确不同个体和亚人群对特定膳食组成的多样性反应的机理；阐明特定食物活性成分对健康的影响，以及了解遗传、表观遗传和肠道菌群对食物代谢应答的修饰作用和机制。

（4）通过对食物成分的多组学研究，发现特定营养素、食物活性成分相关的生物标记物，明确其与人体营养代谢标记的关系及调控因素。

（5）明确与重大慢性疾病迅速流行相关的主要膳食环境因素，以及基因 – 基因、基因 – 营养素和基因 – 表型的相互作用对营养素代谢的影响。

（6）发现对重大慢性疾病具有早期预警能力的营养代谢生物分子标记物，并建立相应的预测模型。

（7）从人类进化、生命早期营养等个多角度解析营养和基因相互作用对特定营养需求和疾病易感性的生物学和病因学机制。

（8）在发展多组学检测、数据分析技术的基础上还应大力发展用于精确评估营养素在体内的生物利用率的新技术、新方法和生物学标记物。

（9）进一步完善和更新我国食物营养素成分库和生物活性物数据库，以便为最终建立多种符合中国人群和亚人群的遗传和代谢表型特征的合理营养标准、膳食指南和营养干预模式，为国家相关政策的制定提供科学依据，为个体化营养奠定基础。

3.3　未来 5 年发展对策

（1）建立具有代表性的中国人群系统营养学数据库：通过营养基因组学研究解析中国人群和亚人群营养代谢特征并最终实现"个体化营养"的重要前提是建立大规模的人群营养流行病学队列和干预研究的数据库。有机整合我国主要科研机构的多组学营养流行病学人群队列和具有代表性的全国性营养与健康状况以及营养干预研究数据库，发掘能反映中国人群膳食结构和营养素、能量摄入的客观营养标记物和评估方法。

（2）新的视角探讨与中国人群特定营养需求和疾病易感性的生物学基础：明确合理的营养需求不仅需要了解特定人群和亚人群在对膳食和食物代谢应答和疾病易感性的差异方面，更重要的是要了解导致多样性的生物学基础。从而为今后制定个体化营养干预策略提供理论基础，同时有助于实现从"关联分析"到"因果分析"和病因学基础研究的跨越。

（3）创新营养科学研究方法：营养科学的发展离不开研究方法的创新。要改变我国目前营养科学研究手段单一和缺乏客观性检测方法的现状，需要大力发展多组学、稳定同位素标记、代谢舱、数码和影像学等先进的检测技术，并将新技术与传统问卷和如称重法（金标准）等手段收集的膳食信息和人体检测信息进行比对和验证。整合经典流行病学和多组学，以及数码、影像学等多层次生物大数据，实现分析流程的规范化和自动化，并通过分析系统的大规模部署和复制，最终实现从传统营养流行病学分析向以大数据驱动的智能化模型的建立与分析的方向转变，为今后个体化营养的研究和应用提供坚实的技术和数据支撑。

（4）鼓励多学科合作的机制和评估体系：由于个体化营养研究是建立在科研院所、大学和 CDC 系统、医院、农业和食品科学等多部门多单位协同和包括营养学、流行病学、遗传学、生物信息学、社会学等多领域跨学科的交叉合作基础上，因此，需要在国家层面建立相关的项目资助、考评和鼓励机制，才能推进理论、实验科学的协同创新，并在短时间内实现追赶国际前沿和满足我国居民营养健康重大需求的目标，并在慢性非传染性疾病防控方面取得突破性的进展。

（5）建立促进基础研究向应用转化的机制：个体化研究为由治疗为主向健康促进和疾病预防的个体化营养健康管理的应用奠定了基础。而从基础到应用的实质性转化囊括了：流行病学、营养学、生物统计学、计算机科学等多层次大数据信息技术的整合运用；标准化的中国人营养健康评估体系和相关的软件开发；营养代谢生物标记物检测方法和试剂盒等的研发；个体健康信息存储系统和云服务、远程营养咨询，以及通过移动终端 APP、社交网站等工具进行宣教、互动和管理的系统。为了促进应用转化，除了国家专项基金的资助外，应建立相应的奖励机制（如免税等）鼓励企业等应用单位的资金投入，以推动基础研究成果的转化和应用进程。

参考文献

［1］Ohlhorst S D, et al. Nutrition research to affect food and a healthy life span［J］. Am J Clin Nutr, 2013, 98（2）：620–625.

［2］van Ommen B, et al. Systems biology of personalized nutrition［J］. Nutr Rev, 2017, 75（8）：579–599.

［3］Scalbert A, et al. The food metabolome：a window over dietary exposure［J］. Am J Clin Nutr, 2014, 99（6）：1286–1308.

［4］Wang D D, Hu F B. Precision nutrition for prevention and management of type 2 diabetes［J］. Lancet Diabetes Endocrinol, 2018, 6（5）：416–426.

［5］Laursen L. Interdisciplinary research：big science at the table［J］. Nature, 2010, 468（7327）：S2–S4.

［6］刘小兵，等. 锌营养评价方法在中国农村 2~5 岁儿童中的应用［J］. 卫生研究，2016，45（5）：749–752.

［7］Hu Y, et al. Discovery and fine-mapping of loci associated with MUFAs through trans-ethnic meta-analysis in Chinese and European populations［J］. J Lipid Res, 2017, 58（5）：974–981.

［8］ Zhu J, et al. Interaction between a common variant in FADS1 and erythrocyte polyunsaturated fatty acids on lipid profile in Chinese Hans［J］. J Lipid Res, 2013, 54（5）: 1477–1483.

［9］ Hu Y, et al. Genome-wide meta-analyses identify novel loci associated with n–3 and n–6 polyunsaturated fatty acid levels in Chinese and European-ancestry populations［J］. Hum Mol Genet, 2016, 25（6）: 1215–1224.

［10］ Yao P, et al. A dose-response study of vitamin D3 supplementation in healthy Chinese: a 5-arm randomized, placebo-controlled trial［J］. Eur J Nutr, 2016, 55（1）: 383–392.

［11］ Yao P, et al. Effects of genetic and nongenetic factors on total and bioavailable 25（OH）D responses to vitamin D supplementation［J］. J Clin Endocrinol Metab, 2017, 102（1）: 100–110.

［12］ Zhou J C, et al. The GC2 haplotype of the vitamin D binding protein is a risk factor for a low plasma 25-hydroxyvitamin D concentration in a Han Chinese population［J］. Nutr Metab（Lond）, 2019（16）: 5.

［13］ Shao Y Y, et al. Validation of an online dietary assessment tool［J］. Wei Sheng Yan Jiu, 2017, 46（2）: 272–276.

［14］ Liu M J, et al. A correlation study of DHA dietary intake and plasma, erythrocyte and breast milk DHA concentrations in lactating women from coastland, lakeland, and inland areas of China［J］. Nutrients, 2016, 8（5）.

［15］ Kong K M, et al. Validity and practicability of smartphone-based photographic food records for estimating energy and nutrient intake［J］. Asia Pac J Clin Nutr, 2017, 26（3）: 396–401.

［16］ Wang F, et al. Associations of plasma amino acid and acylcarnitine profiles with incident reduced glomerular filtration rate［J］. Clin J Am Soc Nephrol, 2018, 13（4）: 560–568.

［17］ Heianza Y, Qi L. Gene-diet interaction and precision nutrition in obesity［J］. Int J Mol Sci, 2017, 18（4）.

［18］ Kovatcheva-Datchary P, et al. Dietary fiber-induced improvement in glucose metabolism is associated with increased abundance of prevotella［J］. Cell Metab, 2015, 22（6）: 971–982.

［19］ Lawlor D A, et al. Mendelian randomization: using genes as instruments for making causal inferences in epidemiology［J］. Stat Med, 2008, 27（8）: 1133–1163.

［20］ Akiyama M, et al. Genome-wide association study identifies 112 new loci for body mass index in the Japanese population［J］. Nat Genet, 2017, 49（10）: 1458–1467.

［21］ Zheng J S, et al. Genetic risk score of nine type 2 diabetes risk variants that interact with erythrocyte phospholipid alpha-linolenic acid for type 2 diabetes in Chinese Hans: a case-control study［J］. Nutrients, 2017, 9（4）.

［22］ Zhu J, et al. The effects of choline on hepatic lipid metabolism, mitochondrial function and antioxidative status in human hepatic C3A cells exposed to excessive energy substrates［J］. Nutrients, 2014, 6（7）: 2552–2571.

［23］ Chen T F, et al. Folic acid potentiates the effect of memantine on spatial learning and neuronal protection in an Alzheimer's disease transgenic model［J］. J Alzheimers Dis, 2010, 20（2）: 607–615.

［24］ Lin J S, et al. Erythrocyte saturated fatty acids and incident type 2 diabetes in Chinese men and women: a prospective cohort study［J］. Nutrients, 2018, 10（10）.

［25］ Lu Y H, et al. Serum lipids in association with type 2 diabetes risk and prevalence in a Chinese population［J］. J Clin Endocrinol Metab, 2018, 103（2）: 671–680.

［26］ Zhong H, et al. Lipidomic profiling reveals distinct differences in plasma lipid composition in healthy, prediabetic, and type 2 diabetic individuals［J］. Gigascience, 2017, 6（7）: 1–12.

［27］ Sun L, et al. Early prediction of developing type 2 diabetes by plasma acylcarnitines: a population-based study［J］. Diabetes Care, 2016, 39（9）: 1563–1570.

［28］ Chen T L, et al. Branched-chain and aromatic amino acid profiles and diabetes risk in Chinese populations［J］. Sci Rep, 2016（6）: 20594.

［29］ Chen T L, et al. Tryptophan predicts the risk for future type 2 diabetes［J］. PLoS One, 2016, 11（9）: e0162192.

［30］ Li X, et al. Elevated serum xanthine oxidase activity is associated with the development of type 2 diabetes: a prospective cohort study［J］. Diabetes Care, 2018, 41（4）: 884–890.

［31］ Liu G, et al. Nickel exposure is associated with the prevalence of type 2 diabetes in Chinese adults ［J］. Int J Epidemiol, 2015, 44（1）：240–248.

［32］ Chen S J, et al. Inverse association of plasma chromium levels with newly diagnosed type 2 diabetes：a case–control study ［J］. Nutrients, 2017, 9（3）.

［33］ Chen S J, et al. Association of plasma magnesium with prediabetes and type 2 diabetes mellitus in adults ［J］. Sci Rep, 2017, 7（1）：12763.

［34］ Clemente J C, et al. The impact of the gut microbiota on human health：an integrative view［J］. Cell, 2012, 148（6）：1258–1270.

［35］ Sommer F, Backhed F. The gut microbiota—masters of host development and physiology ［J］. Nat Rev Microbiol, 2013, 11（4）：227–238.

［36］ Marchesi J R, et al. The gut microbiota and host health：a new clinical frontier ［J］. Gut, 2016, 65（2）：330–339.

［37］ Zhao L P, et al. Gut bacteria selectively promoted by dietary fibers alleviate type 2 diabetes ［J］. Science, 2018, 359（6380）：1151–1156.

［38］ Li J, et al. Gut microbiota dysbiosis contributes to the development of hypertension ［J］. Microbiome, 2017, 5（1）：14.

［39］ Liu R, et al. Gut microbiome and serum metabolome alterations in obesity and after weight–loss intervention ［J］. Nat Med, 2017, 23（7）：859–868.

［40］ Xu K Y, et al. Impaired renal function and dysbiosis of gut microbiota contribute to increased trimethylamine–N–oxide in chronic kidney disease patients ［J］. Sci Rep, 2017, 7（1）：1445.

［41］ Chen Y M, et al. Associations of gut–flora–dependent metabolite trimethylamine–N–oxide, betaine and choline with non–alcoholic fatty liver disease in adults ［J］. Sci Rep, 2016（6）：19076.

［42］ Shan Z L, et al. Association between microbiota–dependent metabolite trimethylamine–N–oxide and type 2 diabetes ［J］. Am J Clin Nutr, 2017, 106（3）：888–894.

［43］ Li P Y, et al. Plasma concentration of trimethylamine–N–oxide and risk of gestational diabetes mellitus ［J］. Am J Clin Nutr, 2018, 108（3）：603–610.

［44］ Kraniotou C, et al. Predictive biomarkers for type 2 of diabetes mellitus：Bridging the gap between systems research and personalized medicine ［J］. J Proteomics, 2018.

［45］ Wen W Q, et al. Genome–wide association studies in East Asians identify new loci for waist–hip ratio and waist circumference ［J］. Sci Rep, 2016（6）：17958.

［46］ Lu X F, et al. Genome–wide association study in Chinese identifies novel loci for blood pressure and hypertension［J］. Hum Mol Genet, 2015, 24（3）：865–874.

［47］ Lu X F, et al. Coding–sequence variants are associated with blood lipid levels in 14473 Chinese ［J］. Hum Mol Genet, 2016, 25（18）：4107–4116.

［48］ Zheng J S, et al. Replication of a gene–diet interaction at CD36, NOS3 and PPARG in response to omega–3 fatty acid supplements on blood lipids：a double–blind randomized controlled trial ［J］. EBioMedicine, 2018（31）：150–156.

［49］ He R, et al. SLC47A1 gene rs2289669 G>A variants enhance the glucose–lowering effect of metformin via delaying its excretion in Chinese type 2 diabetes patients ［J］. Diabetes Res Clin Pract, 2015, 109（1）：57–63.

［50］ Hou W L, et al. Polymorphism of organic cation transporter 2 improves glucose–lowering effect of metformin via influencing its pharmacokinetics in Chinese type 2 diabetic patients ［J］. Mol Diagn Ther, 2015, 19（1）：25–33.

［51］ Zhu Y M, et al. Susceptibility loci for metabolic syndrome and metabolic components identified in Han Chinese：a multi–stage genome–wide association study ［J］. J Cell Mol Med, 2017, 21（6）：1106–1116.

［52］ 王冬, Frank B H. 从精准医学到精准公共卫生 ［J］. 中华内分泌代谢杂志, 2016, 32（9）：711–715.

［53］ Zhao L P, Shen J. Whole-body systems approaches for gut microbiota-targeted, preventive healthcare［J］. J Biotechnol, 2010, 149（3）: 183-190.

［54］ Wan Y, et al. Effects of dietary fat on gut microbiota and faecal metabolites, and their relationship with cardiometabolic risk factors: a 6-month randomised controlled-feeding trial［J］. Gut, 2019.

［55］ Li S T, et al. Sirtuin 3 acts as a negative regulator of autophagy dictating hepatocyte susceptibility to lipotoxicity［J］. Hepatology, 2017, 66（3）: 936-952.

［56］ Wang Z G, et al. Nuclear factor（erythroid-derived 2）-like 2 activation-induced hepatic very-low-density lipoprotein receptor overexpression in response to oxidative stress contributes to alcoholic liver disease in mice［J］. Hepatology, 2014, 59（4）: 1381-1392.

［57］ 李宏宇. 宁夏城市居民代谢综合征相关因素及筛检指标的研究［D］. 宁夏医科大学，2013.

［58］ Chu X, et al. Sterol regulatory element-binding protein-1c mediates increase of postprandial stearic acid, a potential target for improving insulin resistance, in hyperlipidemia［J］. Diabetes, 2013, 62（2）: 561-571.

［59］ Feng R N, et al. Histidine supplementation improves insulin resistance through suppressed inflammation in obese women with the metabolic syndrome: a randomised controlled trial［J］. Diabetologia, 2013, 56（5）: 985-994.

［60］ Du S S, et al. Effects of histidine supplementation on global serum and urine（1）H NMR-based metabolomics and serum amino acid profiles in obese women from a randomized controlled study［J］. J Proteome Res, 2017, 16（6）: 2221-2230.

［61］ Powe C E, et al. Vitamin D-binding protein and vitamin D status of black Americans and white Americans［J］. N Engl J Med, 2013, 369（21）: 1991-2000.

［62］ Huo Y, et al. Efficacy of folic acid therapy in primary prevention of stroke among adults with hypertension in China: the CSPPT randomized clinical trial［J］. JAMA, 2015, 313（13）: 1325-1335.

［63］ Xu X, et al. Efficacy of folic acid therapy on the progression of chronic kidney disease: the renal substudy of the China stroke primary prevention trial［J］. JAMA Intern Med, 2016, 176（10）: 1443-1450.

［64］ Stover P J, Berry R J, Field M S. Time to think about nutrient needs in chronic disease［J］. JAMA Intern Med, 2016, 176（10）: 1451-1452.

［65］ Sun T P, et al. Plasma alkylresorcinol metabolite, a biomarker of whole-grain wheat and rye intake, and risk of ischemic stroke: a case-control study［J］. American Journal of Clinical Nutrition, 2019, 109（2）: 442-448.

［66］ Han H, et al. Flaxseed oil containing alpha-linolenic acid ester of plant sterol improved atherosclerosis in ApoE deficient mice［J］. Oxidative Medicine and Cellular Longevity, 2015.

［67］ Zhao L T, et al. Brazilian green propolis improves antioxidant function in patients with type 2 diabetes mellitus［J］. International Journal of Environmental Research and Public Health, 2016, 13（5）.

［68］ Liu L Y, et al. Postprandial differences in the amino acid and biogenic amines profiles of impaired fasting glucose individuals after intake of highland barley［J］. Nutrients, 2015, 7（7）: 5556-5571.

［69］ Hlusko L J, et al. Environmental selection during the last ice age on the mother-to-infant transmission of vitamin D and fatty acids through breast milk［J］. Proc Natl Acad Sci USA, 2018, 115（19）: E4426-E4432.

［70］ Yong R Y, et al. Complex copy number variation of AMY1 does not associate with obesity in two east asian cohorts［J］. Hum Mutat, 2016, 37（7）: 669-678.

［71］ Peng Y, et al. The ADH1B Arg47His polymorphism in east Asian populations and expansion of rice domestication in history［J］. BMC Evol Biol, 2010（10）: 15.

［72］ Zhang C, et al. Differential natural selection of human zinc transporter genes between african and non-african populations［J］. Sci Rep, 2015（5）: 9658.

［73］ Ye K X, et al. Natural selection on HFE in Asian populations contributes to enhanced non-heme iron absorption［J］. BMC Genet, 2015（16）: 61.

［74］ Shao J, et al. Evolutionary significance of selected EDAR variants in Tibetan high-altitude adaptations ［J］. Sci China Life Sci, 2018, 61（1）: 68–78.

［75］ Gartner L M, et al. Breastfeeding and the use of human milk ［J］. Pediatrics, 2005, 115（2）: 496–506.

［76］ Daniels M C, Adair L S. Breast-feeding influences cognitive development in Filipino children ［J］. J Nutr, 2005, 135（11）: 2589–2595.

［77］ Isaacs E B, et al. Impact of breast milk on intelligence quotient, brain size, and white matter development ［J］. Pediatr Res, 2010, 67（4）: 357–362.

［78］ Grummer-Strawn L M, Mei Z. Does breastfeeding protect against pediatric overweight? Analysis of longitudinal data from the Centers for Disease Control and Prevention Pediatric Nutrition Surveillance System ［J］. Pediatrics, 2004, 113（2）: e81–e86.

［79］ Koletzko B. Long-term consequences of early feeding on later obesity risk ［J］. Nestle Nutr Workshop Ser Pediatr Program, 2006（58）: 1–18.

［80］ Owen C G, et al. Does breastfeeding influence risk of type 2 diabetes in later life? A quantitative analysis of published evidence ［J］. Am J Clin Nutr, 2006, 84（5）: 1043–1054.

［81］ Owen C G, et al. Effect of breast feeding in infancy on blood pressure in later life: systematic review and meta-analysis ［J］. Bmj, 2003, 327（7425）: 1189–1195.

［82］ Ballard O, Morrow A L. Human milk composition: nutrients and bioactive factors ［J］. Pediatr Clin North Am, 2013, 60（1）: 49–74.

［83］ Innis S M. Human milk: maternal dietary lipids and infant development ［J］. Proc Nutr Soc, 2007, 66（3）: 397–404.

［84］ Koletzko B. Human milk lipids ［J］. Ann Nutr Metab, 2016, 69（S2）: 28–40.

［85］ Bernt K M, Walker W A. Human milk as a carrier of biochemical messages ［J］. Acta Paediatr Suppl, 1999, 88（430）: 27–41.

［86］ Novak E M, Innis S M. Impact of maternal dietary n-3 and n-6 fatty acids on milk medium-chain fatty acids and the implications for neonatal liver metabolism ［J］. Am J Physiol Endocrinol Metab, 2011, 301（5）: E807–E817.

［87］ Dorea J G. Selenium and breast-feeding ［J］. Br J Nutr, 2002, 88（5）: 443–461.

［88］ Innis S M. Impact of maternal diet on human milk composition and neurological development of infants ［J］. Am J Clin Nutr, 2014, 99（3）: 734s–741s.

［89］ Yang Z Y, et al. Concentration of lactoferrin in human milk and its variation during lactation in different Chinese populations ［J］. Nutrients, 2018, 10（9）.

［90］ Jiang J J, et al. Changes in fatty acid composition of human milk over lactation stages and relationship with dietary intake in Chinese women ［J］. Food Funct, 2016, 7（7）: 3154–3162.

［91］ Jiang J J, et al. Retinol and alpha-tocopherol in human milk and their relationship with dietary intake during lactation ［J］. Food Funct, 2016, 7（4）: 1985–1991.

［92］ Lu M, et al. Concentrations of estrogen and progesterone in breast milk and their relationship with the mother's diet ［J］. Food Funct, 2017, 8（9）: 3306–3310.

［93］ Lu M, et al. Epidermal growth factor and transforming growth factor-alpha in human milk of different lactation stages and different regions and their relationship with maternal diet ［J］. Food Funct, 2018, 9（2）: 1199–1204.

［94］ Demetriou C A, et al. Biological embedding of early-life exposures and disease risk in humans: a role for DNA methylation ［J］. Eur J Clin Invest, 2015, 45（3）: 303–332.

［95］ Li K, et al. High ratios of C20: 4n-6/C20: 5n-3 and thromboxane B2/6-Keto-Prostaglandin F1alpha in placenta are potential risk contributors for neural tube defects: a case-control study in Shanxi province, China ［J］. Birth Defects Res, 2017, 109（8）: 550–563.

［96］ Zheng J S, et al. Complementary feeding and childhood adiposity in preschool-aged children in a large Chinese cohort ［J］. J Pediatr, 2015, 166（2）: 326-331.e2.

［97］ Yu C, et al. Exposure to the Chinese famine in early life and hypertension prevalence risk in adults ［J］. J Hypertens, 2017, 35（1）: 63-68.

［98］ Wang J, et al. Exposure to the Chinese famine in childhood increases type 2 diabetes risk in adults ［J］. J Nutr, 2016, 146（11）: 2289-2295.

［99］ Li J, et al. Prenatal exposure to famine and the development of hyperglycemia and type 2 diabetes in adulthood across consecutive generations: a population-based cohort study of families in Suihua, China ［J］. Am J Clin Nutr, 2017, 105（1）: 221-227.

［100］ Zeevi D, et al. Personalized nutrition by prediction of glycemic responses ［J］. Cell, 2015, 163（5）: 1079-1094.

［101］ Cheng C W, et al. Fasting-mimicking diet promotes Ngn3-Driven beta-cell regeneration to reverse diabetes ［J］. Cell, 2017, 168（5）: 775-788 e12.

［102］ Huber M, et al. How should we define health? ［J］. BMJ, 2011（343）: d4163.

［103］ van Ommen B, et al. Phenotypic flexibility as key factor in the human nutrition and health relationship ［J］. Genes Nutr, 2014, 9（5）: 423.

［104］ Fiamoncini J, et al. Plasma metabolome analysis identifies distinct human metabotypes in the postprandial state with different susceptibility to weight loss-mediated metabolic improvements ［J］. FASEB J, 2018, 32（10）: 5447-5458.

［105］ Schussler-Fiorenza Rose S M, et al. A longitudinal big data approach for precision health ［J］. Nat Med, 2019, 25（5）: 792-804.

［106］ Price N D, et al. A wellness study of 108 individuals using personal, dense, dynamic data clouds ［J］. Nat Biotechnol, 2017, 35（8）: 747-756.

［107］ Song M, et al. Association of animal and plant protein intake with all-cause and cause-specific mortality ［J］. JAMA Intern Med, 2016, 176（10）: 1453-1463.

［108］ Sotos-Prieto M, et al. Association of changes in diet quality with total and cause-specific mortality ［J］. N Engl J Med, 2017, 377（2）: 143-153.

［109］ Khera A V, et al. Cholesterol efflux capacity, high-density lipoprotein particle number, and incident cardiovascular events: an analysis from the JUPITER trial（justification for the use of statins in prevention: an intervention trial evaluating rosuvastatin）［J］. Circulation, 2017, 135（25）: 2494-2504.

［110］ Toledo E, et al. Plasma lipidomic profiles and cardiovascular events in a randomized intervention trial with the mediterranean diet ［J］. Am J Clin Nutr, 2017, 106（4）: 973-983.

［111］ Schmidt J A, et al. Metabolic profiles of male meat eaters, fish eaters, vegetarians, and vegans from the EPIC-Oxford cohort ［J］. Am J Clin Nutr, 2015, 102（6）: 1518-1526.

［112］ Kothapalli K S, et al. Positive selection on a regulatory insertion-deletion polymorphism in FADS2 influences apparent endogenous synthesis of arachidonic acid ［J］. Mol Biol Evol, 2016, 33（7）: 1726-1739.

［113］ Ye K X, et al. Dietary adaptation of FADS genes in Europe varied across time and geography ［J］. Nat Ecol Evol, 2017（1）: 167.

撰稿人：吴延普　陈双双　孙　亮　林　旭

膳食、肠道微生物与健康

1. 我国发展现状

1.1 概述

肠道微生物（microbiota）是一个被忽略的人体最大"内分泌器官"，它是一个由细菌、病毒、古生菌、真菌和原生生物构成的复杂体系，由于目前的研究多采用 16S rRNA 基因或宏基因组测序，主要研究了其中的细菌部分，因此本文同时使用了"微生物群"与"菌群"这两个概念，没有严格区分。人体肠道微生物第一项里程碑式的研究工作是斯坦福大学 David Relman 教授实验室完成的，他们采用一代测序技术首先确认了人体肠道内细菌的种类，大约有 400 种不同的细菌，其中有 80% 是未培养的物种。随后，欧盟启动了人类肠道宏基因组计划（MetaHIT），美国 NIH 设立了人类微生物组计划（HMP），欧美投资数十亿美元用于全面分析人体肠道菌群的结构和特性及其与疾病或健康的互作机制研究，积极抢占科技制高点。华盛顿大学 Jeffrey Gordon 教授实验室首先发现肥胖症与肠道菌群的关联性，由此开启了肠道菌群快速发展的大门。

虽然我国在膳食与肠道微生物领域开展的研究相对较晚，但近年来通过应用基因组学、表观遗传组学和代谢组学等方法，对于肠道菌群和膳食两者的交互作用与代谢表型变化和疾病风险关系方面的研究取得了重要的成果。但是，由于我国还缺乏像国外系统性的、大型长期追踪队列和干预研究，也缺乏揭示膳食宏量和微量营养元素与肠道微生物的详细互作机制的关键基础性研究，还需要深入揭示肠道微生物、膳食营养和人体健康三方面的内在联系，构建靶向调控肠道微生物的精准营养理论体系。在本章中我们通过检索科学网基金数据库、Pubmed 文献数据库和中国知网数据库、中国专利网等，概括总结我国 2015 年 1 月 1 日至 2019 年 6 月 30 日，膳食、肠道微生物与健康新兴技术和成果的主要进展情况，对国内近年来取得的一些进展、新观点和新思路、重大计划和研究项目团队平台进行概述。

1.2 肠道微生物方法学研究进展

人体肠道中含有数以万亿计的微生物。近年来大量研究结果证明，肠道微生物菌群的结构、功能的代谢产物直接影响到宿主的健康状态，并参与了多种疾病的发生过程。在肠道微生态领域的巨大研究成果实际上取决于分子微生物学技术手段的突破。30 年前肠道微生态的研究还是依赖于微生物常规分离纯化手段，只能分离鉴定出有限的菌株。由于当时人类肠道中 70% 的厌氧细菌不能被单独分离培养，阻止了人类对肠道微生物功能的全面认识。随着分子微生态技术，特别是高通量测序技术的突破让人类第一次在微生物研究领域可以不依赖于分离培养技术研究微生物的组成。高通量测序技术的发展，再加上代谢组学、表达组学等关键技术和设备的成功应用，使肠道微生态的研究突飞猛进，成为近年来医学研究领域的重大突破之一。肠道微生态学的研究历史再一次证明，只有研究技术手段的突破才能带来人类认知领域的创新。下面就肠道微生态研究中间的重要关键技术做简单的论述。

1.2.1 宏基因组学方法研究进展

在过去的十几年中，测序手段、生物信息学技术的快速发展，使得探索肠道微生物的组成和功能成为可能，并由此涌现出一大批举世瞩目的研究成果。目前，肠道微生物已发展成为生命科学、食品营养学、医疗保健和微生物学等众多领域的研究热点。生物领域的组学研究离不开测序平台的支持，二代测序技术出现后，宏基因组学随之迅速发展，使得研究者们得以摆脱传统技术的束缚，从更为全面的角度对整个肠道微生态环境进行深入探索。华大智造测序平台使中国成为全世界除美国外唯一可以自主生产高通量测序设备的国家。除了逐年超摩尔定律增长的测序通量，随着建库技术、标签策略、算法开发、数据库构建等相关技术的飞速发展，华大智造不断推出的更加精确、更加灵敏、性价比更高的多款 MGISEQ 测序平台可以完全满足宏基因组、宏转录组等多种研究数据的产出。

华大生命科学研究院在 2008 年已参与欧盟第七框架计划之下的 MetaHIT 计划，承担了其中大部分的测序和分析任务，利用自主开发的分析软件对人肠道宏基因组进行了全面系统研究，建立了人肠道宏基因组大于 330 万个非冗余基因的参照图谱。该成果作为封面内容在 *Nature* 发表并成为 *Science* 在 2011 年评出的 21 世纪前十年"重大科学突破"之一。目前，该基因集已扩展到了约 1000 万个基因，是前一版本基因集数量的 3 倍，是人自身基因组含有基因数的 450 倍。这一成果已发表在 *Nature Biotechnology*。

为了更好地研究肠道菌群与机体互作的机制，华大在宏基因组学方法基础上，坚持建设健康人群肠道来源微生物样本库，收集 155 份健康人的粪便样本，通过 11 种培养条件，获得 6000 多株肠道细菌，并选择了其中 1700 多株菌进行了全基因组测序，最终构建了 1520 株高质量的肠道细菌基因组草图。其中，超过 1/3 是新物种，整体覆盖了中国人群的 9 大核心菌属，发现了 38 个宏基因组分析中的低丰度（1%）菌属，丰富了现有肠道

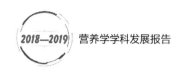

微生物物种的多样性，进一步拓宽了对肠道菌群的认识。该结果于 2019 年新年发表在了 *Nature Biotechnology*。

1.2.2 培养组学方法研究进展

肠道微生物检测的主要方法包括基于测序技术和基于培养组学的两种微生物检测手段。尽管测序技术为肠道微生物研究带来了巨大的便利，但不可否认它还有很多局限性，如 DNA 提取偏差、检测深度不足、分析策略差异等，而且这些局限性往往被研究者普遍低估。更为重要的是，由于细菌是微生物群的"单位"，尽管宏基因组学已经彻底改变了人类微生物群研究的模式，但它仍然不能从菌株水平区分细菌，也不能提供活菌满足后续因果验证研究的需求。因此，纯培养是破译特定微生物和（或）微生物在宿主健康中作用的关键步骤，而培养组学研究也应运而生。培养组学是近几年才提出的一个概念，它的主要目标包括：①增加活菌培养物的数目；②描述新细菌；③深入了解疾病相关细菌；④实现临床应用。早期研究显示，在人类肠道中只发现了 688 种细菌和 2 种古细菌。而一项在对多份粪便样本开展培养组学的研究中，共培养了 1057 种原核生物，从而丰富了人类肠道微生物中可培养细菌的种类。接下来的研究陆续报道了从人体肠道分离出 73 个新物种，从尿路分离出 13 个新物种，从阴道分离出 15 种，从呼吸道分离出 9 种，从人体皮肤分离出 2 种，从人体初乳分离出 1 种，从骨髓炎患者的脚部分离出 1 种。与全部已经培养的细菌比较，培养组学使目前约 23% 的已培养细菌至少能从人类样本中培养出一次。

国际上，法国马赛大学的 D. Raoult 教授代领的团队在培养组学的研究上取得了极大的进展。国内进行培养组学研究的团队不多。内蒙古农业大学乳品生物技术与工程教育部重点实验室张和平教授团队自 2001 年至今，从亚洲、欧洲、非洲等不同国家采集的自然发酵乳制品、母乳、婴儿粪便等样品中分离、鉴定出乳酸菌和双歧杆菌共 16451 株，隶属于 9 个属，128 个种和亚种，建成了乳酸菌菌种资源库。军事科学院的杨瑞馥团队一直围绕"肠道微生态与健康"这一领域，进行了多项疾病相关的肠道细菌培养组学研究。其团队首先从改善培养策略入手，系统分析了不同培养条件、不同培养时长下肠道细菌的分离效率，并通过计算机模拟，筛选出最适的预培养时间，极大地减轻了微生物培养所产生的巨大的工作量。此外，该研究团队基于培养组学技术构建了健康人粪菌库、肠癌患者黏膜细菌库，为关键细菌的功能验证和效果评估构建了基础。该研究团队与南方医科大学智发朝教授团队合作，利用培养组学筛选得到的潜在益生菌——脆弱拟杆菌进行了全面的分析。他们证实了这株细菌的安全性、对于致病菌的有效抑制及其可能机制，为后续该株细菌的产业化应用打下坚实基础，也实现了培养组的主要目的。

1.2.3 肠道微生态研究模型研究进展

动物模型在各学科研究领域中被广泛应用，在肠道微生态研究中同样扮演着重要角色。模式生物因其高度一致的遗传背景、可控实验条件以及人工可干预的特点，对于探究"因果关系"的研究者来说是极佳的研究对象。动物模型在国内药物机理研究中应用比较广泛，例如：上海交通大学曹毅等发现，黄连素灌胃可以显著提高非酒精性脂肪肝炎 Balb/c 模型小鼠结肠中的乳酸菌和双歧杆菌的数量，改善肝内脂肪性炎性反应；上海交通大学彭颖等发现，四君子汤、理中汤和补中益气汤灌胃可以调节脾气虚证大鼠模型的肠道菌群，并且改善脾气虚的症状。同时，动物模型可以很好地体现个体的代谢特征，例如：中科院微生物所朱宝利等利用小鼠模型研究发现，菊粉可以通过增加普雷沃氏菌科 UCG 001 含量介导瘦素相关通路的表达，减轻糖脂代谢的紊乱症状。动物模型的结果在一定程度上也能反映出人体试验效果。黑龙江齐齐哈尔建华医院邓志梅等应用黄连素联合二甲双胍对比单纯胰岛素治疗 100 例 2 型糖尿病患者，发现联合用药组的双歧杆菌、拟杆菌和乳杆菌水平出现显著升高，该结果和动物模型的研究结果相符。需要指出的是动物模型也有其限制因素，比如小鼠肠道消化道解剖结构和人体差异较大，肠道微生物结构和人体也不一样，虽然采用无菌小鼠技术可以生产出人源化小鼠，但是人源化小鼠的免疫系统发育不正常。到现在为止，猪消化道结构和菌群结构被认为和人类最接近，但是也不能说是可以完全符合人体肠道内环境的动物模型。

除了动物模型之外，体外肠道模拟模型对肠道微生物的研究也是一个重要的工具。人工体外模型本质是在实验室模型的条件下，重现人体内肠道消化过程中的化学、物理及生物作用，在新型药物的开发、功能食品的应用、致病菌的耐受性和益生菌的调节等方面具有重要的应用价值。体外肠道微生态模拟模型从发酵工艺上面可以区分为批量发酵模型和连续发酵模型两种。批量发酵模型为最原始、最简单，同时也是应用性最强的体外模拟模型。该发酵过程根据是否要求调控 pH 的需要可以在密闭的容器中或者在控制 pH 的批量发酵罐中进行。通过在发酵罐内接种人体的肠道内容物对培养基中的待测底物进行短时间的体外发酵，检测代谢产物的生成速度与含量和菌群的变化特征来判断人体肠道微生物对待测底物的反应程度，以及研究待测底物如何影响肠道菌群的结构变化。整个发酵过程是在充满氮气或者二氧化碳的环境下进行。待测的培养基可是碳水化合物、蛋白质或者脂质等化合物，同时接种的微生物可能是粪菌微生物或者待测的益生菌或者致病菌等。该方法的特点是简单易操作，可以同时做多种平行比较，缺点是只能用于短期的发酵研究。一般认为最长发酵时间为 48 小时。超过 48 小时，培养基中的待测底物浓度降低，产物浓度升高，对菌群结构会产生比较大的影响。浙江农业科学院的吴琴琴、朱立颖等利用该模型比较了不同肠型对不同聚合度的低聚异麦芽糖的代谢差异，发现普雷沃氏菌肠型人群的粪便菌群更容易降解低聚异麦芽糖，产生更多的丙酸和丁酸。刘桂扬等用该模型探究了双歧杆菌产的胞外多糖对肠道菌群的影响。

对于肠道微生态的研究来说，除了收集粪便样品做研究外，在正常人体肠道内部位取样是非常困难的。体外连续发酵模型可以通过对粪便样本长达 2 周的体外连续培养，通过在发酵系统上模拟升结肠、横结肠和降结肠各个部位的生理生化参数，体外模拟肠道微生物在不同结肠部位的细菌结构。MacFarlane 等早期对 3 级体外连续发酵模型中升结肠、横结肠和降结肠部分的肠道微生物和代谢产物含量，和车祸死亡的正常人升结肠、横结肠和降结肠部位的菌群结构和代谢产物含量进行了对比，验证了 3 级体外连续发酵模型在模拟人体肠道菌群结构和功能上面的可能性。体外连续发酵系统主要由培养基及补加系统、蠕动泵系统、温度控制系统、pH 控制系统、气路系统、恒温培养系统以及废液回收系统组成。通过多系统协同配合，按照恒化模型发酵原理组成肠道生态体外模拟系统。再通过选用相应的培养基，控制各培养系统的发酵参数等，分别模拟胃、小肠、升结肠、横结肠和降结肠的菌群发酵活动。该系统还可以在不同的恒化器中加入各部位特有的酶或者接入黏液素研究定植菌群，更直观地模拟肠管和肠壁微生态的生长和代谢过程。因此，和批量发酵模型相比，该模型更符合人类肠道发酵的特点，即食糜在消化道中按照口到肛门的单方向流动。301 医院杨云生、范彬等采用体外连续发酵模型体外模拟出拟杆肠型的生长营养条件。浙江省农业科学院王欣、陈军奎等通过连续发酵模型体外模拟出普雷沃氏菌肠型，找到促进普雷沃氏菌生长的营养因子。而且该模型已在益生菌的筛选过程和食源性致病菌耐受和治病机理研究中得到广泛的应用。

和动物模型相比，体外模型采用人体粪便或者消化道内容物中的菌群进行体外培养，在一定程度上可以克服动物模型肠道微生态研究中的方法学局限性，是研究细菌之间、细菌和人类饮食营养之间的有效手段。特别需要指出的是，目前采用的体外模拟模型由于没有建立肠道上皮细胞和菌群之间的相互作用，在研究肠道菌群和宿主互作方面有着很大的局限性。随着新一代体外模拟模型的开发，特别是肠道类器官和微流控技术的进展，新一代带有细胞和组织模型、能够和肠道微生态相互作用的体外模型正在接连不断地开发出来。体外模型无论是带有细胞的互作模型，还是纯粹肠道微生物模拟模型，相较于传统的动物模型具有实验成本低、科研时间自由、人力和物力更少以及实验重复性更好、采用人体生物质材料等优点，是今后肠道微生态研究领域必不可少的研究手段。

1.3 膳食与肠道微生物相互作用研究进展

膳食营养素是指食物中可提供能量、构成机体和组织修复以及具有生理调节功能的化学成分。凡是能维持人体健康以及提供生长、发育和体力活动所需要的各种物质称为营养素。人体所必需的营养素有蛋白质、脂类、糖类、维生素、水和无机盐（矿物质）、膳食纤维（纤维素）7 类，还包含许多非必需营养素。国内外研究证实膳食成分与肠道微生物关系密切，共同影响着人类的健康。肠道菌群参与机体食物消化吸收、营养素代谢、药物代谢、能量供应、某些维生素的生成、免疫调节、胃肠道稳态的维持等重要生理过程，拥有正常的肠道菌群数量和构成对于维护人体健康具有非常重要的意义。

1.3.1 高脂低碳饮食对肠道菌群和健康的影响

青岛大学营养与健康研究院李铎教授课题组开展了一项全食物供给的随机对照试验，这也是国内首个结合营养学和肠道菌群的大型随机对照试验。该试验干预长达 6 个月，共有 307 名非肥胖健康志愿者参与，随机分成三个组，分别接受总脂肪和总碳水化合物比例不同的膳食，蛋白质供能比三组保持一致。其中低中高组脂肪供能比分别为 20%、30%和 40%，相应的碳水化合物供能比分别是 66%、56% 和 46%，三组的蛋白质供能比均是14%。通过为期半年的干预，探究这三种膳食对健康非肥胖志愿者代谢疾病风险因子及宿主 – 菌群共代谢的影响。结果发现，高脂肪低碳水化合物饮食对健康人肠道微生物、粪便代谢物及血浆炎症因子产生不良的影响，长期摄入高脂膳食可能对人体健康带来潜在危害，为高脂饮食的潜在危害提供了基于中国健康人群的证据。该研究成果发表在 *Gut* 杂志上。

1.3.2 膳食纤维对肠道微生物和健康的影响

膳食纤维是一种多糖，它既不能被胃肠道消化吸收，也不能产生能量，但在膳食构成越来越精细的今天，膳食纤维更成为学术界和普通百姓关注的物质，并被营养学界补充认定为第七类营养素。为了进一步验证高膳食纤维营养干预的临床效果，上海交通大学赵立平团队研究了膳食纤维干预对肠道菌群的影响及其对 2 型糖尿病患者葡萄糖稳态作用。经过 3 个月的干预试验，发现高膳食纤维饮食可显著降低 2 型糖尿病患者的空腹血糖和餐后血糖，可以更快地达到控制血糖的目标，患者的糖化血红蛋白达标率也显著高于阿卡波糖治疗组。这一作用主要归因于高纤维饮食改变了患者体内发酵碳水化合物的肠道菌群，促进了产短链脂肪酸菌株的生长，而这些有益菌群的生长能够抑制吲哚、硫化氢等有害物质的产生；同时，短链脂肪酸可通过诱导胰高血糖素样肽 –1（GLP–1）和多肽 YY（PYY）改善体内葡萄糖平衡。

1.3.3 微量元素对肠道微生物和健康的影响

微量元素通过对肠道菌群的作用可以对健康产生不同影响。

江南大学陈卫研究团队对中国自闭症儿童的一项研究，发现微量元素及肠道菌群谱的破坏可作为自闭症谱系障碍的指示器。通过分析 78 名自闭症谱系障碍（ASD）患儿及 58 名健康儿童头发样本中的铅、镉、砷、铜、锌、铁、汞、钙及镁元素的水平，以及粪便菌群组成，发现 ASD 患儿头发中铅、砷、铜、锌、汞、钙及镁元素的水平显著升高，肠道菌群中 9 个菌属的相对丰度升高；砷及汞元素的水平与肠道中的副拟杆菌属（*Parabacteroides*）及颤螺旋菌属显著相关。利用金属元素及菌群标志物构建诊断 ASD 的随机森林模型，准确率可达 84.00%。同时，该团队对植物乳杆菌 CCFM8610 缓解重金属镉毒性的机制进行深入研究，发现该菌除了具有优良的重金属吸附能力之外，还能够增加胆汁中谷胱甘肽水平，促进肝脏中胆汁的分泌，显著上调粪便中胆汁酸的排泄量，促进铅、镉随粪便排出，降低组织中铅、镉的蓄积，以上调节与 FXR–FGF15 肠肝轴和肠道微生物相关。

硒是所有哺乳动物必需的微量元素。内蒙古农业大学张和平团队利用粪便代谢组学和空肠蛋白质组学评估了 5 个剂量（< 0.01 mg/kg，0.15 mg/kg，0.40 mg/kg，1.0 mg/kg 和

2.0 mg/kg 硒）和两种形式（亚硒酸钠、硒代蛋氨酸）的膳食补充硒在正常小鼠、葡聚糖硫酸钠（DSS）诱导结肠炎小鼠和沙门氏菌感染小鼠模型中的影响。此外，移植不同硒状态的肠道菌群（缺硒、足量硒、超营养硒）给上述三种小鼠模型。结果发现，不同剂量和不同形式的膳食补硒对正常、DSS 结肠炎和沙门氏菌感染小鼠的肠道屏障和肠道免疫反应有不同的影响。不同补硒量也能引起小鼠粪便代谢组和空肠蛋白组谱的明显改变。粪菌移植的结果说明，硒对宿主肠道屏障和免疫反应的影响不仅包括硒的直接作用，还包括硒引起的肠道微生物改变而产生的间接作用。缺乏硒可能导致肠道微生物的表型对 DSS 结肠炎和沙门氏菌感染更敏感，充足或超量硒的摄入可以优化肠道菌群，以防止肠道功能障碍。

1.3.4 饮食与肠型的研究进展

在决定人体肠道微生态结构和功能的环境影响因子中间，饮食组分起到了确定性的作用。国外研究证明了人类的饮食类型和肠道菌群的类型存在密切的关系，但是决定肠型的具体因素还是没有找到。尹业师和王欣等发现，汉族人群和世界其他地区的人群一样，肠道菌群可以分为拟杆菌肠型、普雷沃氏菌肠型和混合肠型。大量流行病学调查发现，拟杆菌肠型可能和摄入过多的脂肪、淀粉和蛋白质有关，而普雷沃氏菌肠型可能和摄入大量膳食纤维有关。拟杆菌肠型和混合肠型人群中粪便含水量偏低，便秘人群比例偏高，而普雷沃氏菌肠型人群粪便含水量高。杭州邵逸夫医院的陈淑洁团队证明，普雷沃氏菌肠型在腹泻型肠易激综合性人群中比例明显升高。由于不同肠型菌群结构比例的差异，对外源性物质的代谢能力和产物明显不同，会导致人体对疾病的易感性不同。目前报道拟杆菌和非酒精性脂肪性肝炎、结肠癌、肠道疾病、免疫、衰老和轻度炎症等疾病相关。普雷沃氏菌丰度的增加与长期抗生素的使用、类风湿性关节炎、腹泻型肠易激综合征等疾病有关。但是到底是什么样的关键营养成分促使肠道菌群类型发展成拟杆菌肠型还是普雷沃氏菌肠型，目前还没有报道。内蒙古农业大学同江南大学及上海交通大学研究团队共同分析了我国 7 个不同民族肠道菌群的结构特征，结果发现在属水平，考拉杆菌属是中国人肠道中相对含量最高的菌属，不同于拟杆菌属是西方人群肠道中相对含量最多且个体间差异最大的菌属和栖粪杆菌属是韩国人肠道中含量最多的菌属。该团队通过对 110 名健康蒙古族成人肠道菌群进行全基因组测序，并对蒙古族、汉族和欧洲人群的肠道微生物进行了比较。结果表明，放线菌和双歧杆菌是上述三个人群肠道菌群在属水平产生差异的关键菌群，此外，普氏栖粪杆菌（*Faecalibacterium prausnitzii*）和伴生粪球菌（*Coprococcus comeswere*）在蒙古族人群拥有较高的相对含量，这两类菌可能通过抗炎作用和产生丁酸盐来促进肠道健康。该团队进一步针对蒙古族人群肠道核心菌群及其与季节变化之间关系的研究发现，普氏菌属是蒙古族健康志愿者肠道内含量最高的菌属，四季变换的饮食是推动蒙古族肠道菌群结构变化的主要因素。在此基础上，为了充分揭示饮食和肠道菌群间的联系，该团队开展了主食变换与肠道微生物相关关系的研究，结果发现主食变换期间，志愿者肠道中与碳水化合物代谢相关及短链脂肪酸代谢相关的菌种含量发生了显著变化，例如在以莜面为主食时，在通路水平，肠道中木糖合成途径显著增加，显示出主食和肠道微生物组成及功能间的密切联系。

在健康领域，肠道菌群与肥胖、糖尿病等代谢性疾病和炎症性肠病（inflammatory bowel disease，IBD）、功能性便秘及肠易激综合征（irritable bowel syndrome，IBS）等胃肠道疾病的发生发展密切相关，也有研究支持肠道菌群对中枢神经系统功能和人类情绪有重要影响。2016 年，内蒙古农业大学张和平团队报道了痛风患者与健康人群肠道菌群组成和功能差异的研究，该研究发现：痛风患者的肠道菌群在群落结构组成和代谢功能上与健康人高度不同，痛风患者肠道粪便拟杆菌（*Bacteroides caccae*）和木糖降解拟杆菌（*Bacteroides xylanisolvens*）相对含量显著增加，而普氏栖粪杆菌和假小链双歧杆菌（*Bifidobacterium pseudocatenulatum*）显著低于健康人群；在嘌呤的代谢途径上，痛风患者肠道菌群合成嘌呤的能力减弱而代谢嘌呤生成尿酸的能力增强。此外，能够分解尿酸生成尿素的尿囊素酶含量较健康人显著降低，这些变化最终导致尿酸堆积形成痛风疾病。

1.4 益生菌研究进展

2019 年 5 月，中国营养学会发布了《益生菌与健康专家共识》，对益生菌做了如下定义：益生菌是活的微生物，当摄入充足的数量时，对宿主产生健康益处，并强调了益生菌菌株鉴定和安全性评价的重要性。在此共识中，发酵食品中的微生物不能直接称为益生菌，肠道中的有益菌、粪菌移植物及相关制品也未纳入当前益生菌概念。同时指出，以上食品或制品中的有益微生物，只有在进行分离鉴定、安全评价及功能试验之后符合益生菌概念的，才能称为益生菌。因为早期对有益菌的认识主要来自乳酸菌和双歧杆菌，所以目前的益生菌产品多数属于乳酸菌属或双歧杆菌属。其他还有粪链球菌、酪酸梭菌、芽孢杆菌和布拉酵母菌等。肠道菌群及其与疾病和健康的研究进展，促进了益生菌的研究开发。菌株分离鉴定技术不断进步并且成本越来越低，对益生菌有益作用的认识不断深入，菌株安全评价方法不断进步，以及人们健康需求快速增强等因素，正催生出越来越多的益生菌及相关产品。

陈卫教授团队从婴幼儿及成人粪便中共筛选出具有缓解便秘效果的双歧杆菌 7 株、乳杆菌 7 株。前期的动物实验表明，这些菌株除具有提高小鼠粪便含水量、小肠推进率及降低首粒黑便时间外，还可以减少炎症因子 TNF-α、IL-1β 和 IL-6，增加 IL-10 等抗炎因子，促进便秘小鼠肠道中短链脂肪酸产生，并通过肠 – 脑 – 菌轴影响神经递质的分泌。具有缓解抑郁功能的益生菌 3 株：短双歧杆菌（*Bifidobacterium breve*）CCFM1025、婴儿双歧杆菌（*Bifidobacterium infantis*）CCFM687 和乳酸片球菌（*Pediococcus acidilactici*）CCFM6432。前期的动物实验从神经递质、激素、炎症和肠道菌群及其代谢产物的角度评价其功能和探索其机制，发现短双歧杆菌 CCFM1025 抗抑郁机制与刺激肠源 5- 羟色氨酸的产生、调节脑组织 CREB-BDNF 信号通路、改善肠道菌群紊乱相关。具有缓解儿童自闭症的益生菌有 2 株：两歧双歧杆菌（*Bifidobacterium bifidum*）CCFM16 和婴儿双歧杆菌 CCFM687。前期的动物实验从行为学、炎症和肠道菌群及其代谢产物的角度评价其功能，发现两歧双歧杆菌 CCFM16 和婴儿双歧杆菌 CCFM687 缓解自闭症的效果较显著。具有缓解多囊卵巢综合征的益生菌 2 株：植物乳杆菌（*Lactobacillus plantarum*）和长双歧杆菌（*Bifidobacterium longum*）。前期的动物实验表明这两株菌提高了宿主血清中雌二醇水平，同时降低了血清中睾酮、促卵泡激素、促黄体生成素的水平。具有缓解动脉粥样硬化的益生菌 2 株：短双歧杆菌 CCFM1025 和青春双歧杆菌（*Bifidobacterium youth*）。动物实验表明这两株菌减少了血浆中氧化三甲胺的水平，降低了主动脉大体染色和主动脉根部的油红 O 染色面积。具有缓解 2 型糖尿病的益生菌 3 株：干酪乳杆菌（*Lactobacillus casei*）CCFM419、植物乳杆菌（*Lactobacillus plantarum*）X1 和鼠李糖乳杆菌（*Lactobacillus rhamnosus*）CCFM052。从免疫、氧化应激、宏基因组等多个角度对乳酸菌缓解糖尿病的途径进行解析。具有缓解全氟化合物毒害的益生菌 6 株：植物乳杆菌 CCFM737、植物乳杆菌 CCFM738、1 株保加利亚乳杆菌（*Lactobacillus bulgaricus*）、1 株乳酸片球菌和 2 株戊糖片球菌（*Pediococcus pentosaceus*）。通过体外模型和动物模型检测粪便和血液中的全氟辛烷磺酸的浓度、肝脏及肠道病变程度、肝脏和肠道炎症因子、肠道菌群及其代谢产物等指标，验证乳杆菌缓解典型全氟化物全氟辛烷磺酸的毒害及缓解机制。

内蒙古农业大学乳品生物技术与工程教育部重点实验室自 2001 年至今，从亚洲、欧洲、非洲等不同国家采集的自然发酵乳制品、母乳、婴儿粪便等样品中分离、鉴定出乳酸菌和双歧杆菌共 16451 株，隶属于 9 个属，128 个种和亚种，建成了中国最大的乳酸菌菌种资源库之一。该实验室从自然发酵乳制品及婴儿粪便中共筛选出 5 株益生菌，分别为干酪乳杆菌 Zhang、植物乳杆菌 P-8、乳双歧杆菌（*Bifidobacterium lactis*）V9、瑞士乳杆菌（*Lactobacillus helveticus*）H9、植物乳杆菌 P9，并围绕该菌株开展了多项研究。首先，这几个菌株被证明耐酸耐胆盐，且具有良好的肠道黏附性，可在肠道中定植。干酪乳杆菌 Zhang 和植物乳杆菌 P-8 的摄入均能够显著改善人体肠道菌群的结构和提高稳定性，有助于老年人肠道菌群趋于年轻化，并促进肠道内 SIgA 的分泌。干酪乳杆菌 Zhang 的摄入可以激活人体 T 细胞和 B 细胞产生抗炎作用，减少炎症因子 IL-1，增加 IL-4 等抗炎因子，从而预防呼吸道感染和肠道紊乱引起的疾病。植物乳杆菌 P-8 可以通过提高宿主血清和肝脏中谷胱甘肽还原酶和超氧化物歧化酶等的含量，降低丙二醛和血清谷草转氨酶等的浓度提高机体抗氧化能力，也可缓解成人压力与精神焦虑下的应激反应，并提升记忆认知能力，同时发现服用一次植物乳杆菌 P-8，可在人体肠道中定植 4~5 周。乳双歧杆菌 V9 能够缓解便秘和急慢性腹泻，还可以促进患者肠道中短链脂肪酸产生，并通过肠 – 脑轴影响脑垂体 – 下丘脑的性激素分泌来治疗多囊卵巢综合征。瑞士乳杆菌 H9 在发酵过程中产生的 VPP、IPP、ACE 抑制肽等物质可起到降血压的作用。植物乳杆菌 P9 可维持长期农药暴露人群的肠道菌群多样性，并且可将农药降解为低毒性代谢物，促进体内农药的排泄。

该实验室还筛选出 2 株乳源益生菌：乳双歧杆菌（*Bifidobacterium lactis*）M8 和鼠李糖乳杆菌 M9。经前期动物实验发现，乳双歧杆菌 M8 和鼠李糖乳杆菌 M9 均能改善代谢综合征小鼠的高血压症状，鼠李糖乳杆菌 M9 可有效抑制乳腺癌肿瘤的发展。此外，发现不同人群摄入益生菌后的反应不同（定植组、暂时定植组和抗定植组）并构建了菌株的抗定殖指数模型，但该模型仅适用于该菌株，凸显了基于菌株水平和大规模人群研究的必要性。由干酪乳杆菌 Zhang、植物乳杆菌 P-8 和乳双歧杆菌 V9 组合而成的益生菌产品"Probio-Fit"能够通过调节机体肠道菌群年轻化来提高宿主免疫力，已用于肠易激综合征、炎症性肠病和糖尿病等疾病的辅助治疗中；而由干酪乳杆菌 Zhang、植物乳杆菌 P-8、乳双歧杆菌 V9、乳双歧杆菌 M8 和鼠李糖乳杆菌 M9 组合而成的益生菌产品"Probio-X"，目前已开展胃溃疡、高尿酸、玫瑰痤疮等疾病治疗及辅助治疗的相关实验。

1.5　益生元研究进展

"益生元"概念比"益生菌"概念提出晚了 100 年。G. R. Gibson 和 M. B. Roberfroid 根据低聚果糖和菊粉的临床研究结果，在 1995 年首次公布了益生元的定义。在该定义中，益生元是一类食品组分，不能被宿主小肠部位的消化酶所降解，通过对肠道、主要是结肠部位有益菌的正向促进生长作用而促进宿主的健康。因此，益生元的原始定义强调的是可以调节肠道微生态内环境、促进有益菌生长的食物组分。随着肠道微生态和营养学科的发展，益生元的概念也经过了几次比较大的修订。根据 2017 年由 *Nature Review* 出版的益生元最新定义可以发现，益生元的概念被进一步扩大。益生元属于一类"可以被宿主微生物选择性地利用、具有健康益处的底物"。在 2017 年版的定义中，益生元的作用位点不仅仅局限在消化道，能够调控皮肤和生殖道的有益菌也是属于益生元的范畴。因此，益生元不仅限于食品组分，更不仅限于食品中的碳水化合物，在人体上只要可以选择性地促进有益菌生长的物质都可以称作益生元。根据这个最新定义，植物黄酮、多酚类化合物，还有不饱和脂肪酸等都属于益生元范畴。但是基于市场层面的认知和接受程度，目前无论国际还是国内，益生元通常还是指可以调控肠道内有益菌生长的食品组分。

在中国，造成益生元概念模糊不清的另一个原因是益生元产品常常和药食同源中的中草药多糖混淆。中草药中间的复杂多糖一直被认为是具有多方面生物活性、无任何毒副作用的重要生物功能调节剂，在免疫调节、抗氧化方面起到重要的作用。目前，国内多家科研院所对枸杞多糖、灵芝多糖、香菇多糖、虫草多糖、石斛多糖等进行了大量的研究，发现很多中草药多糖都具有促进双歧杆菌生长，治疗肝纤维化、2 型糖尿病和代谢综合征的效果。需要特别讨论的是，膳食纤维、中草药多糖和益生元是三个密切关联但又有重要区别的概念。膳食纤维和益生元都不能被小肠消化酶降解，中草药多糖在小肠的降解吸收率和多糖的结构和分子量有关，需要对每一种重要的中草药多糖进行研究。膳食纤维和中草药多糖对宿主起到的有益作用不一定是通过调节肠道益生菌的生长，但是益生元必须通过调节肠道益生菌的数量和功能来实现对宿主健康的促进作用。同时，益生元的化学结构、分子量、寡糖的比例分布都要比较清晰，能够实现在规模的工业化生产。但是很多的中草药多糖的化学结构不稳定、不清晰，更多地受到中草药种植环境的影响。因此，目前不建议把结构不稳定清晰、临床数据欠缺的中草药多糖称作益生元。

基于益生元的经典定义，目前国际上公认的、高证据等级的益生元包括菊粉（inulin）、低聚果糖（FOS）、低聚半乳糖（GOS）、低聚木糖（XOS）等。还有部分试验数据支持水苏糖、棉子糖、低聚异麦芽糖（IMO）、人乳低聚糖（HMO）、低聚甘露糖（MOS）、抗性淀粉等划分为益生元，但仍需大量的临床数据支持。

我国对益生元临床研究和国外相比开展得比较晚，国外同类研究从 20 世纪 90 年代末期开展了大量的研究。2010 年，杭峰等报道了低聚果糖调节人体肠道菌群功能的研究。试验采用的是自身和组间对照方式（$n=60$），试验组连续 30 天服用 6 mL 55% 纯度的低聚果糖。和服用果葡糖浆的对照组相比，每日 3.3g（$6 \times 55\%$）的低聚果糖能够显著促进受试者肠道双歧杆菌的生长（$P < 0.01$），降低产气荚膜菌的生长（$P < 0.05$）。2014 年，北京协和医院营养科马方团队率先在国内开展了菊粉对 2 型糖尿病患者血糖控制和血脂代谢的临床随机对照研究，发现每天服用 15 g 菊粉 4 周后空腹血糖、糖化血红蛋白、胰岛素抵抗指数、总胆固醇和低密度蛋白胆固醇同对照相比有下降的趋势，8 周后上述指标的下降趋势达到统计学上显著的水平（$P < 0.05$）。2016 年，武汉市黄陂区人民医院团队研究了菊粉对 588 例 2 型糖尿病患者血糖控制和血脂代谢的影响，发现经过 4 周的菊粉益生元营养强化干预后，主要疗效指标 HbA1c 和次要指标空腹血糖、餐后 2 小时血糖、总胆固醇、甘油三酯、低密度脂蛋白、BMI、血压与试验前和观察期第 4 周时比较显著降低，差异有统计学意义。同样证明了菊粉型益生元干预有利于 2 型糖尿病患者的体重、血压、血糖、血脂的控制，营养强化干预比单纯的药物治疗方式效果更佳。国内现有的临床研究结果和国外的报道几乎完全一致。菊粉显著降低宿主血脂含量、控制血糖代谢的研究结果的荟萃分析已经发表在 2017 年的 *Nutrition* 杂志上面。

益生元调整肠道菌群、改善宿主便秘的研究在国外已经有大量报道。2018 年，在《美国临床营养学杂志》上对全世界 64 项随机对照临床试验进行了荟萃分析，证明了菊粉、FOS、GOS 类益生元可以有效提高肠道中双歧杆菌和乳杆菌的含量，并且可以改善便秘。在国内，有几个研究机构开展了低聚果糖对人体润肠通便功能的影响。兰州大学赵晶晶等运用随机、双盲、安慰剂对照研究方法，选择 307 例慢性便秘受试者进行 7 天的干预试验，发现受试者摄入低聚果糖 5 g/d，每天排便次数、排便状况积分、粪便含水量有统计学意义（$P < 0.05$）上的明显改善。即服用 FOS 后，排便次数明显增加，排便状况和粪便性状明显改善，粪便含水率明显增加，证明了低聚果糖制剂可有效地改善中国人的慢性便秘症状。哈尔滨医科大学营养与食品卫生学孙长颢教授团队进行了一项随机对照试验，发现酸奶发酵过程产生的益生元对于改善肥胖非酒精性脂肪性肝病和代谢综合征女性的胰岛素抵

抗和肝脏脂肪有较好作用。

如果广义地把中草药多糖和膳食纤维也算在益生元的干预范畴之内的话，国内上海交通大学赵立平和张晨虹教授2018年在 *Science* 杂志上发表研究结果，证明富含膳食纤维的饮食可以调节2型糖尿病患者的肠道菌群，增加特定的肠道有益菌含量，产生更多的短链脂肪酸。经过3个月的饮食干预，有89%的患者的糖化血红蛋白达到标准，空腹血糖和餐后血糖明显下降。

虽然过去我国开展的益生元临床随机对照研究数量有限，但是今后几年可能会有大量的研究结果出现。近3年来，有多个研究在中国临床试验注册中心注册，包含了探讨超重人群对不同益生元的反应，测评分析益生元类辅助性禁食应用于体重控制的安全性和有效性，益生元对肠道菌群的结构和功能的调节作用以及对血糖、胰岛素、血脂代谢的调节作用和以肠道微生态为靶点，探讨益生元干预对糖尿病前期人群临床转归的影响。

1.6 国内重大研究计划和研究项目

1.6.1 国内肠道菌群与疾病研究资助现状

我国是人体肠道菌群与健康研究起步较早的国家。"十一五"和"十二五"期间，"973"计划、"863"计划、国家自然科学基金等支持了人体健康和肠道菌群的基础研究、关键技术开发和资源平台建设。经检索科学网基金数据库，2013—2018年共检索出人体肠道菌群与相关疾病研究项目96项，资助金额6194万元，总额远低于美国和欧盟的投入。人体肠道菌群与相关疾病研究资助计划主要涉及如下几方面：①肠道菌群与糖尿病、肥胖及心血管疾病等代谢疾病研究；②肠道菌群与胃肠道黏膜免疫相关疾病及大肠癌研究；③肠道菌群与精神神经系统疾病（如自闭症、老年性痴呆等）研究；④肝、肾脏病与肠道菌群的研究；⑤肠道菌群与多种自身免疫（红斑狼疮）和过敏性（哮喘）疾病相关研究。

2007年，浙江大学李兰娟院士领衔的"973"项目"肠道菌群与感染"是我国最早的人体肠道菌群与健康研究项目。经过20余年积累，我国建立了肠道菌群基因组学、宏基因组学和代谢组学等一系列技术平台，在人体肠道菌群与相关疾病研究方面取得了突出的成果，发现肠道菌群与多种免疫性疾病、代谢性疾病、精神疾病等的发生发展密切相关，改善调整肠道菌群能够减少上述多种疾病的发生。

1.6.2 国内肠道菌群与健康膳食研究资助现状

目前国内基于肠道菌群与膳食营养学研究方面的重大资助计划很少，经检索科学网基金数据库，2013—2018年共检出人体肠道菌群与营养研究32项，资助金额2154万元。资助在百万元以上的较大项目主要有三项：①2013年华中科技大学侯晓华教授负责的"岩藻糖在肠道菌群调控肠上皮细胞－T淋巴细胞免疫功能中的作用"项目（290万）；②2013年北京大学李勇教授负责的自然基金重点项目，"燕麦 β－葡聚糖对血脂异常的调控作用：以肠道菌群为靶点的机制研究"（300万）；③2013年江苏大学董英教授负责的

"苦瓜改变肠道菌群结构与改善胰岛素抵抗相关性及机制研究"项目（275 万）。其余的项目主要集中在脂肪酸、多酚、辣椒素和维生素等营养成分和肠道菌群相互作用对代谢性疾病的影响方面，每个项目资助力度在 18 万~90 万元，平均资助额度不到 40 万元。

1.7 国内重要研究平台与研究团队

如前所述，华大生命科学研究院在 2008 年已参与欧盟第七框架计划之下的 MetaHIT 计划，建立了人肠道宏基因组大于 330 万个非冗余基因的参照图谱，该成果作为封面内容在 *Nature* 发表并成为 *Science* 在 2011 年评出的 21 世纪前十年"重大科学突破"之一。目前，该基因集扩展到了约 1000 万个基因，是前一版本基因集数量的 3 倍，是人自身基因组含有基因数的 450 倍，这一成果亦已发表在 *Nature Biotechnology*。华大多年来长期建设健康人群肠道来源微生物样本库，构建了 1520 株高质量的肠道细菌基因组草图，其中超过 1/3 是新物种，整体覆盖了中国人群的 9 大核心菌属，发现了 38 个宏基因组分析中的低丰度（1%）菌属，该结果于 2019 年发表在了 *Nature Biotechnology*。

军事医学科学院杨瑞馥团队近年来一直致力于肠道微生态研究，主要包括三个大的研究方向：一是围绕肠道微生态与疾病，系统分析以肠癌为代表的恶性肿瘤发生发展中肠道微生物的作用及与宿主的互作，研究受到"863"项目、自然基金委重大项目的支持；二是潜在益生菌的发掘、鉴定、安评及功能评价，针对潜在二代益生菌的开发与功能进行深入研究，发表多篇 SCI 论文，受到国内外同行的普遍关注；三是肠道微生物培养组学研究，作为国内较早开展该项研究的团队，构建了正常人、肠癌患者及抗 PD1 治疗患者的肠道菌库，为后续菌株的临床应用奠定基础，该研究受到国家自然基金面上项目的支持。

浙江省农业科学院肠道微生态研究室王欣团队，多年来一直从事食品营养组分对健康和不同疾病状态下肠道细菌结构与功能的调控研究。课题组提供人体消化道各个部位肠道细菌体外模拟培养，拥有厌氧批量发酵、厌氧连续发酵、全肠道体外模拟系统、好氧批量发酵、好氧连续发酵等各种微生物发酵技术平台，建立肠道微生态体外模拟培养模型和人体肠道微生态快速检测系统。同时，拥有动物试验中心和细胞房，研究食品营养组分对宿主的作用。课题组承担了"863"项目、"973"项目、国家自然科学基金、浙江省重大专项等一系列国家和省部级科研任务，发表了数十篇文章，申请了 10 余项发明专利，同时和国内外数十家知名企业建立了深度合作关系。

内蒙古农业大学乳品生物技术与工程教育部重点实验室从世界各国自然发酵食品分离、鉴定、保藏了乳酸菌 16451 株，建成了亚洲最大的乳酸菌菌种资源库。依托菌种库资源，率先解析了中国不同民族的肠道菌群特征，结合多组学理论与技术，筛选出用于不同发酵乳生产、不同益生功能的乳酸菌 68 株，并成功实现工业化生产。

江南大学益生菌理论与技术团队目前已分离得到不同乳杆菌、双歧杆菌等 8000 多株，构建了针对降糖、调血脂等益生功能的 18 种筛选体系，获得优良益生菌株 34 株，获美国、欧洲等国际专利授权 9 件。发明了选择性阴离子交换树脂生物反应器等关键技术，使最高培养密度达到 5×10^{10} cfu/mL。研究建立了无菌后添加等生产工艺和技术，开发的发酵乳新产品年产值达到 10 多亿元。

2. 国内外研究进展比较

2.1 国外发展概况

2001 年，当人类基因组草图完成之后，许多遗传学家和分子生物学家骄傲地宣称我们可以解析大部分的人类疾病之时，美国微生物协会会长、著名微生物学家 Julian Davis 教授指出，对人类疾病的研究，我们只了解人体自身基因组是远远不够的，因为人体中微生物数量庞大，它们的基因组总和远大于人体自身基因组，对人体健康的影响甚至大于人体自身基因组；诺贝尔奖得主 Joshua Lederberg 把人体微生物基因组的总和称为人体微生物组，斯坦福大学教授 David Relman 认为它是人体的第二基因组。

人体肠道微生物组第一项里程碑式的研究工作是斯坦福大学 David Relman 教授实验室完成的，之后华盛顿大学 Jeffrey Gordon 教授实验室证明了肥胖症与肠道菌群的关联性。在此二项重要研究基础上，美国 NIH 于 2007 年启动了人类微生物组计划，旨在全面研究和分析人体微生物组，特别是肠道微生物组的结构和特性，为下一步人体微生物组的功能与疾病研究奠定了基础。欧盟在首席科学家 Dusko Erlich 教授的领导下于 2008 年启动了人类肠道宏基因组计划，目标是建立肠道微生物细菌功能基因数据集以及它们和糖尿病等疾病的相关性研究。

在美国人体微生物组计划启动之后，人体肠道微生态研究在各个方面得到了巨大的财政支持。截至 2012 年年底，欧美等国家在微生物组研究项目的投入大约有 3 亿美元；从事相关研究的实验室在短短 5 年的时间里从十几个迅速增加到了上百个；从发表科技论文的数目看，2006 年在国际顶级杂志发表的人体微生物组文章屈指可数，而目前每年在同样级别杂志发表的文章有上百篇。就人体肠道微生态研究结果看，已经基本了解人体中微生物的种类和结构，建立了大约 1000 万个肠道细菌功能基因数据集、几千万个细菌分类基因信息库；确认了与糖尿病、结直肠癌、类风湿性关节炎、哮喘、心血管病、自闭症等十几种慢性疾病相关的菌群；发现并确认了儿童肠道成熟菌群的基本组成，以及分娩方式和抗生素滥用对儿童肠道健康菌群的影响。在母婴肠道菌群研究方面，已经确认母亲的肠道菌群可以传给婴儿，同时也证实了肠道菌群结构受遗传因素的影响。

2.2 国际重大研究计划和研究项目

近年来，肠道菌群已成为国际研究的前沿热点。在世界范围内，众多国家均开展了国家级微生物组领域发展的相关计划。美国 NIH 2007 年启动了人类微生物组计划（HMP），随后 HMP 进入了第二阶段——人类微生物组整合计划（Integrative Human Microbiome Project，iHMP 或 HMP2）。2019 年 5 月 30 日，*Nature* 杂志公布了 iHMP 的完成。欧盟于 2008 年启动了 MetaHIT，8 个国家 14 个研究机构参与，确定了肠道微生物的 330 万个基因，提出了 3 种肠型的概念。2016 年，美国再次发起国家微生物组计划（National Microbiome Initiative，NMI）。我国现阶段还没有类似国家大型计划启动。

虽然肠道菌群正引起越来越多的关注和重视，研究已发现肠道菌群在营养代谢、肠道健康、代谢、免疫、神经精神和认知等方面都发挥着独特的作用，但到目前为止我们对其具体作用机制的认识还很有限，依然很难确定肠道菌群与疾病和健康之间的因果关系，在将肠道菌群作为膳食营养干预（包括益生菌和益生元）的靶点方面取得的成就还很有限。因此，有必要开展进一步的研究，探讨肠道菌群在健康和疾病中的具体作用，特别是在营养学范畴下，进一步研究肠道菌群在营养代谢中的作用、肠道菌群与膳食营养素和膳食模式之间的相互作用及其健康意义等。

2.3 我国研究现存的优势和不足

2.3.1 存在的优势

我国幅员辽阔、人口众多，具有丰富多彩的饮食文化特征，为基于肠道菌群的个体化膳食精准营养学研究提供了天然优势。另外，多民族不同的遗传特点丰富了人类遗传数据库，多地域饮食文化的差异和食物的丰富多样性有利于发现新的功能性食品或对疾病有预防或治疗效果的食物成分。此外，近年来国家和地方政府的重视和项目上的大力支持，我国建立了肠道菌群基因组学、宏基因组学和代谢组学一系列技术平台，并取得了一些重要成果，为后续的科学研究夯实了可靠基础。

虽然我国在膳食与肠道菌群领域开展的研究相对较晚，但近年来通过应用基因组学、表观遗传组学和代谢组学等方法，对肠道菌群和膳食两者的交互作用与代谢表型变化和疾病风险关系方面的研究取得了重要的成果。2017 年，上海交通大学医学院附属瑞金医院王卫庆教授团队在 *Nature Medicine* 杂志发表文章，以中国汉族青少年为研究对象，首次揭示中国肥胖人群的肠道菌群组成，并发现肠道多形拟杆菌在代谢谷氨酸、抑制肥胖中起关键作用。2018 年，上海交通大学赵立平教授团队在 *Science* 杂志发表文章，发现富含膳食纤维的饮食可以调节 2 型糖尿病患者的肠道菌群。2019 年，浙江大学李铎教授课题组在 Gut 杂志发表文章，发现了高脂肪低碳水化合物饮食对健康人肠道菌群、粪便代谢物及血浆炎症因子产生的不良影响，为高脂饮食的潜在危害提供了基于中国健康人群的证据。菊粉作为一种常见的益生元型膳食纤维，具有双歧杆菌效应。2019 年，中国科学院微生物研究所朱宝利教授研究团队在 *Genomics*、*Proteomics & Bioinformatics* 杂志发表文章，发现菊粉干预可以显著改善小鼠的血糖控制能力和血脂调节能力，降低肝脏中脂肪沉积，这种益生作用可能是通过改变肠道菌群结构，激活肠道组织中的 AMPK 信号通路，进而改善代谢功能。这些研究成果为我国和世界其他国家膳食营养指南的制定提供了重要的指导意义。

2.3.2 存在的不足

（1）国内膳食、肠道菌群与健康领域的研究投入不足。众多国家均开展了国家级微生物组领域发展的相关计划，我国在人体肠道菌群与健康领域起步也较早。"十一五"和"十二五"期间，"973"计划、"863"计划、国家自然科学基金等支持了人体健康与肠道菌群的基础研究、关键技术开发和资源平台建设。但是，国内基于肠道菌群的膳食营养学研究方面的重大资助计划很少，经检索科学网基金数据库，2013—2018年共检出人体肠道菌群与营养研究32项，资助金额合计2154万元。

（2）新一代益生菌开发的不足。益生菌的开发历程可分为两个阶段，第一阶段为益生菌作为膳食补充剂或辅助治疗（常见食品可使用菌种／菌株），其间逐渐认识到益生菌对于肠道腹泻、便秘等有一定作用，这一阶段经历了数十年。近年来，随着测序与分离技术的发展，发现了更多的与疾病密切相关但尚无人体应用历史的新菌种，进入第二阶段，即二代益生菌或新一代益生菌阶段。其核心为利用新菌种或工程菌、按药物进行开发。目前国际上在研的二代益生菌品种有数十个，均处于临床试验和临床前阶段。进入临床研究阶段的品种有20个左右，集中在消化疾病、泌尿、皮肤、消化领域，多针对炎症性肠病、艰难梭菌感染、肠易激综合征、坏死性小肠结肠炎等适应证。而国内活菌药物研发的进度远落后于国际。药品审评中心检索发现，新申请临床的仅有弯曲乳杆菌（*Lactobacillus crispatus*，CTV-05，用于细菌性阴道炎）和SK08活菌散（*Bacteroides fragilis*，ZY-312，用于肠易激综合征和炎症性肠病，无同类菌株申请临床先例）两项。因此，在对现有的益生菌进行深入研究的同时，同样不能忽略潜在益生菌的研发。

（3）肠道菌群研究尚不足以支撑在精准营养领域的切实应用。肠道微生物与宿主之间建立起了长期的进化关系。肠道微生物提供一些宿主自身不能合成的特殊营养成分，如必需氨基酸、维生素B等，帮助宿主降解食物中的复杂植物多糖，在宿主的生命活动中起着至关重要的作用。反过来，宿主饮食中不能消化的食物残渣和上皮细胞的分泌物提供了肠道微生物生长繁殖所需的营养物质来源。Lankidar等通过分析回肠造口术患者小肠末端的食糜组分，证明西方成年人的正常饮食条件下，每天大约有50 g（干重）的物质进入大肠，其中包括6.3 g淀粉、15.3 g食用纤维、2.1 g脂肪和1.9 g氮源物质。中国人群饮食营养结构和西方人有着比较大的差别。遗憾的是，到目前我们仍然没有掌握中国人群正常饮食情况下，每天逃逸小肠消化与吸收后进入结肠的营养物质的组成和含量，无法推断中国正常人群在正常生活状态下可供结肠微生物发酵的营养物质的数量和质量。除了外源营养物质之外，内源肠道上皮细胞分泌的黏多糖等也是肠道细菌代谢的重要营养。肠道细菌通过对这些外源和内源营养物质发酵产生一系列的代谢产物，包括短链脂肪酸、维生素以及抗炎、镇痛和抗氧化等有益健康的产物，也包括神经毒素、致癌化合物和免疫毒素等可能危害健

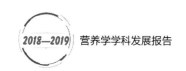

康的产物。这些产物会进入血液，直接调节人体基因表达，影响人体免疫和代谢过程。

肠型的出现提示了饮食营养、肠道微生态结构和宿主疾病易感性三者之间错综复杂的相互作用关系，进一步提示个体化的营养干预方案要考虑肠道菌群的结构和功能。国外研究人员已经提出，摄入谷物纤维，包括阿拉伯木聚糖和 β‑葡聚糖等，更容易让普雷沃氏菌肠型人群减肥；而摄入益生元类食物，包括菊粉和低聚果糖更容易让拟杆菌肠型人群减肥。需要特别指出的是，在成年人群中采用高膳食纤维饮食的短期干预无法改变成年人的肠型。但是随着影响肠型关键细菌的营养因子的发现，比如陈军奎王欣等报道的低聚异麦芽糖选择性的增加普氏菌（*Prevotella copri*）的含量，人类通过干预肠型改善营养物质和药物代谢能力的梦想应该很快就可以实现。建立饮食营养、肠道微生态结构和宿主疾病易感性之间的因果关系是个体化营养和药物干预的基础，需要包括营养学家、化学分析专家、微生物学家在内的多学科联合攻关和努力。随着对膳食营养组分对人体肠道微生态影响的深入研究，合理、正确、精准的饮食营养干预方案将成为扭转我国慢性病高发的基本手段。

3. 发展趋势与对策

3.1 未来 5 年发展的战略需求

进化长河中，膳食结构的改变对人类生理解剖变化发挥着重要作用。如与黑猩猩消化系统相比，人类的尖牙变小，磨牙牙冠也缩小了，小肠增长了近 3 倍，大肠缩短了近 3 倍，盲肠更是缩小明显。这与农业革命和工业革命后膳食结构的改变有关，特别是吃肉习惯的养成，对消化系统结构的改变具有重要的推动作用。另外，与黑猩猩比较，人类肠道中微生物的种类也发生了明显的改变，尤其是消化半纤维素和纤维素类的细菌明显减少，有些细菌种类甚至消失。不同膳食与肠道微生物的互作决定着营养的吸收和健康。从进化的角度看，人类在进化过程中，营养素的摄取和肠道微生物的种群结构是"退化"的。因此，研究不同营养素与肠道微生物的互作机制，研发标准化的精准微生物群评估与营养关系的方法，建立营养与肠道微生物相关的系统性的、大型长期追踪队列和干预研究是推进精准营养战略的重要基础。

3.2 未来 5 年重点发展方向

针对营养领域，肠道微生物组与营养素互作机制、女性孕期膳食、微生物组与胎儿健康、婴幼儿发育的关键 1000 天膳食、微生物组与健康、成人及老年人膳食、微生物组与健康等方面都是鼓励研究的方向。

根据人类微生物组与健康研究进展，建立我国主要民族肠道微生物与营养关系的基础数据库，并研究它们的互作机制；在不同民族膳食结构基础上制定精准营养指南与干预策略，并开发民族特色的益生菌和下一代益生菌，为我国"健康 2030 战略"提供科技支撑。

此外，将不同学科交叉用于研究微生物组与营养的关系也是营养学领域的重要研究方向，包括通过营养学、微生物学、食品科学、基因组学和生物信息学等不同学科交叉的研究，研发精准调理健康和特定医学用途的微生物组指导的食物（microbiota directed food，MDF）。

3.3 未来 5 年发展对策

国际上已经启动的基于微生物组的各类研究计划已经有 10 年的历史，取得了巨大的进展。我国在微生物组领域还没有启动国家级的长期研究计划，因此我们需大力投入，尤其是我国人群微生物组基础数据库及其受膳食等因素影响的研究亟待加强。

从学科发展的角度而言，营养素、微生物组与健康的交叉领域亟待发展新型学科，如微生物组营养学等。从人才培养角度讲，高校的相关专业对本科应开授人类进化与营养、微生物组与营养和基于组学的精准营养等课程，研究生招生也应增加微生物组与营养研究方向。

从产业角度讲，国家需制定相应政策扶持基于微生物组的营养产业的发展，如开发微生物组与营养评估技术与相应的仪器设备、调理微生态失衡的精准营养素和微生物组指导的食物、不同民族膳食营养的干预方法及其产品等。

参考文献

［1］Lagier J C, Khelaifia S, Alou M T, et al. Culture of previously uncultured members of the human gut microbiota by culturomics［J］. Nat Microbiol, 2016（1）: 16203.

［2］Lagier J C, Armougom F, Million M, et al. Microbial culturomics: paradigm shift in the human gut microbiome study［J］. Clin Microbiol Infect, 2012,18（12）: 1185–1193.

［3］Bilen M, Dufour J C, Lagier J C, et al. The contribution of culturomics to the repertoire of isolated human bacterial and archaeal species［J］. Microbiome, 2018, 6（1）: 94.

［4］Lagier J C, Dubourg G, Million M, et al. Culturing the human microbiota and culturomics［J］. Nat Rev Microbiol, 2018（1）: 540–550.

［5］Wang Y, Deng H M, Bai Y, et al. Safety evaluation of a novel strain of bacteroides fragilis［J］. Front Microbiol, 2017（8）: 435.

［6］Li Z C, Bi Y J, Zhi F C, et al. Bioluminescence imaging to track Bacteroides fragilis inhibition of Vibrio parahaemolyticus infection in mice［J］. Front Cell Infect Microbiol, 2017（7）: 170.

［7］Deng H M, Bi Y J, Bai Y, et al. A novel strain of Bacteroides fragilis enhances phagocytosis and polarises M1 macrophages［J］. Sci Rep, 2016（6）: 29401.

［8］曹毅, 徐雷鸣, 潘勤等. 黄连素灌胃对非酒精性脂肪性肝炎小鼠肠道菌群的影响［J］. 实用肝脏病杂志, 2013, 16（2）: 137–140.

［9］ 彭颖，金晶，杨静玉，等. 3 种健脾补气方药对脾气虚证大鼠肠道菌群的影响［J］. 中国中药杂志，2008，33（21）：2530-2534

［10］ 邓志梅，王丽冰，关冰，等. 2 型糖尿病治疗中黄连素益生菌调节肠道菌群联合二甲双胍治疗优于胰岛素的临床研究［J］. 糖尿病新世界，2017，20（6）：72-73.

［11］ Wu Q Q, et al. Fermentation properties of isomaltooligosaccharides are affected by human fecal enterotypes［J］. Anaerobe, 2017（48）：206-214.

［12］ Lei F, et al. Higher-level production of volatile fatty acids in vitro by chicken gut microbiotas than by human gut microbiotas as determined by functional analyses［J］. Applied and Environmental Microbiology，2012（78）：5763-5772.

［13］ 王思琦，张昭寰，穆丽丽，等. 人工模拟胃肠道模型在食源性致病菌耐受及致病机理中的应用［J］. 生物工程学报，2018，34（6）：839-851.

［14］ 赵芳，李艳琴，李彬春. 模拟人体胃肠道环境筛选益生乳杆菌［J］. 微生物学通报，2016，43（6）：1396-1403.

［15］ Wan Y, et al. Effects of dietary fat on gut microbiota and faecal metabolites, and their relationship with cardiometabolic risk factors: a 6-month randomised controlled-feeding trial［J］. Gut, 2019（68）：1417-1429.

［16］ Zhao L P, Zhang F, Ding X Y, et al. Gut bacteria selectively promoted by dietary fibers alleviate type 2 diabetes［J］. Science, 2018（359）：1151-1156.

［17］ Zhai Q X, Cen S, Li P, et al. Effects of dietary selenium supplementation on intestinal barrier and immune responses are associated with its modulation of gut microbiota［J］. Environmental Science & Technology Letters, 2018.

［18］ Yin Y S, Yang Y S, Wang X, et al. Investigation into the stability and culturability of Chinese enterotypes［J］. Scientific Reports, 2017, 7（1）：7947.

［19］ Liang C, Wang H M, Huang H D, et al. Diversity and enterotype in gut bacterial community of adults in Taiwan［J］. BMC Genomics, 2017, 18（S1）：932.

［20］ Su T T, Liu R B, Lee A. Altered intestinal microbiota with increased abundance of prevotella is associated with high risk of diarrhea-predominant irritable bowel syndrome［J］. Gastroenterol Res Pract, 2018（2018）：1-9.

［21］ Arumugam M, et al. Enterotypes of the human gut microbiome［J］. Nature, 2011（473）：174-180.

［22］ Zhang J C, et al. A phylo-functional core of gut microbiota in healthy young Chinese cohorts across lifestyles, geography and ethnicities［J］. ISME J, 2015, 9（9）：1979-1990.

［23］ Arumugam M, et al. Enterotypes of the human gut microbiome［J］. Nature, 2011, 473（7346）：174-180.

［24］ Nam Y D, et al. Comparative analysis of Korean human gut microbiota by barcoded pyrosequencing［J］. PLoS One, 2011, 6（7）：e22109.

［25］ Liu W J, et al. Unique features of ethnic mongolian gut microbiome revealed by metagenomic analysis［J］. Scientific Reports, 2016, 6.

［26］ Zhang J, et al. Mongolians core gut microbiota and its correlation with seasonal dietary changes［J］. Scientific reports, 2014（4）：5001.

［27］ Li J, et al. Carbohydrate staple food modulates gut microbiota of mongolians in China［J］. Frontiers in Microbiology, 2017（8）.

［28］ Tilg H, Kaser A. Gut microbiome, obesity, and metabolic dysfunction［J］. The Journal of Clinical Investigation, 2011（121）：2126-2132.

［29］ Fallucca F, Porrata C, Fallucca S, et al. Influence of diet on gut microbiota, inflammation and type 2 diabetes mellitus. First experience with macrobiotic Ma-Pi 2 diet［J］. Diabetes/metabolism Research and Reviews, 2014, 30（S1）：48-54.

［30］ Frank D N, et al. Molecular-phylogenetic characterization of microbial community imbalances in human inflammatory bowel diseases［C］//Proceedings of the National Academy of Sciences of the United States of America 104, 13780–13785, doi:10.1073/pnas.0706625104（2007）.

［31］ Kim S E, et al. Change of fecal flora and effectiveness of the short–term VSL#3 probiotic treatment in patients with functional constipation［J］. Journal of Neurogastroenterology and Motility, 2015（21）：111–120.

［32］ Mayer E A, Savidge T, Shulman R J. Brain–gut microbiome interactions and functional bowel disorders［J］. Gastroenterology, 2014（146）：1500–1512.

［33］ Goehler L E, Lyte M, Gaykema R P. Infection–induced viscerosensory signals from the gut enhance anxiety: implications for psychoneuroimmunology［J］. Brain, Behavior, and Immunity, 2007（21）：721–726.

［34］ Sampson T R, Mazmanian S K. Control of brain development, function, and behavior by the microbiome［J］. Cell Host & Microbe, 2015（17）：565–576.

［35］ Guo Z, et al. Intestinal microbiota distinguish gout patients from healthy humans［J］. Scientific Reports, 2016（6）：20602.

［36］ Wang L L, Pan M L, Li D Y, et al. Metagenomic insights into the effects of oligosaccharides on the microbial composition of cecal contents in constipated mice［J］. Journal of Functional Foods, 2017（38）：486－496.

［37］ Tian P J, Wang G, Zhao J X, et al. Bifidobacterium with the role of 5–hydroxytryptophan synthesis regulation alleviate the symptom of depression and related microbiota dysbiosis［J］. The Journal of Nutritional Biochemistry, 2019.

［38］ Li X F, et al. A comparative study of the antidiabetic effects exerted by live and dead multi–strain probiotics in the type 2 diabetes model of mice［J］. Food & Function, 2016（7）：4851–4860.

［39］ Li X, et al. Effects of *Lactobacillus casei* CCFM419 on insulin resistance and gut microbiota in type 2 diabetic mice［J］. Beneficial Microbes, 2017（8）：421–432.

［40］ Xing J L, et al. Determining antioxidant activities of lactobacilli cell–free supernatants by cellular antioxidant assay: a comparison with traditional methods［J］. PloS One, 2015（10）：e0119058.

［41］ Xing J L, et al. Screening of potential probiotic lactic acid bacteria based on gastrointestinal properties and perfluorooctanoate toxicity［J］. Applied Microbiology and Biotechnology, 2016（100）：6755–6766.

［42］ Xing J L, et al. Toxicity assessment of perfluorooctane sulfonate using acute and subchronic male C57BL/6J mouse models［J］. Environmental Pollution（Barking, Essex：1987）, 2016（210）：388–396.

［43］ Song Y Q, et al. Genomic variations in probiotic lactobacillus plantarum P–8 in the human and rat gut［J］. Frontiers in Microbiology, 2018（9）：893.

［44］ Guo Z, et al. In vitro comparison of probiotic properties of Lactobacillus casei Zhang, a potential new probiotic, with selected probiotic strains［J］. Lebenson Wiss Technol, 2009, 42（10）：1640–1646.

［45］ 高鹏飞. 蒙古族儿童源益生特性双歧杆菌的筛选及鉴定［J］. 微生物学报, 2009（2）.

［46］ 侯强川. 益生菌 Lactobacillus plantarum P–8 对人体肠道菌群的影响［D］. 内蒙古农业大学, 2015.

［47］ Kwok L Y, et al. The impact of oral consumption of Lactobacillus plantarum P–8 on faecal bacteria revealed by pyrosequencing［J］. Beneficial microbes, 2015（6）：405–413.

［48］ Zhang J C, et al. 454 pyrosequencing reveals changes in the faecal microbiota of adults consuming Lactobacillus casei Zhang［J］. FEMS Microbiology Ecology, 2014（88）：612–622.

［49］ Wang Y Z, et al. Probiotic Lactobacillus casei Zhang reduces pro–inflammatory cytokine production and hepatic inflammation in a rat model of acute liver failure［J］. European Journal of Nutrition, 2016（55）：821–831.

［50］ Lew L C, et al. Probiotic Lactobacillus plantarum P8 alleviated stress and anxiety while enhancing memory and cognition in stressed adults: a randomised, double–blind, placebo–controlled study［J］. Clinical nutrition（Edinburgh, Scotland）, 2018.

［51］ Wang Z L, et al. Effect of soymilk fermented with Lactobacillus plantarum P–8 on lipid；metabolism and fecal microbiota in experimental hyperlipidemic rats［J］. Food Biophysics, 2013, 8（1）：43–49.

［52］ 高鹏飞，等. B. animalis V9 对腹泻动物的保护性作用及其机制研究［J］. 中国微生态学杂志, 2009（21）: 385–387.

［53］ Zhang J C, et al. Probiotic *Bifidobacterium lactis* V9 regulates the secretion of sex hormones in polycystic ovary syndrome patients through the gut–brain axis［J］. mSystems, 2019（4）.

［54］ 王记成，等. 双歧杆菌 V9 对便秘和腹泻患者的临床研究［J］. 营养学报, 2011（33）: 70–74.

［55］ Mi Z H, et al. Fermentation dynamics of *Lactobacillus helveticus* H9 revealed by ultra–performance liquid chromatography quadrupole time–of–flight mass spectrometry［J］. International Journal of Food Science & Technology, 2018.

［56］ Chen Y F, et al. Angiotensin–converting enzyme inhibitory activity of *Lactobacillus helveticus* strains from traditional fermented dairy foods and antihypertensive effect of fermented milk of strain H9［J］. Journal of Dairy Science, 2014（97）: 6680–6692.

［57］ Wang J C, et al. Fermentation characteristics and angiotensin I–converting enzyme–inhibitory activity of *Lactobacillus helveticus* isolate H9 in cow milk, soy milk, and mare milk［J］. Journal of dairy science, 2015（98）: 3655–3664.

［58］ 杭锋，伍剑锋，王荫榆，等. 低聚果糖调节人体肠道菌群功能的研究［J］. 乳业科学与技术, 2010（3）:108–111.

［59］ 刘鹏举. 菊粉和金玉兰对 2 型糖尿病患者血糖控制和血脂代谢的影响［J］. 协和医学杂志, 2015（4）.

［60］ 赵晶晶. 低聚果糖液润肠通便功能的毒理学及人体试食评价［J］. 兰州大学, 2017.

［61］ Yang C, Li Y L, Sun C H, et al. Yogurt improves insulin resistance and liver fat in obese women with nonalcoholic fatty liver disease and metabolic syndrome: a randomized controlled trial［J］. Am J Clin Nutr, 2019, 109（6）: 1611–1619.

撰稿人：向雪松　毕玉晶　刘烈刚　王　欣　朱宝利　杨瑞馥

疾病的营养支持与治疗

1. 我国发展现状

1.1 概述

疾病的营养支持与治疗已经成为各种疾病精细化、个体化、规范化管理的重要环节与组成部分。同时，随着日益增长的慢性疾病患病流行情况，膳食营养以及其他的生活方式已经成为预防疾病发生的重要手段。为此，本工作组通过检索生物谷网络平台、Pubmed文献数据库和中国知网数据库，查阅2017年《高技术发展报告》和2016—2018年《中国生命科学与生物技术发展报告》的内容，将概括总结我国2015年1月1日至2019年6月30日已发表的国内外疾病相关营养支持与治疗的研究及新兴技术，以期了解此领域的进展及发展趋势。

1.2 国民营养行动计划中临床营养的作用

2016年，习近平总书记在全国卫生与健康大会上提出，要把人民健康放在优先发展的战略地位，同年发布的《"健康中国"2030规划纲要》进一步明确提出制定实施国民营养计划，特别是"实施临床营养干预"。2017年，国务院发布了《国民营养计划（2017—2030年）》（国办发〔2017〕60号），明确要求"研究制定临床营养管理规章制度"，并将"临床营养行动"作为六项重大行动之一，包括：建立、完善临床营养工作制度；开展住院患者营养筛查、评价、诊断和治疗；推动营养相关慢性病的营养防治；推动特殊医学用途配方食品和治疗膳食的规范化应用。号召全国临床营养工作者加强患者营养诊断和治疗，提高患者营养状况。

在现代医学模式中，以医疗为中心，康复、护理和营养支持缺一不可。临床营养学是研究营养与疾病关系的一门科学，包括疾病的营养代谢、营养治疗以及营养预防。现代概念的临床营养包括治疗膳食、肠内营养和肠外营养，都是适应现代临床治疗需要而发展起来的。临床营养是临床医疗中不可缺少的组成部分，因为饮食治疗是各项治疗中最安全、最经济而又方便患者长期应用的一种措施，随着现代营养学和医学的发展，临床营养受到越来越多的关注。但由于我国临床营养工作起步较晚，学科发展不够成熟，因此在机构建设、人才培养、制度完善、患者教育、支持产品规范等方面仍需进一步调整和完善。为保证"临床营养行动"目标的有效达成，将分区域、分步骤、分模块，逐步运营完善。计划通过试点示范，进一步全面推进临床营养工作，加强临床营养科室建设，使临床营养师和床位比例达到1∶150；增加多学科诊疗模式，组建营养支持团队，开展营养治疗，并逐步扩大试点范围。全面开展住院患者营养筛查、评价、诊断和治疗，逐步开展住院患者营养筛查工作，了解患者营养状况，建立以营养筛查—评价—诊断—治疗为基础的规范化临床营养治疗路径；依据营养阶梯治疗原则对营养不良的住院患者进行营养治疗，并定期对其效果开展评价。推动营养相关慢性病的营养防治，制定完善高血压、糖尿病、脑卒中及癌症等慢性病的临床营养干预指南；对营养相关慢性病的住院患者开展营养评价工作，实施分类指导治疗；建立从医院、社区到家庭的营养相关慢性病患者长期营养管理模式，开展营养分级治疗。

1.3 加速康复外科与临床营养全程管理

外科手术患者由于疾病致胃肠道功能受损、检查限制进食和治疗副反应等使营养素摄入减少，同时手术应激、炎症反应致机体能量消耗增加，容易发生营养不良。蒋朱明等调查全国15098例住院患者发现，普通外科患者中存在营养风险的比例高达33.9%，营养不足达11.7%。北京协和医院蒋朱明教授团队报告了一项纳入多中心1085例择期腹部手术患者的前瞻性队列研究结果，术前有营养风险［营养风险筛查（nutritional risk screening，NRS）2002评分 ≥ 3］的患者比例达47.2%，其中120例严重营养风险患者（NRS-2002评分 ≥ 5），接受术前营养支持者的手术并发症发生率低于未接受营养支持者（25.6% 比 50.6%，P=0.008），且术后住院时间明显缩短［（13.7 ± 7.9）d 比（17.9 ± 11.3）d，P=0.018］。因此，当前营养支持疗法作为基础措施已被纳入加速康复外科（enhanced recovery after surgery，ERAS）流程中。

术前营养筛查与评估，应对所有患者进行营养风险筛查，并由营养专科人员对筛查存在风险的患者进行全面营养评定。这一步应在患者入院前、门诊就诊时即开始。最常用的营养筛查工具是NRS-2002，我国学者也在进行前瞻性有效性验证，并在中华医学会肠外肠内营养学会推荐NRS-2002评分作为住院患者营养风险筛查工具。黎介寿院士团队提出在制定营养支持计划时，首先考虑饮食咨询，通过指导进食、优化食物选择等手段增加能量和蛋白质的摄入。单纯饮食咨询无法改善营养状况时，需要根据患者的胃肠功能，优先选择选肠内营养，包括经口营养补充和管饲肠内营养。预计围手术期不能正常进食超过5天，或口服进食少于推荐能量和蛋白质目标需要量的60%时，术前应积极给予经口营养补充。

不提倡常规术前肠道准备。杭州师范大学附属医院何桦波团队等研究发现，术前常规肠道准备并不能降低术后感染或吻合口瘘的发生率，反而会增加对患者的应激刺激。建议术前 2 小时饮用清流质、禁食时间延后至术前 6 小时。

1.4 慢性疾病的营养支持与治疗

1.4.1 肿瘤患者的营养支持与治疗

肿瘤相关性营养不良（cancer-related malnutrition）是一种慢性疾病相关性营养不良，特指肿瘤本身或肿瘤各相关原因（如抗肿瘤治疗、肿瘤心理应激）导致的营养不足。北京世纪坛医院石汉平、宋春华团队针对我国肿瘤患者营养状况进行调查，发现我国住院肿瘤患者的中、重度营养不良发病率达 58%，其中食管癌、胰腺癌、胃癌营养不良发生率最高。

吉林大学第一医院谢林颖团队对 744 例住院老年肿瘤患者营养不良状况进行调查及分析。结果表明，肿瘤患者营养不良的发生与肿瘤分期、瘤种、部位密切相关，恶性肿瘤高于良性疾病，实体瘤高于血液肿瘤，消化道肿瘤高于非消化道肿瘤，上消化道肿瘤高于下消化道肿瘤。中国医学科学院北京协和医学院联合北京医院叶国栋团队调查发现，外科患者营养风险为 30%，腹部肿瘤患者 38.3%，胰腺癌患者接近 60%。北京大学肿瘤医院王艳莉等利用了一种智能营养筛查系统，用于住院肿瘤患者营养风险的预测性分析。与 NRS-2002 相比，智能营养筛查系统的灵敏度为 83%、特异性 80.1%、约登指数为 0.63、Kappa 值为 0.58。

若不及时营养治疗，营养不良的肿瘤患者可能进一步发展为恶液质。恶液质是以骨骼肌量持续下降为特征的多因素综合征，伴随或不伴随脂肪组织减少，不能被常规的营养治疗逆转，最终导致进行性功能障碍。徐超等对南方某大型医院晚期恶性肿瘤患者营养风险、营养不足和营养支持情况进行了调查。章国良等对胃癌患者肌肉组织中泛素表达与恶液质和预后的关系进行了研究。

目前，石汉平、江华等学者正在针对肿瘤患者营养不良进行相关研究，致力于改善肿瘤患者营养不良状况，提倡营养不良的肿瘤患者尽可能给予肠内营养，改善营养状况。由于某些原因，肿瘤患者不能口服。此时，通过肠外途径补充口服摄入不足的部分，称为补充性肠外营养（supplemental parenteral nutrition，SPN）。天津医科大学第二医院郭玉文团队针对肠外补充 n-3 多不饱和脂肪酸对消化系统肿瘤患者临床结局的影响和安全性进行了 Meta 分析，结果表明 n-3 PUFA 可改善消化系统肿瘤患者的某些指标。

肿瘤相关性营养不良是多种因素共同作用的结果，包括肿瘤的全身和局部影响、宿主对肿瘤的反应、癌性疼痛、心理痛苦以及抗肿瘤治疗的干扰。四川大学华西医院罗迪团队对肿瘤患者癌性疼痛和心理痛苦及营养不良的相关性进行研究。营养不良的肿瘤患者并存病及并发症更多，因而医疗花费更高，生存时间更短，因此营养治疗对肿瘤患者意义重

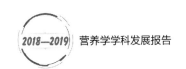

大。肿瘤患者的营养管理更应该遵循规范路径。

1.4.2 糖尿病患者的营养支持与治疗

糖尿病患者的营养支持与治疗不仅包含了合理饮食、吃动平衡和良好的生活方式，也包括不同类型食物的选择与搭配、宏量营养素的配比和不同微量营养素的摄入，更细化到餐次时间、进餐速度和进餐顺序。近5年此领域研究较多，不仅关注减少糖尿病发生率、改善糖尿病患者血糖状况和减少长期并发症的发生率和死亡风险，更注重糖尿病患者的自我管理和提高生活品质。上海交通大学第六医院葛声教授、张片红教授等牵头中国营养学会糖尿病营养工作组于2017年发表了最新版《中国2型糖尿病膳食指南》，将食物和血糖控制的相关科学证据整理汇总为八条核心推荐意见：合理饮食，吃动平衡，培养良好生活方式；主食定量，粗细搭配，提倡低血糖指数主食；多吃蔬菜，水果适量，种类、颜色要多样；常吃鱼、禽，蛋类和畜肉类适量，限制加工肉类摄入；奶类豆类天天有，零食加餐合理选择；清淡饮食，足量饮水，限制饮酒；定时定量，细嚼慢咽，注意进餐顺序；注重自我管理，定期接受个体化营养指导。

山东省立医院陈立勇团队对低碳水化合物膳食对734例2型糖尿病患者随机对照研究的系统综述和Meta分析结果显示，低碳水化合物膳食具有改善2型糖尿病患者血糖和血脂代谢的潜力，并可在短期内减轻体重。由牛津大学团队牵头，我国北京大学、中国医学科学院和国家食品安全风险评估中心等团队汇总新鲜水果摄入与糖尿病发生关系的结果显示，摄入新鲜水果较多的人群相对于不吃水果的人群2型糖尿病的发病风险降低；较高的水果摄入量可降低死亡风险、微血管并发症和大血管并发症的风险。郭永忠教授率领的东华大学、上海交通大学医学院附属瑞金医院等团队分析显示，瑜伽对于糖尿病患者的血糖和血脂有明显的改善作用。北京大学李勇教授团队研究结果显示，用50 g或100 g燕麦分别代替部分谷物主食可显著降低肥胖的2型糖尿病患者餐后2小时血糖、HbA1c、甘油三酯、胆固醇以及体重。哈尔滨医科大学李颖教授和美国布朗大学的团队研究发现，红肉摄入量与女性糖尿病患病率显著相关，红肉摄入量每增加10 g，糖尿病患病风险增加9%，而禽肉类、鱼虾类和蛋奶类摄入与2型糖尿病患病率之间未见显著相关。江苏大学附属医院俞力教授团队研究结果显示，老年2型糖尿病患者更容易出现骨骼肌流失，其肌肉衰减综合征的发生率显著高于健康对照者。滨州医学院谢书阳教授团队分析显示，蔬菜水果的摄入有助于降低2型糖尿病发病风险。潘臣炜教授团队研究发现，每周规律饮用绿茶1年以上的糖尿病患者发生糖尿病视网膜并发症的风险减少50%。

1.4.3 慢性肾脏病的营养支持与治疗

中国慢性肾脏病（CKD）的患病率高达10.8%。营养治疗是CKD一体化治疗的重要环节，有效的营养支持治疗能延缓CKD的进展，减少各种并发症，提高患者的生存率和生活质量。近5年针对CKD的营养支持与治疗，除了关注低蛋白饮食与肾脏病进展的相关性，更关注充足能量摄入在CKD营养治疗中的作用、特殊医学用途配方食品（FSMP）

应对 CKD 营养治疗挑战的方法与策略以及多学科协作模式下的 CKD 营养管理。我国科研工作者发表主要相关文献如下。

有关低蛋白饮食和低蛋白饮食联合 α-酮酸治疗延缓 CKD 进展及其作用机制一直是肾脏病领域研究的热点。华中科技大学同济医学院附属同济医院姚颖教授团队发表的一项关于 α-酮酸治疗肾脏病的研究，其动物实验结果证实 α-酮酸能减轻肾脏缺血再灌注诱导的肾脏损伤和纤维化，且临床回顾性队列研究结果提示 α-酮酸能明显延缓 CKD 4~5 期患者肾功能的恶化；姚颖教授团队发表的荟萃分析结果表明低蛋白饮食能延缓非糖尿病和 1 型糖尿病患者的慢性肾脏病进展，但对 2 型糖尿病 CKD 患者无明显作用。山西医科大学闫冰娟教授团队发表的一项系统回顾和荟萃分析结果表明低蛋白饮食能降低 CKD 患者肾功能下降速率以及肾衰竭的风险，并且这些积极性作用在非糖尿病肾病患者中更显著。山东大学齐鲁医院董建军教授团队发表的一项系统回顾性研究表明低蛋白饮食对糖尿病 CKD 患者的肾功能获益不明显。郑建国等发表的研究结果证实，低蛋白饮食联合 α-酮酸能改善钙磷代谢和保护残余肾功能。

蛋白质-能量消耗（PEW）普遍存在于 CKD 患者中，且与 CKD 预后不良显著相关：肌肉蛋白丢失＞30%，感染及死亡的风险将提高 3~5 倍。上海交通大学附属第一人民医院袁伟杰教授团队发表的综述总结了 CKD 患者 PEW 的发病机制和治疗方法的最新研究进展；台湾大学医学院内科及公共卫生管理合作团队发表的研究表明伴有 PEW 的 CKD 患者比无 PEW 的 CKD 患者消耗更多的医疗资源和成本。陈丽教授团队等证实，CKD 管理整体模式能改善终末期肾病蛋白能量消耗患者的营养状况。丁惠芳教授团队等发现，乳清蛋白能改善维持性血液透析患者蛋白质能量消耗。

随着对特殊医学用途配方食品（FSMP）研究的逐步深入，FSMP 在 CKD 患者中的应用越来越广泛。中华医学会肠内肠外营养分会（CSPEN）肾病协作组于 2018 年 8 月发表了非透析 CKD 患者特殊医学用途配方食品合理应用专家共识。臧华龙等证实，口服营养补充剂能改善维持性血液透析患者肌少症及生存质量。姚颖教授团队 2019 年发表的综述对 CKD 患者肠道菌群的变化以及益生菌在 CKD 治疗中的功效和可能作用机制进行了总结。查艳等对 56 例腹膜透析患者的观察发现，益生菌能改善腹透患者的 PEW 和微炎症状态。王瑞等研究证实，复方 α-酮酸联合费瑞卡能改善维持性血液透析患者 PEW。姚颖教授团队 2018 年发表的研究结果提示，黏多糖和 Ⅱ 型骨胶原有望作为 CKD 治疗过程中糖皮质激素性骨质疏松症的治疗方法。

CKD 营养管理的多学科团队整合了各学科专业技术的团队优势、不同专业背景的专家为患者量身定做诊疗方案，从而提供专业化、精准化、个体化、规范化和全程、全方位的"一站式"诊疗服务，有利于肾脏病专科人才的培养和学科团队建设。台湾为期 3 年的前瞻队列研究证实，多学科治疗（MDC，肾科医生＋教育护士＋肾病营养医生＋社工＋药剂师＋外科医生）将 CKD 患者的感染住院率减少 40%，死亡率减少 51%。张惠萍教授团队等 2018 年的研究表明，医院－社区－家庭联动管理模式有助于提高早期慢性肾脏病患者自我管理行为，改善肾功能。

综上所述，我们要充分发挥营养治疗在 CKD 一体化治疗中的核心作用。

1.5 其他重要疾病的营养支持与治疗

1.5.1 艾滋病的营养支持与治疗

对于艾滋病感染者和患者的营养状况，针对国人的研究证据极少。2011 年，四川大学华西医院胡雯团队和四川省人民医院江华团队在国内首次对住院艾滋病患者的研究表明，其营养不良患病率超过 60%，而热量摄入达标的患者仅占 40%。2013 年，天津市第二人民医院张勇湛团队利用 NRS-2002 对 100 名住院 AIDS 患者进行营养筛查，发现 37% 的住院患者有营养风险。

对于非住院的 HIV 感染者的营养状况，目前有一些局部性和地区性的研究。乐山市疾控中心罗瑶等的研究纳入乐山市 158 例 AIDS 患者 /HIV 感染者，通过膳食调查的方法研究其营养与生活质量状况，发现患者营养状况较差，豆类、奶类、蔬菜、水果、禽类、水产类摄入不足。凉山州疾病预防与控制中心刘倩萍团队采取定性访谈的方式对凉山州 20 名 HIV/AIDS 患者进行深入访谈，结果表明凉山州 HIV/AIDS 患者营养不良的比例较高，饮食结构单一化，营养素摄入不均衡且数量不足。可以发现，大部分的此类研究仅使用膳食调查方法粗略测算感染者膳食摄入情况，其结论不能完整反映感染者的真实营养状况。

此外，对于长期接受 ART 治疗的患者，营养不良的另一重要表现是代谢异常，既包括了使用早期的含有司他夫定方案或 PI 方案出现脂肪异常分布的患者，也包括了在较新的一线方案（TDF/3TC/EFV）中出现骨质疏松、肾功能异常等的患者。脂代谢异常的研究 2015 年以前较多，因那时还有较多患者使用含司他夫定方案，近年来由于司他夫定已经退出一线方案，因此相应的研究也相应减少。但是对于 TDF 为主的方案中骨代谢异常的研究却还没有相应增加。

1.5.2 创伤、危重症患者的营养支持与治疗

创伤已成为危及人类健康的重要原因之一。全球约 10% 的死亡和 16% 的致残病例因创伤所致，同时创伤也是全球 40 岁以下人群的首要死因。浙江省人民医院许利明团队对 1674 例住院创伤患者入院 48 小时内分别进行 NRS-2002 营养风险筛查和 AIS-ISS 评分，发现创伤患者存在较大的营养不良风险。

针对创伤患者的营养不良，四川省人民医院冯金周和江华团队给予颅脑创伤患者以代谢率为导向的营养治疗，研究表明早期营养治疗可满足创伤后机体高分解代谢的热量和主要宏量营养素需求，维持机体各器官功能，减少并发症，促进神经功能恢复，显著提高救治成功率。南京军区南京总医院王新颖提倡对营养不良的危重症患者进行早期营养治疗。

银川市第一人民医院金坤团队对重症创伤患者营养状况动态变化及对预后的影响进行研究，表明早期营养治疗可改善患者预后。但目前国际上还缺乏针对危重症创伤患者的营养治疗指南，更多的是基于专家意见的低质量循证医学证据的建议。

急性期的危重创伤患者以分解代谢增加为特征，营养物质的摄入不足和过度消耗成为急性期营养物质和能量代谢的突出问题。江华教授团队等研究认为，相对较短时间的低能量喂养能缓解过度炎性反应。但学者们对滋养型喂养仍存在争议。因此，针对创伤患者肠外肠内营养的组成、开始时机以及蛋白质和微量元素的供给还需进一步研究后制定相应指南。

此外，创伤危重症患者无法进行肠内营养治疗，常常需要肠外营养治疗。吴迪等针对创伤患者早期给予补充性肠外营养，发现补充性肠外营养对患者蛋白水平、氮平衡的改善更为明显。北京协和医院陈伟团队和四川省人民医院江华团队研究表明，危重症患者给予富含 ω−3 脂肪酸的肠外营养是安全有效的。但是长期肠外营养可能会减弱肠黏膜屏障功能，增加脓毒血症发生率。中国农业大学食品科学与营养工程学院李铎团队对发生脓毒血症的危重症患者进行研究后发现，脓毒症与肠道菌群紊乱有关。石汉平团队研究发现，机体遭遇创伤后会出现一系列代谢变化，创伤后营养支持应该根据代谢变化的特点进行动态调整，兼顾能量补充与代谢调节，维持氮平衡，抑制过激炎症反应，改善免疫功能，促进创伤修复。

危重症患者的营养治疗在考虑能量的同时还应及时关注蛋白质摄入量是否达到最优。徐州医科大学王凯团队研究了不同剂量营养支持对创伤预后的影响，结果表明：高剂量摄入组患者蛋白质的摄入量高于其他两组；高剂量摄入组患者医院内病死率明显低于其他两组，住院时间亦明显缩短。60 天的 K−M（Kaplan−Meier）生存分析显示，早期足量的营养支持患者生存率高于其他两组。但对于创伤患者能量与蛋白质摄入量的研究没有相应增加。

目前，无论是国际上还是国内都还没有任何专门学术机构制定过创伤危重症患者营养共识或指南，仅有部分重症营养指南中将创伤或危重症患者作为亚类纳入，如美国肠外肠内营养学会（ASPEN）、欧洲肠外肠内营养学会（ESPEN）相关的成人危重症指南。同时由于亚太地区危重创伤患者与北美和欧洲存在差异，故急需制定针对中国创伤危重症患者的相应指南。

1.6 营养不良诊断体系的建立与发展

营养不良现已成为全球疾病蔓延的一大诱因，中国同样存在着严重营养不良的问题。据《中国居民营养与慢性病状况报告（2015）》，中国成人营养不良率占 6%，儿童青少年生长迟缓率和消瘦率分别为 3.2% 和 9%，6 岁居民贫血率为 9.7%。由于中国人口基数众多，营养不良对于中国的医生、科学家和卫生工作者而言，已经成为一个必须回应的社会

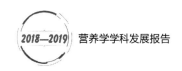

问题。

由此可以看到，对营养不良的患者早期筛查早期诊断、早期干预尤为重要。其中，良好、精确的营养诊断则是干预和监测的基础。2015 年，石汉平团队曾针对营养不足提出营养不良的三级诊断，即营养筛查（利用 NRS-2002、MNA 等筛查工具）、营养评估（利用 SGA/PG-SGA 等评估工具）与综合评定。

陈伟团队和江华团队在 2014 年提出，对于营养不良，应该建立综合其病因学和临床表型在内的、可精准度量的框架。建立这种度量框架，必须首先重新定义营养不良诊断的分类本体（ontology，即复杂临床疾病表型之间的模式关系）。他们认为应该从已经存在的、海量的营养不良调查数据出发并引入包括组学技术在内的新技术对其机制进行深入研究，基于计算机模式识别构建智能专家系统，分析不同疾病条件下患者营养不良的异质性及营养干预的结局，来实现 ontology 的亚层关系的构建。最终，形成一类基于人工智能和计算机辅助的营养不良诊断工具。

1.7 特殊医学用途配方食品开发与临床应用

《特殊医学用途配方食品通则》于 2016 年 7 月 1 日正式启动在我国建立注册制度，其中要求必须在医生和（或）临床营养师的指导下使用，这就要求医务人员应准确了解相应产品的营养特点、适用人群及应用要求，才能依据患者的不同医学状况，科学指导患者使用。在目前我国推荐进行的 FSMP 的临床实施流程中，应注重科学性和灵活性，根据个体实际情况，适当调整产品的适用范围和使用方法，以满足不同适用人群的个体化营养需求。应用营养筛查及评估技术确定 FSMP 应用的适应证及可能的有效性，随后的营养诊断以及对应的个体化营养干预、干预后的营养监测与评价构成了 FSMP 的营养诊疗流程的闭环模式，并且有助于不断修正与改进。针对疾病特异性的特定疾病全营养配方的注册工作中，要求进行相应的临床实验验证，并参考药品注册实验的规格控制 FSMP 临床实验的质量，在此大形势下如何在实验设计、对象选择、对照产品设计、观察指标等方面符合国家要求，并得到理想的临床效果，成为临床营养工作者急需考虑的新问题。在解决此问题的过程中，我们还可以从促进学科发展的角度，建立药物经济学工作模式，获得大量的临床数据，得以在应用中发展我国临床营养事业，为健康中国发挥作用。

我国《特殊医学用途配方食品通则》（GB 29922—2013）将该类产品分为三类，即全营养配方食品、特定全营养配方食品和非全营养配方食品。特殊医学用途配方食品是针对进食受限、消化吸收障碍、代谢紊乱或特定疾病状态人群的一类食品。陈伟、李增宁、胡雯、龚剑锋等参与主持特殊医学用途配方食品临床应用规范国家标准制定，糖尿病、慢性肾脏病、肿瘤等特定全营养配方食品临床试验指导原则的撰写，为进一步规范应用打下基础。

1.8 国内重大计划和研究项目

1.8.1 国内重大计划

2017 年，国务院办公厅印发了《中国防治慢性病中长期规划（2017—2025 年）》，其中规划了慢性病科技支撑项目，包括慢性病监测、慢性病科技重大项目和工程以及科技成果转化和适宜技术应用项目。

1.8.2 国内研究项目

国家科技部 2015 年年底启动了"重大慢性非传染性疾病防控研究"重点专项，2016 年、2017 年及 2018 年部署了心脑血管疾病防控技术、恶性肿瘤防控技术、慢阻肺防控技术、糖尿病防控技术、神经精神疾病防控技术研究、重大慢病综合防控研究、重大慢病研究支撑平台体系研究及国际合作研究八个重点任务。

2016 年国家科技部重点研发计划"重大慢性非传染性疾病防控研究"重点专项中有关营养与慢病的重点项目见表 1。

表 1　2016 年"重大慢性非传染性疾病防控研究"营养与慢病重点项目

项目编号	牵头单位	项目名称	国拨经费（万元）	实施周期（年）
2016YFC1300100	北京石景山区高血压联盟研究所	肥胖和高血压的生活方式和营养干预技术及策略应用研究	1147	2016—2020
2016YFC1300200	北京大学	心脑血管疾病营养及行为干预关键技术及应用策略研究	1032	2016—2020

2017 年国家重点研发计划"重大慢性非传染性疾病防控研究"重点专项立项 34 项，其中无直接营养与慢病的重点项目，其相关项目见表 2。

表 2　2017 年"重大慢性非传染性疾病防控研究"营养与慢病相关项目

项目编号	牵头单位	项目名称	国拨经费（万元）	实施周期（年）
2017YFC1307600	中国医科大学附属第一医院	我国社区高血压综合管理适宜技术研究及示范推广	1312	2017—2021
2017YFC1307700	中国人民解放军总医院	心脑血管疾病高危人群综合筛查与预防及卫生经济学研究	1200	2017—2021
2017YFC1309200	航空总医院	恶性肿瘤姑息治疗和护理关键技术研究	800	2017—2021
2017YFC1309700	中山大学	1 型糖尿病优化监测与治疗方案的研究及关键新技术推广	1181	2017—2021

续表

项目编号	牵头单位	项目名称	国拨经费（万元）	实施周期（年）
2017YFC1309800	山东大学	2 型糖尿病多种危险因素综合管理的适宜技术建立与管理策略研究	1192	2017—2021
2017YFC1310700	上海交通大学医学院附属瑞金医院	中国成人 2 型糖尿病优化降压治疗目标的国际合作研究	717	2017—2021

2018 年国家重点研发计划"重大慢性非传染性疾病防控研究"重点专项中营养相关项目见表 3。

表 3 2018 年"重大慢性非传染性疾病防控研究"营养相关项目

项目编号	牵头单位	项目名称	国拨经费（万元）	实施周期（年）
2018YFC1312400	中国医学科学院阜外医院	适合国人的有效安全可负担的降压调脂药物及治疗模式研究	1835	2018—2020
2018YFC1312800	上海交通大学	心脑血管疾病"协防共管"创新健康管理模式的开发与效果评价	1534	2018—2020
2018YFC1313900	北京大学第三医院	2 型糖尿病、糖尿病高风险和妊娠糖尿病危险因素的早期行为干预适宜技术及疗效评价研究	1222	2018—2020
2018YFC1314000	东南大学	糖尿病肾病早期监测与适宜替代治疗新技术研究与推广	1222	2018—2020
2018YFC1314100	中山大学	2 型糖尿病智能优化综合管理体系和社会经济效益评价	1181	2018—2020
2018YFC1315300	中国疾病预防控制中心慢性非传染性疾病预防控制中心	重大慢性病疾病负担及防控策略研究	967	2018—2020

1.9 研究平台与研究团队

目前国内相关研究团队及平台有：北京市石景山区高血压联盟研究所、中国疾病预防控制中心慢性非传染性疾病预防控制中心（中国疾病控制中心慢病中心慢性病健康管理平台）、四川大学华西医院、西安交通大学第一附属医院、中国医科大学附属第一医院、哈尔滨医科大学附属第一医院、北京大学公共卫生学院、中山大学公共卫生学院、上海交通大学医学院附属新华医院、上海交通大学医学院附属瑞金医院、中国医学科学院阜外医院、上海复旦大学中山医院、首都医科大学附属北京天坛医院、中国医学科学院肿瘤医院、北京协和医院及中国人民解放军总医院等团队，针对疾病与营养相关内容进行专项研究。

2. 国内外研究进展比较

2.1 国际重大研究计划和重大研究项目

通过美国国立卫生研究院（NIH）临床研究注册平台，检索近 5 年在平台上注册的涉及疾病的营养支持和治疗的临床研究，其中得到美国 NIH 或联邦政府基金支持的研究项目共 199 项。其中以研究主题分类，研究项目数量排名前三的分别是关于肥胖、营养不良及代谢性疾病的营养支持和治疗。目前 96 个项目正在招募中，其中招募人数超过 100 人的研究共 33 项。从中筛选出以营养的支持与治疗为主要研究目标的重点研究项目如下。

（1）一项 4000 人名为"改变健康冠军"（WCC）的单盲性随机临床研究，旨在通过培训教师和学生领导的健康团队，增加学生在学校进行体育活动和健康饮食的机会，从而减少马里兰州学校学生中的儿童肥胖问题。

（2）一项 2000 人以家庭为单位的前瞻性观察性研究，主要目的是建立人乳中微量营养素和微量营养素的参考值。

（3）一项 5547 人的前瞻性观察性队列研究，采用多阶段随机聚类的方法，对中国 15 个省市的约 7200 户家庭和 3 万多人进行抽样调查，以了解中国社会的社会和经济转型如何影响其人口的健康和营养状况。

（4）一项 1284 人双盲性随机临床研究，主要目的是探究以超重 / 肥胖儿童及其父母为目标的行为体重控制干预措施的一种家庭基础治疗（family-based treatment，FBT），是否对非目标家庭成员（如兄弟姐妹）的体重控制有影响。

（5）一项有 436 名研究者的横断面观察性研究，主要对普通人群中的健康人进行一项横断面"代谢表型"研究。观察测量包括饮食习惯与食物摄入的代谢反应，包括脂肪、蛋白质和碳水化合物的代谢、关键激素的产生、免疫系统和应激反应、肠道微生物群和心血管健康。

2.2 国外发展现状

2.2.1 粪便菌群移植、益生菌的个体化应用

粪便微生物群移植（faecal microbiota transplantation，FMT）是艰难梭菌感染的重要治疗手段，被推荐用于其轻度和重度感染。研究表明，FMT 可能也在治疗与肠道微生物群改变相关的其他疾病中发挥作用，例如肠易激综合征、炎症性肠病和代谢紊乱。有研究发现，抗生素相关性肠道菌群紊乱，相比较于使用益生菌而言，使用自身来源的 FMT 能够更快地恢复肠道正常菌群。但仍然需要更多的有力的证据来支持 FMT 的应用。

以上研究表明，益生菌的定植高度个体化，不同个体对不同益生菌定植的敏感性不同；宿主微生物通过竞争排斥相同物种以及特定的免疫机制来影响益生菌定植。相比较于

现在统一的益生菌制剂，未来益生菌的应用需要更多的研究以推动益生菌个体化应用，从而更好地从中获益。

2.2.2 肠道黏膜屏障功能

（1）线粒体 DNA 与肠道屏障功能：创伤及感染时，肠上皮细胞的线粒体受累早，线粒体功能紊乱并释放出大量线粒体 DNA（mtDNA）从而加重器官功能障碍。mtDNA 已被证实是触发固有免疫应答的"扳机"，具有明确的免疫学效能，能够激活 Toll 样受体 9、NLRP3 炎症小体、cGAS-STING 等，导致炎症因子的大量分泌及诱导 I 型干扰素应答，最终导致肠黏膜屏障的损伤。

（2）膳食纤维与肠道屏障功能的维持：膳食纤维的缺乏，使得肠道微生物群不能以膳食纤维作为营养来源，转而依赖宿主分泌的黏液糖蛋白，导致肠道黏液屏障的侵蚀。而动物研究显示，过量的膳食纤维补充，诱发了小鼠胆汁淤积性肝癌。因此，未来需要有个体化的膳食纤维补充指导方法。

（3）线粒体未折叠蛋白反应与肠道屏障功能：线粒体未折叠蛋白反应是在应激条件下，线粒体基质积累后产生大量未折叠或错误折叠的蛋白质，导致核基因编码的线粒体分子伴侣蛋白 HSP60、HSP70 等表达量上调，帮助发生错误折叠的蛋白恢复正常蛋白构象及协助新合成的蛋白发生正确折叠的线粒体至核的信号传导过程。线粒体 DNA 缺失、线粒体电子转移链复合物突变、线粒体内积累大量错误折叠的蛋白质等应激信号，均可激活该过程。线粒体未折叠蛋白反应协调线粒体功能、新陈代谢和细胞表型，并在炎症性肠病等疾病中被激活。

2.2.3 肿瘤恶液质的营养治疗

肿瘤营养是临床营养学科的重要组成部分，除了营养支持，如何通过代谢调节纠正肿瘤患者的代谢紊乱是营养干预的研究难点。近年来展开了关于恶液质患者的食欲减退和代谢失衡的各种机制研究，包括：肿瘤患者的 IL-1、IL-6、TNF-α 和 NF-κB 等炎症因子的过表达，血清色氨酸水平升高引起机体早饱和食欲抑制；两种神经元通路调控 NPY/AgRP 和 POMC/CART 的失衡（食欲由这两种通路控制，前者刺激进食和能量摄入，后者抑制食欲和能量摄入）；炎症因子诱导的 Foxo、atrogin1、MURF1、myostatin、activin、Smad 等肌肉萎缩基因表达上调和蛋白水解泛素系统的激活而合成基因 IGF/AKT/PI3K/mTOR 通路的抑制；胰岛素抵抗；UCP-2 和 UCP-3 表达上调，导致肿瘤患者的机体产热耗能增加。

目前关于肿瘤恶液质的治疗：常用药物甲地孕酮和糖皮质激素疗效有限而副作用大，其他治疗药物和代谢调节剂（包括沙利度安、非甾体抗炎药、5-羟色氨拮抗剂、支链氨基酸、ω-3 不饱和脂肪酸、肉碱、褪黑色素和雄激素）的疗效和副作用正在进行一些临床研究观察，还有正在进行 II 期临床观察中的新药，如抗 TNF-α 抗体（Thalidomide）、抗 IL-6 抗体（ALD-518）、免疫因子调控剂（AVR-118）、组织选择性蛋白同化激素

（Ostarine）和饥饿素类似物 / 生长激素促分泌剂（RC-1291），其疗效和安全性还在研究和探索中，但费用昂贵，离真正能在临床推广和让患者获益的目的仍然有很长的路要走。

目前研究认为，营养素 ω-3 脂肪酸具有对抗恶液质的代谢调节作用，EPA 和 DHA 可以促进 PGE3、LTA5、LTB5、LTC5、LTD5、TXA3 合成，起到抗炎、扩张血管和改善循环的作用；抑制炎症因子 CRP、IL-6、TNF-α、NF-κB 等；抑制肿瘤组织分泌促蛋白水解因子抑制肿瘤患者的蛋白水解系统；调节线粒体功能，促进肿瘤细胞凋亡；抑制血管的生成和转移。关于其作用机制展开了大量研究，但是目前机制仍然不是完全清楚，但为今后开发新药做了铺垫。除了 ω-3 脂肪酸，支链氨基酸也有助于对抗恶液质的肌肉流失，不仅促进肌肉蛋白合成，还与 5- 羟色胺前体色氨酸竞争大脑屏障并改善食欲。关于其他营养素（如 L- 肉碱、褪黑素以及饥饿素类似物 / 生长激素促分泌剂）的代谢调节作用还在研究中。

2.3 我国研究现存的优势与不足

2.3.1 存在的优势

（1）我国疾病谱的变化使得临床营养研究工作的开展迫在眉睫。近 10 年来，我国慢性病，包括心脑血管病、肿瘤及糖尿病等营养代谢性疾病的发病十分迅速，客观上说，医学营养学近年在国内一些大医院逐渐受到重视。在医院中需要接受营养治疗和营养监测的患者很多，不少危重患者在接受临床治疗的同时，接受了营养治疗，从而提高了临床疗效。

（2）国家层面已将临床营养科的学科建设提上日程，开展临床营养研究势在必行。临床营养治疗的实施，可有效降低患者的医疗费用，缩短患者住院时间，有助于患者的康复，符合医改政策也节省了医疗资源。卫生部 2009 年 11 月 20 日发布的《临床营养科建设与管理指南（试行）》中也明确提出，三级医院和具备条件的二级医院应设立临床营养科，并规定了营养科的人员配置标准、收费方式及查房制度等。在医院等级评审中，"三甲"医院的一个重要指标就是营养专业人才的配备。此指南在全国各大医院试行。目前第一批试点医院已进行了考核，并提出了《2012 年至 2014 年持续改进临床营养科设置试点工作技术路线》计划。

（3）随着对营养健康知识的需求不断增加，为大规模的临床营养研究奠定了基础。随着经济的发展、慢性病的高发，百姓对营养健康知识的需求不断增加。营养学是个交叉学科，从医学、食品、传统养生等多个方面都可以用不同的方法去诠释营养。现代医学迅猛发展，临床营养已进入分子营养学时代，利用特殊营养素和调控因子减轻基因表达和整个机体代谢，对于临床营养研究工作的进一步深化有着重要意义。

2.3.2 存在的不足

（1）临床营养支持治疗的方案争议很多。营养治疗的个体化过程中仍然存在很多尚未解决的争议与难题，如危重症患者中早期肠内与肠外的优劣，早期营养治疗的时机选择，能量及蛋白质的供给量，免疫营养素的适应证及使用剂量，如何降低肠外营养并发症，等等。能量和营养需求评估证据不足，营养支持的质量依赖于合理营养供给，而目前临床上对危重症患者进行准确的能量需求评估并提供合理的营养支持治疗仍较为困难。

（2）营养专业人才严重不足，制约了临床研究的发展。20世纪70年代，南京、北京、上海等地为了解决一些外科患者存在的营养不良问题，已开始进行了肠内营养和肠外营养工作，这与西方发达国家同步。经过30多年的发展，临床营养工作在发达国家已得到了普及，可在我国三甲医院中，只有不足50%设置了临床营养科，只有大约4000名临床营养师，平均每32.5万人才有1名，其中不到1/3的人才真正持有执业医师资格，与一些发达国家相差甚大。而我国的营养专业人员主要分布于大学、科研院所、部分疾病预防控制机构和大医院，无法满足营养工作需求。另外，从2005年开始，我国兴起的营养师热，使得许多社会办学机构开始从事营养培训工作。由于缺乏规范化的管理，各种培训机构普遍存在培养计划不规范、学员文化素质低的问题。尽管已经培训了数万名所谓的"营养师"，但其营养知识背景和专业能力远远达不到专业营养师的程度，难以胜任营养师的职责。

3. 发展趋势与对策

3.1 未来5年发展的战略需求

随着人们对营养的理解和关注进一步加深，临床营养学科的发展已成为了切合我国未来5年发展战略需求的重要内容。

在群体营养管理方面，《国民营养行动计划》指出，我国目前仍面临居民营养不足与过剩并存、营养相关疾病多发、营养健康生活方式尚未普及等问题，这已成为影响国民健康的重要因素。

在专科发展领域方面，临床营养学科结合于不同的亚专业，有不同的发展需求倾斜。

加速康复外科是近年新兴的一门以循证医学证据为基础，外科、麻醉、护理、营养等多学科协作，通过优化围手术期处理的临床路径，以减少手术患者的生理及心理的创伤应激，减少术后并发症，缩短住院时间，使患者得以加速康复的一项现代医学新理念和治疗模式。尽管国内越来越多的医学中心在开始倡导ERAS理念，事实上面临共同的问题，即我们的专家共识发展得比临床数据快。目前国内基本没有关于ERAS的大样本多中心随机对照前瞻性研究，一些重要有代表性的文献仅仅是回顾性病例总结分析。因此，目前亟待国内的高质量多中心随机临床研究和本土证据的支持，来实现ERAS在国内应用的共识数据化。

在各类慢性疾病的营养支持与治疗领域，不同亚专业亦各有侧重。在肿瘤营养领域，近几十年中，随着恶性肿瘤在我国乃至在亚洲及全球的发病率急剧增高，在临床营养领域促进恶性肿瘤的预防、早期干预、延长患者生存时间并改善生活质量成为了学科发展的重点。恶性肿瘤患者常常具有代谢失衡的特点，表现为能量消耗增加，糖异生和糖酵解增强，脂肪动员和氧化加速，蛋白质合成减少且分解加强，常发生中至重度的能量-蛋白质营养不良（PEM），进而导致恶病质。2016年ESPEN指南认为，目前对于合理启动营养支持的时机尚无共识，但是对存在营养风险的患者早期启动营养支持/干预对于改善预后是非常重要的。2016年，中国抗癌协会等发布的肿瘤营养治疗通则也建议，所有肿瘤患者入院后应该常规进行营养评估，以了解患者的营养状况，从而确立营养诊断。一个完整的肿瘤患者的入院诊断应该常规包括肿瘤诊断及营养诊断两个方面。中国抗癌协会肿瘤营养与支持治疗专业委员会推荐的肿瘤患者营养疗法临床路径如下：肿瘤患者入院后应该常规进行营养筛查/评估，根据PG-SGA积分多少将患者分为无营养不良、可疑营养不良、中度营养不良及重度营养不良四类。无营养不良者，不需要营养干预，直接进行抗肿瘤治疗；可疑营养不良者，在营养教育的同时，实施抗肿瘤治疗；中度营养不良者，在人工营养（EN、PN）的同时，实施抗肿瘤治疗；重度营养不良者，应该先进行人工营养（EN、PN）1~2周，然后在继续营养治疗的同时，进行抗肿瘤治疗。无论有无营养不良，所有患者在完成一个疗程的抗肿瘤治疗后，应该重新进行营养评估。肿瘤营养治疗通则认为，营养不良的规范治疗应该遵循五阶梯治疗原则：首先选择营养教育，然后依次向上晋级选择口服营养补充（oral nutritional supplements，ONS）、完全肠内营养（total enteral nutrition，TEN）、部分肠外营养（partial parenteral nutrition，PPN）、全肠外营养（total parenteral nutrition，TPN）。然而，国内绝大多数肿瘤患者诊治流程中，同时建立完善规范的营养诊断尚未形成系统的路径，有待进一步达成共识。随着全国乃至全球城市化进程加快，不同地域、不同生活方式的交融、碰撞，也带来了肿瘤相关的流行病学变化，进一步识别与营养膳食、生活方式相关的疾病危险因素，对于疾病的预防具有人群意义。此外，肿瘤患者接受肠内营养管饲或进行口服营养补充时，特殊医用配方食品（FSMP）的规范选用也逐渐成为了临床营养领域的关注热点。

在糖尿病与营养领域，作为糖尿病防控"五驾马车"之一，营养膳食指导是极其重要的治疗基础。尽管自美国糖尿病学会在20世纪70年代提出糖尿病患者"营养与饮食推荐原则"以及"医学营养治疗"的理念至今已近半个世纪，糖尿病膳食的具体实践在不同学术机构仍存在一定差异，不同类型的糖尿病——2型糖尿病、1型糖尿病、妊娠期糖尿病等，在临床营养干预时也存在显著的差异。我国目前已分别于2013年、2018年发布成人糖尿病膳食指导国家卫生行业标准、妊娠期糖尿病患者膳食指导国家卫生行业标准，有待贯彻、宣讲、指导人群的实践。此外，随着著名的DiRECT研究——一项对肥胖/超重的初期2型糖尿病患者进行社区减重膳食/生活方式指导，其随访2年的结果2019年发表于 *Lancet Diabetes Endocrinol* 上，进一步揭示了合理的膳食及生活方式对于2型糖尿病控制甚至一定程度逆转的意义。国外高质量研究的结论给予了我们进一步的启示，糖尿病患者群体的营养管理，亟待与全科医学、社区医学的模式结合，在更广阔的多学科平台体现疾病治疗的价值；在国外研究的基础之上，我们期待国内能进行以营养管理为主要干预的慢性代谢性疾病临床对照试验，而由于膳食管理的个体差异较大，常需要规范化、基线一致的临床试验设计，这给国内临床营养学科的发展提出了非常大的挑战，但在国内病例资源丰富的医疗平台之上，这也同时是学科发展的机遇。

在慢性肾脏病（CKD）营养领域，随着对于 CKD 患者的诊断识别率增加，加之遗传易感性以及疾病、生活方式相关的社会人口易感性，使得 CKD 越来越成为了一个世界性的公共卫生问题。2012 年，北京大学第一医院张路霞等对中国 13 省的城市及农村随机抽样的大样本横断面调查显示，CKD 在中国人群的总体患病率约为 10.8%（95% CI 10.2~11.3）。在如此庞大的 CKD 人群管理中，医学营养治疗是 CKD 一体化治疗的重要方面，国内外指南及多个研究证据均明确肯定了医学营养治疗在 CKD 长期治疗中的意义，合理营养干预在改善慢性肾脏病患者营养状况、提高患者生活质量及预后方面，均有重要作用。中国肾脏病和糖尿病专家组成的专家小组在 2005 年首次制定了《慢性肾脏病蛋白营养治疗专家共识》；2015 年，国家卫生计生委法制司下达的卫生标准研制项目《慢性肾脏病患者膳食指导》国家卫生行业标准，进一步更新了我国对于 CKD 营养治疗的认识，有待进一步对临床医生进行宣讲并提高认知，贯彻、指导人群的实践，改善我国 CKD 人群的临床营养管理水平。目前尚缺乏 CKD 患者长期前瞻性随访的临床营养实践研究，期待我国学者开展高质量的前瞻性队列研究或临床对照研究，建立规范的 CKD 患者临床营养实践路径。

此外，在其他重要的疾病诊疗领域也存在临床营养学科建设的需求。创伤、危重症学科中，复杂且病情危重的患者管理尚需建立确切的营养评价方式，准确测量能量 / 蛋白质需求，合理把握营养支持尤其是早期肠内营养支持的时机以及给予适宜的能量，有利于改善患者结局、降低死亡率。在人体成分相关测量技术的应用方面，积累我国不同年龄、性别、地域的人群在生物电阻抗技术（bioelectric impedance analysis，BIA）平台的数据，建立适用于我国人群的人体成分评测方法和模式，在高质量的临床对照试验中比较 BIA 与 DEXA-CT 等影像学技术的成像评价，形成适于我国医疗环境下的具有较高敏感性、特异性的人体成分评价方法流程。在营养不良诊断体系的应用领域，通过观察性研究总结营养风险 / 营养不良与临床不良结局的相关性，以政策为导向，倡导营养不良诊断体系在临床疾病诊断的应用。

3.2 未来 5 年重点发展方向

在群体营养管理方面，结合《国民营养计划》的阐述，未来我国临床营养学科的发展方向将更侧重预防、筛查、识别及早期干预人群的常见营养性疾病，提高人群健康生活方式的认知程度，关注母婴、儿童、青少年等脆弱人群的营养状况，也兼顾慢性非传染性代谢性疾病在低龄人群的发生及长期管理，同时关注住院患者的营养风险筛查及营养管理。

《国民营养行动计划》建议，提高国民营养健康水平，是贯彻落实《"健康中国 2030"规划纲要》的重要前提，并提出了以下实施策略及目标：降低人群贫血率；控制孕妇叶酸缺乏率；提高 0~6 个月婴儿纯母乳喂养率；控制儿童及青少年儿童的生长迟缓率；缩小城乡学生身高差别；减缓学生肥胖率上升趋势；提高住院病人营养筛查率和营养不良住院病人的营养治疗比例；提高居民营养健康知识知晓率。在临床营养不同亚专业的发展方面，不同领域侧重不同的发展方向。

依托于临床营养的加速康复外科领域，亟待获得国内医疗环境下的高质量多中心随机临床研究和证据，来实现 ERAS 在国内应用的共识数据化以及国际指南的本土化，建立切合中国医院体制的 ERAS 实践流程。

在肿瘤营养领域，借助代谢组学、蛋白质组学、肠道菌群等多组学的手段，在分子级别进一步深入调查营养膳食因素与肿瘤发生发展的关系及其分子机制，已逐渐成为连接宏观与微观研究的纽带；对于恶性肿瘤患者通过临床观察性研究及干预研究，逐渐建立营养诊断的共识，有助于辅助临床医生早期识别、早期干预肿瘤患者的营养风险，改善治疗结局；此外，以政策为导向，通过我国人群的多中心临床随机对照试验研究的实施，以循证医学为基础，进一步客观评价及设定 FSMP 的使用门槛，建立合理使用 FSMP 的系统流程或路径。

在糖尿病营养领域，贯彻推行不同类型糖尿病营养管理、监测、随访的标准化路径，提高国内此类慢性代谢性疾病的营养管理水平及质量；引导以营养管理为主要干预的慢性代谢性疾病临床对照试验，倡导合理规范、基线一致的高质量临床试验设计，与全科医学等临床多学科平台合作，验证及体现营养管理对于慢病治疗管理的重要意义及价值。

在慢性肾脏病营养领域，提高临床医生对于《慢性肾脏病患者膳食指导》国家卫生行业标准的认知，指导标准在 CKD 患者人群的实践，改善我国 CKD 人群的临床营养管理水平；促进开展高质量的前瞻性队列研究或临床对照研究，建立规范的 CKD 患者临床营养实践路径。

在危重症营养管理领域，倡导促进代谢车等患者能量个体需求的测量技术应用，建立全面评价危重患者营养状况的方法，开展营养支持干预的临床观察及试验，总结合理能量摄入、合理支持时机的营养支持临床规范。

在人体成分相关测量技术的应用方面，通过人群横断面或纵向队列观察性研究，建立我国不同年龄、性别、地域的人群在 BIA 平台的数据库，建立适用于我国人群的人体成分评测模式；通过临床对照试验比较 BIA 与 DEXA-CT 等影像学技术的敏感性、特异性，形成适合于我国医疗环境的人体成分评价方法流程。

在营养不良诊断体系的应用领域，通过观察性研究总结特殊疾病（如恶性肿瘤等）营养风险 / 营养不良与临床不良结局的相关性，深化临床医生对于营养不良诊断的认识和认可，促进营养不良诊断体系在临床疾病诊断的应用。

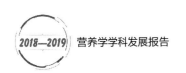

参考文献

［1］ Liu B L, Wang Y, Liu S J, et al. A randomized controlled study of preoperative oral carbohydrate loading versus fasting in patients undergoing elective craniotomy［J］. Clin Nutr, 2018.

［2］ Li Q, Du L, Lu L, et al. Clinical application of enhanced recovery after surgery in perioperative period of laparoscopic colorectal cancer surgery［J］. J Laparoendosc Adv Surg Tech A, 2019, 29（2）: 178–183.

［3］ Liang X, Ying H N, Wang H W, et al. Enhanced recovery care versus traditional care after laparoscopic liver resections: a randomized controlled trial［J］. Surg Endosc, 2018, 32（6）: 2746–2757.

［4］ Zhao J, Wang G, Jiang Z W, et al. Patients administered neoadjuvant chemotherapy could be enrolled into an enhanced recovery after surgery program for locally advanced gastric cancer［J］. Chin Med J（Engl）, 2018, 131（4）: 413–419.

［5］ 鲍晨辉, 赵滢. 肠内营养在实施加速康复外科的老年胃癌患者中的应用［J］. 现代肿瘤医学, 2018, 26（1）: 84–87.

［6］ 邓斌. 肠内营养在实施加速康复外科的老年胃癌患者中的应用效果观察［J］. 当代医学, 2019, 25（7）: 25–27.

［7］ 何桦波. 加速康复外科对完全胃肠外营养患者康复的对比研究［J］. 现代实用医学, 2018, 30（12）: 1644–1646.

［8］ 杨楠. 加速康复外科理念在术前存在营养风险的结直肠癌患者中的应用效果观察［J］. 临床合理用药杂志, 2018, 11（16）: 148–150.

［9］ 赵明佐, 王建, 吴建强, 等. 加速康复外科理念在术前存在营养风险的胃癌患者中的应用效果观察［J］. 临床和实验医学杂志, 2018, 17（24）: 2667–2670.

［10］ 刘锐, 沈海滨, 刘小金, 等. 经口肠内营养在结直肠癌加速康复外科中的应用价值研究［J］. 浙江中西医结合杂志, 2019, 29（1）: 37–39.

［11］ 李美连, 黄金梅, 刘兴玲. 术前存在营养风险的结直肠癌患者中对于加速康复外科理念的应用效果研究［J］. 黑龙江中医药, 2018, 47（6）: 35–36.

［12］ 薛志刚, 于健春, 康维明, 等. 围手术期营养干预加速胃肠外科术后康复: 单中心前瞻队列研究［J］. 协和医学杂志, 2018, 9（6）: 526–532.

［13］ Song C H, Cao J, Zhang F, et al. Nutritional risk assessment by Scored Patient-Generated Subjective Global Assessment associated with demographic characteristics in 23904 common malignant tumors patients［J］. Nutr Cancer, 2019: 1–11.

［14］ 谢林颖, 王畅, 吴海涛, 等. 744 例住院老年肿瘤患者营养不良状况调查及分析［J］. 肿瘤代谢与营养电子杂志, 2018（4）: 380–386.

［15］ 梁晓坤, 蒋朱明, 于康, 等. 北京教学医院普通外科住院患者营养风险、营养不足、超重、肥胖及营养支持状况［J］. 中华临床营养杂志, 2009, 17（2）: 75–79.

［16］ 王艳莉, 龚丽青, 辛晓伟, 等. 一种智能营养筛查系统用于住院肿瘤患者营养风险的预测性分析［J］. 中国食物与营养, 2019（1）: 85–89.

［17］ Fearon K, Strasser F, Anker S D, et al. Definition and classification of cancer cachexia: an international consensus［J］. Lancet Oncol, 2011, 12（5）: 489–495.

［18］ Baracos V E, Mazurak V C, Bhullar A S. Cancer cachexia is defined by an ongoing loss of skeletal muscle mass［J］. Ann Palliat Med, 2019, 8（1）: 3–12.

［19］ 徐超，马远德，孙光，等. 南方某大型医院晚期恶性肿瘤患者营养风险、营养不足和营养支持情况调查［J］. 中华临床营养杂志，2013（3）：182-184.

［20］ 章国良，罗钧刚，孙元水，等. 胃癌患者肌肉组织中泛素表达与恶液质和预后的关系进行了研究［J］. 中华临床营养杂志，2018（2）：78-82.

［21］ 石汉平，江华，李薇，等. 中国肿瘤营养治疗指南［M］. 北京：人民卫生出版社，2015.

［22］ Caccialanza R, Cereda E, Caraccia M, et al. Early 7-day supplemental parenteral nutrition improves body composition and muscle strength in hypophagic cancer patients at nutritional risk［J］. Support Care Cancer, 2018.

［23］ Bozzetti F. Nutritional interventions in elderly gastrointestinal cancer patients: the evidence from randomized controlled trials［J］. Support Care Cancer. 2019, 27（3）：721-727.

［24］ 郭玉文，曹婧然，李宝玉，等. n-3多不饱和脂肪酸对消化系统肿瘤病人临床结局的影响和安全性评估的Meta分析［J］. 肠外与肠内营养，2016（2）：65-70.

［25］ 罗迪，张雪，邓窈窕，等. 肿瘤患者癌性疼痛和心理痛苦及营养不良的相关性研究进展［J］. 中国全科医学，2018（29）：3654-3658.

［26］ 葛声，张片红，马爱勤，等.《中国2型糖尿病膳食指南》及解读［J］. 营养学报，2017.

［27］ Meng Y, Bai H, Wang S J, et al. Efficacy of low carbohydrate diet for type 2 diabetes mellitus management: a systematic review and meta-analysis of randomized controlled trials［J］. Diabetes Research and Clinical Practice. 2017（131）：124-131.

［28］ Du H D, Li L M, Bennett D, et al. Fresh fruit consumption in relation to incident diabetes and diabetic vascular complications: a 7-y prospective study of 0.5 million Chinese adults［J］. Plos Medicine, 2017, 14（4）：e1002279.

［29］ Cui J, Yan J H, Yan L M, et al. Effects of yoga in adults with type 2 diabetes mellitus: a meta - analysis［J］. Journal of Diabetes Investigation, 2017, 8（2）：201-209.

［30］ Li X, Cai X X, Ma X T, et al. Short-and long-term effects of wholegrain oat intake on weight management and glucolipid metabolism in overweight type-2 diabetics: a randomized control trial［J］. Nutrients, 2016（8）.

［31］ Li J, Sun C H, Liu S M, et al. Dietary protein intake and type 2 diabetes among women and men in northeast China［J］. Scientific Reports, 2016（6）.

［32］ Wang T T, Feng X, Zhou J J, et al. Type 2 diabetes mellitus is associated with increased risks of sarcopenia and pre-sarcopenia in Chinese elderly［J］. Scientific Reports, 2016, 6（1）.

［33］ Wang P Y, Fang J C, Gao Z H, et al. Higher intake of fruits, vegetables or their fiber reduces the risk of type 2 diabetes: a meta-analysis［J］. Journal of Diabetes Investigation, 2016（7）：56-69.

［34］ Ma Q H, Chen D D, Sun M P, et al. Regular Chinese green tea consumption is protective for diabetic retinopathy: a clinic-based case-control study［J］. Journal of Diabetes Research, 2015（2015）：231570.

［35］ Zhang L X, Wang F, Wang L, et al. Prevalence of chronic kidney disease in China: a cross-sectional survey［J］. Lancet, 2012, 379（9818）：815-822.

［36］ Wang M, Xu H Z, et al. Compound alpha-keto acid tablet supplementation alleviates chronic kidney disease progression via inhibition of the NF-kB and MAPK pathways［J］. J Transl Med, 2019, 17（1）：122.

［37］ Rughooputh M S, Zeng R, Yao Y. Protein diet restriction slows chronic kidney disease progression in non-diabetic and in type 1 diabetic patients, but not in type 2 diabetic patients: a meta-analysis of randomized controlled trials using glomerular filtration rate as a surrogate［J］. Plos One, 2015. 10（12）：e0145505.

［38］ Yan B, et al. Effect of diet protein restriction on progression of chronic kidney disease: a systematic review and meta-analysis［J］. Plos One, 2018. 13（11）：e0206134.

［39］ Zhu H G, Jiang Z S, Gong P Y, et al. Efficacy of low-protein diet for diabetic nephropathy: a systematic review of randomized controlled trials［J］. Lipids in Health and Disease, 2018, 17（1）：141.

［40］ 郑建国. 低蛋白饮食联合 α - 酮酸治疗慢性肾功能衰竭 60 例疗效观察［J］. 中国药业，2017（15）.

［41］ Wang L, Yuan W J. Progress of research on pathogenesis and intervention of PEW in patients with CKD［J］. Chinese Journal of Kidney Disease Investigation, 2014.

［42］ Chao C T, Tang C H, Cheng W Y, et al. Protein-energy wasting significantly increases healthcare utilization and costs among patients with chronic kidney disease: a propensity-score matched cohort study［J］. Current Medical Research and Opinion, 2017: 1-9.

［43］ 陈丽，朱芳蓉，苏晓燕，等. 慢性肾脏病管理整体模式对改善终末期肾病蛋白能量消耗患者营养状况的作用［J］. 齐鲁护理杂志，2018，24（17）：66-68.

［44］ 丁惠芳，叶华，夏阳，等. 乳清蛋白对维持性血液透析患者蛋白质能量消耗的影响研究［J］. 浙江医学，2018，40（16）：1868-1869，1875.

［45］ 臧华龙，秦学祥，翁敏. 口服营养补充剂对维持性血液透析病人肌少症及生存质量的影响［J］. 肠外与肠内营养，2018，25（6）：349-354.

［46］ 朱菡，姚颖. 肠道菌群及益生菌干预：慢性肾脏病治疗的新视角［J］. 科学通报，2019，64（3）：291-297.

［47］ 陈爽，吴静，达静静，等. 益生菌对 56 例腹膜透析患者蛋白质 - 能量消耗和微炎症状态的作用研究［J］. 中国实用内科杂志，2019，39（3）：260-264.

［48］ 王瑞，沈蓓莉，王素平，等. 复方 α 酮酸联合费瑞卡对维持性血液透析患者蛋白质能量消耗的临床观察［J］. 中国合理用药探索，2019，16（2）：49-52.

［49］ Zhu H, et al. GAG and collagen II attenuate glucocorticoid-induced osteoporosis by regulating NF-κB and MAPK signaling［J］. American Journal of Translational Research, 2018, 10（6）: 1762

［50］ Chen Y R, Yang Y, Wang S C, et al. Effectiveness of multidisciplinary care for chronic kidney disease in Taiwan: a 3-year prospective cohort study［J］. Nephrol Dial Transplant, 2013, 28（3）: 671-682.

［51］ 顾静，张惠萍. 医院 - 社区 - 家庭联动在首次确诊慢性肾脏病病人管理中的应用［J］. 全科护理，2018，16（30）：3764-3766.

［52］ Hu W, Jiang H, Chen W, et al. Malnutrition in hospitalized people living with HIV/AIDS: evidence from a cross-sectional study from Chengdu, China［J］. Asia Pac J Clin Nutr, 2011, 20（4）: 544-550.

［53］ 张勇湛，马萍，周建峰，等. 营养风险筛查 2002 在 100 例艾滋病患者营养筛查中的应用价值［J］. 重庆医学，2013，42（20）：2313-2314，2317.

［54］ 罗瑶，黄艳. 乐山市 ADIS 患者 /HIV 感染者营养及生活质量调查［J］. 职业与健康，2017，33（13）：1802-1805.

［55］ 刘倩萍，马志凌，王启兴，等. 凉山州 HIV/AIDS 病人的营养状况及营养知识知晓情况［J］. 中国艾滋病性病，2013，19（3）：191-194.

［56］ 韩丹，潘建玲，储文功，等. 上海市 872 例抗病毒药物治疗艾滋病患者的不良反应分析［J］. 中国医院药学杂志，2015，35（22）：2038-2041.

［57］ 张丽侠，谢静，李太生. 人类免疫缺陷病毒 -1 感染者骨质疏松的发病机制［J］. 中华传染病杂志，2013，31（7）：438-441.

［58］ 创伤失血性休克诊治中国急诊专家共识［J］. 中华急诊医学杂志，2017（26）：1365.

［59］ 许利明，郑悦亮，许远展，等. 创伤患者营养风险筛查分析［J］. 浙江创伤外科，2016，21（6）：1035-1036.

［60］ Feng J Z, Wang W Y, Zeng J, et al. Optimization of brain metabolism using metabolic-targeted therapeutic hypothermia can reduce mortality from traumatic brain injury［J］. Journal of Trauma and Acute Care Surgery. 2017, 83（2）: 296-304.

［61］ 冯金周，江华，曾俊. 代谢监测下早期营养支持对重型颅脑损伤病人预后的影响［J］. 肠内与肠外营养，

2015，22（6）：336-339.

［62］王新颖. 2016 年成人危重症病人营养支持治疗实施与评价指南解读［J］. 肠外与肠内营养，2016，23（5）：263-269.

［63］金坤，李学莉，马希刚. 重症创伤患者营养状况动态变化及对预后的影响［J］. 宁夏医学杂志，2012，34（6）：584.

［64］Grammatikopoulou M G，Theodoridis X，Gkiouras K，et al. AGREEing on guidelines for nutrition management of adult severe burn patients［J］. Journal of Parenteral and Enteral Nutrition，2018（9）：1-6.

［65］McClavea S A，Patel J，Weijs P J M. Introduction to the 2018 ESPEN guidelines on clinical nutrition in the intensive care unit：food for thought and valuable directives for clinicians［J］. Nutrition and the Intensive Care Unit，2019，22（2）：141-145.

［66］Jiang Z M，Jiang H，Furst P. The impact of glutamine dipeptides on outcome of surgical patients：systematic review of randomized controlled trials from Europe and Asia［J］. Clinical Nutrition，2004，24（1s）：17-23.

［67］Zyblewski S C，Nietert P J，Graham E M，et a1. Randomized clinical trial of preoperative feeding to evaluate intestinal barrier function in neonates requiring cardiac surgery［J］. J Pediatr，2015，167（1）：7-51.e41.

［68］吴迪，张颖，向江侠. 补充性肠外营养在创伤患者早期营养治疗中的应用观察［J］. 创伤外科杂志，2016，18（11）：698-698.

［69］Chen W，Jiang H，Zhou Z Y，et al. Is omega-3 fatty acids enriched nutrition support safe for critical ill patients? A systematic review and meta-analysis［J］. Nutrients，2014，6（6）：2148-2164.

［70］Li D T，Wang P，Wang P P，et al. The gut microbiota：a treasure for human health［J］. Biotechnol Adv，2016，34（7）：1210-1224.

［71］石汉平. 创伤代谢反应及动力营养支持［C］//第六届全国"老年疾病营养支持的循证应用"学术研讨会，北京，2013.

［72］Weijs P J M，Cynober L，DeLegge M，et a1. Proteins and amino acids are fundamental to optimal nutrition support in critically ill patients［J］. Crit Care，2014，18（6）：591.

［73］王凯，付海啸，符炜，等. 不同剂量营养支持对创伤病人预后的影响［J］. 肠外与肠内营养，2017，24（2）：101-104.

［74］Sioson M S，Martindale R，Abayadeera A，et al. Nutrition therapy for critically ill patients across the Asia-Pacific and Middle East regions：a consensus statement［J］. Clinical Nutrition ESPEN，2018：S2405457717302711.

［75］Singer P，Blaser AR，Berger M M，et al. ESPEN guideline on clinical nutrition in the intensive care unit［J］. Clin Nutrit，2018.

［76］中华人民共和国国家卫生和计划生育委员会.《中国居民营养与慢性病状况报告（2015）》新闻发布会文字实录［J］. 中国实用乡村医生杂志，2015（15）：1-5.

［77］石汉平，赵青川，王昆华，等. 营养不良的三级诊断［J］. 中国癌症防治杂志，2015，7（5）：313-319.

［78］Chen W，Jiang H，Yu J. Redefining and overcoming malnutrition in developing country：a system biomedicine perspective［C］//Malnutrition to Improve Global Health，Science/AAAS，Washington，DC，2014：6-7.

［79］Song C，Cao J，Zhang F，et al. Nutritional risk assessment by Scored Patient-Generated Subjective Global Assessment associated with demographic characteristics in 23，904 common malignant tumors patients［J］. Nutr Cancer，2019：1-11.

［80］朱明炜，韦军民，陈伟，等. 恶性肿瘤患者住院期间营养风险变化的动态调查［J］. 中华医学杂志，2018，98（14）：1093-1098.

［81］叶国栋，朱明炜，崔红元，等. 老年腹部外科恶性肿瘤患者营养风险和营养不良（不足）状况的对比调查［J］. 中华临床营养杂志，2011，19（6）：364-367.

［82］Pan H M，Cai S J，Ji J F，et al. The impact of nutritional status，nutritional risk，and nutritional treatment on clinical outcome of 2248 hospitalized cancer patients: a multi-center, prospective cohort study in Chinese teaching hospitals [J]. Nutr Cancer, 2013 (65): 62-70.

[83] Feng J Z, Wang W Y, Zeng J, et al. Optimization of brain metabolism using metabolic-targeted therapeutic hypothermia can reduce mortality from traumatic brain injury [J]. Journal of Trauma and Acute Care Surgery, 2017, 83 (2): 296-304.

[84] 王新颖. 2016 年成人危重症病人营养支持治疗实施与评价指南解读 [J]. 肠外与肠内营养, 2016, 23 (5): 263-269.

[85] Wan X, Bi J C, Gao X J, et al. Partial enteral nutrition preserves elements of gut barrier function, including innate immunity, intestinal alkaline phosphatase (IAP) level, and intestinal microbiota in mice [J]. Nutrients, 2015, 7 (8): 6294-6312.

[86] Li D, Wang P, Wang P, et al. The gut microbiota: a treasure for human health. Biotechnol Adv, 2016, 34 (7): 1210-1224.

撰稿人: 陈 伟 刘英华 姚 颖 江 华 李融融 张新胜

营养政策与法规标准

1. 我国发展现状

1.1 概述

营养政策，是指公共权力机关经由政治过程所制定的为解决营养问题、达成营养目标、实现国民健康利益的一类政策，包括法律、法规、标准、策略、行动计划、指南，其作用包括合理分配社会食物资源、规范营养相关社会行为、有效解决社会营养问题，促进社会人力资源健康发展。

营养问题一直是全球密切关注的话题，1992 年，联合国粮农组织（FAO）和世界卫生组织（WHO）组织召开了第一次政府间营养会议，强调了营养双重负担问题。2016 年，联合国大会发布了"联合国营养问题行动十年（2016—2025 年）"，明确提出了全球营养及与饮食相关的非传染性疾病控制目标，同时提出了明确的量化指标和时间表。并呼吁成员国、全球社会以及区域政治和经济共同体将《营养问题罗马宣言》的承诺转化为行动，纳入国家政策，并与广泛的利益相关者进行对话，尤其是受营养挑战影响最大的利益相关者。

过去 20 多年，我国居民的生活水平有了长足的改善，随之而来的是超重、肥胖和血脂异常率的攀升，尤以儿童青少年和上班族为显著；同时，营养素的隐性饥饿，也就是常说的微量营养素缺乏，以及高龄老年人群的低体重营养不良等问题也不容忽视。营养的双重负担在我国当下表现得尤为明显。

为了改善国民营养健康状况，我国政府先后制定实施了中国营养改善行动计划、中国食物与营养发展纲要、农村义务教育学生营养改善计划等，这些举措对促进国民营养健康发挥了至关重要的作用。尤其是"十三五"以来，随着《"健康中国 2030"规划纲要》和《国民营养计划（2017—2030 年）》的发布，营养相关的国策、配套的实施方案文件以及相应的法规标准支撑不断完善，构成了根据我国国情制定的营养政策规划体系。

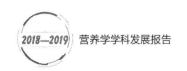
1.2 我国营养法律法规发展现状

法律法规作为国家意志和社会责任的体现，与美国、日本，还有其他发展中国家或发达国家相比，我国的营养立法工作明显滞后，法律法规对营养工作的保障和支撑与社会发展需求不匹配。

1994 年 8 月 23 日，由国务院发布的《食盐加碘消除碘缺乏危害管理条例》（中华人民共和国国务院令第 163 号）属于食品营养领域的第一部也是唯一的一部行政法规。2015 年颁布的《中华人民共和国食品安全法》中涉及的营养内容包括：①在食品安全标准中应包括专供婴幼儿和其他特定人群的主辅食品的营养成分要求和对与卫生、营养等食品安全要求有关的标签、标志、说明书的要求；②禁止生产"营养成分不符合食品安全标准的专供婴幼儿和其他特定人群的主辅食品"。专供婴幼儿和其他特定人群的主辅食品，其标签还应当标明主要营养成分及其含量；③首次进口的保健食品中属于补充维生素、矿物质等营养物质的，应当报国务院食品药品监督管理部门备案；④特殊医学用途配方食品应当经国务院食品药品监督管理部门注册。注册时，应当提交表明营养充足性等材料。

2019 年 8 月，我国卫生与健康领域第一部基础性、综合性的法律——《中华人民共和国基本医疗和卫生与健康促进法（草案）》提请十三届全国人大常委会第十二次会议三审。草案的"健康促进"章节，列入了营养状况监测、重点人群营养干预计划以及倡导健康饮食等内容。

1.3 我国营养政策及计划发展现状

现阶段我国主要营养问题包括：①贫困地区人群营养缺乏依旧严峻，儿童低体重、生长迟缓、贫血等问题突出，微量营养素（铁、锌、钙、维生素 A 等）缺乏的"隐性饥饿"普遍存在；②居民膳食脂肪供能比例超过推荐量上限，烹调用盐摄入量过高，超重、肥胖等新的营养不良问题凸显，糖尿病、高血压等营养相关慢性病呈现高增长态势；③营养立法仍处于起步建设阶段，营养标准体系尚不完善，营养人才队伍建设需进一步加强。

营养改善既是社会发展的目标，又是社会发展的动力。国民营养的改善，需要国家政策法规来保障、多部门协作和社会各界达成共识。其中，国家政策的作用至关重要。改革开放以来，我国陆续发布了不同时期营养相关政策文件。继 1997 年《中国营养改善行动计划》发布以后，农业部、国家发展计划委员会、教育部、财政部、卫生部、国家质量监督局、国家轻工业局于 2000 年联合发出《关于实施国家"学生饮用奶计划"的通知》；2001 年，国务院办公厅印发《中国食物与营养发展纲要（2001—2010 年）》（国办发〔2001〕86 号）；2011 年，国务院办公厅发布《实施农村义务教育学生营养改善计划的意见》（国办发〔2011〕54 号）；2013 年开始，国家卫生计生委和全国妇联联合实施"贫困地区儿童营养改善项目"（国卫办妇幼函〔2013〕383 号）；2014 年，我国第二部《中国食物与营养发展纲要（2014—2020 年)》(国办发〔2014〕3 号)发布。

2016 年 10 月 25 日，中共中央、国务院印发《"健康中国 2030"规划纲要》。明确"共建共享、全民健康"是建设健康中国的战略主题。在第五章《塑造自主自律的健康行为》的首节提出"引导合理膳食"，明确"制定实施国民营养计划，深入开展食物（农产品、食品）营养功能评价研究，全面普及膳食营养知识，发布适合不同人群特点的膳食指南，引导居民形成科学的膳食习惯，推进健康饮食文化建设。建立健全居民营养监测制度，对重点区域、重点人群实施营养干预，重点解决微量营养素缺乏、部分人群油脂等高热能食物摄入过多等问题，逐步解决居民营养不足与过剩并存问题。实施临床营养干预。加强对学校、幼儿园、养老机构等营养健康工作的指导。开展示范健康食堂和健康餐厅建设。到 2030 年，居民营养知识素养明显提高，营养缺乏疾病发生率显著下降，全国人均每日食盐摄入量降低 20%，超重、肥胖人口增长速度明显放缓"。

2017 年 4 月，国家卫生计生委、体育总局、全国总工会、共青团中央和全国妇联共同制定了《全民健康生活方式行动方案（2017—2025 年)》，提出深入开展"三减三健"（减盐、减油、减糖，健康口腔、健康体重、健康骨骼)、适量运动、控烟限酒和心理健康 4 个专项活动。该行动与其他营养政策相比，通过进家庭、进社区、进单位、进学校和进医院的形式，开展老百姓喜闻乐见的健康生活方式指导，推动和倡导的健康生活方式方便可及，这是从政策推动到支持全民行动非常好的一个尝试。

为贯彻落实《"健康中国 2030"规划纲要》，提高国民营养健康水平，2017 年 6 月 30 日，国务院办公厅印发《国民营养计划（2017—2030 年)》(国办发〔2017〕60 号)(以下简称《计划》)。《计划》坚持以人民健康为中心，以普及营养健康知识、优化营养健康服务、完善营养健康制度、建设营养健康环境、发展营养健康产业为重点，从我国国情出发，立足我国人群营养健康现状和需求，明确了今后一段时期内国民营养工作的指导思想、基本原则、七项实施策略和六项重大行动。从降低人群贫血率、孕妇叶酸缺乏率、0~6 个月婴儿纯母乳喂养率、5 岁以下儿童生长迟缓率、农村中小学生的生长迟缓率、控制学生肥胖率、提高住院病人营养筛查率和营养不良住院病人的营养治疗比例以及居民营养健康知识知晓率等方面提出了 2020 年和 2030 年具体目标（表 1)。

《计划》是对我国全民营养健康工作发展的最顶层的设计，全方位布局了国家营养布局和发展的未来。《计划》明确强化组织领导，要求地方各级政府要结合本地实际，强化组织保障，统筹协调，制定实施方案。截至 2019 年 8 月，30 个省^①(自治区、直辖市)人民政府办公厅发布了省的国民营养计划，其中，山西是第一个发布省级国民营养计划的省份。

---

① 山西、内蒙古、安徽、广东、青海、辽宁、吉林、福建、广西、河北、新疆、陕西、天津、江西、云南、山东、浙江、重庆、黑龙江、宁夏、甘肃、贵州、海南、四川、湖北、河南、江苏、北京、湖南、上海。

表 1 《计划》分阶段目标

目标	2020 年	2030 年
降低人群贫血率	5 岁以下儿童贫血率控制在 12% 以下；孕妇贫血率下降至 15% 以下；老年人群贫血率下降至 10% 以下；贫困地区人群贫血率控制在 10% 以下	5 岁以下儿童贫血率和孕妇贫血率控制在 10% 以下
孕妇、婴幼儿	孕妇叶酸缺乏率控制在 5% 以下；0~6 个月婴儿纯母乳喂养率达到 50% 以上；5 岁以下儿童生长迟缓率控制在 7% 以下	5 岁以下儿童生长迟缓率下降至 5% 以下；0~6 个月婴儿纯母乳喂养率在 2020 年的基础上提高 10%
中小学生的生长发育	农村中小学生的生长迟缓率保持在 5% 以下，缩小城乡学生身高差别；学生肥胖率上升趋势减缓	进一步缩小城乡学生身高差别；学生肥胖率上升趋势得到有效控制
营养筛查率和营养治疗比例	提高住院病人营养筛查率和营养不良住院病人的营养治疗比例	进一步提高住院病人营养筛查率和营养不良住院病人的营养治疗比例
居民营养健康知识知晓率	居民营养健康知识知晓率在现有基础上提高 10%	居民营养健康知识知晓率在 2020 年的基础上继续提高 10%
人均每日食盐摄入量，超重、肥胖的增长率		全国人均每日食盐摄入量降低 20%，居民超重、肥胖的增长速度明显放缓

党的十九大报告指出：我国稳定解决了十几亿人的温饱问题，总体上实现小康，不久将全面建成小康社会。中国特色社会主义进入新时代，我国社会主要矛盾已经转化为人民日益增长的美好生活需要和不平衡不充分的发展之间的矛盾。

2019 年 6 月 25 日，国务院印发了《关于实施健康中国行动的意见》（国发〔2019〕13 号，以下简称《意见》），这是国家层面指导未来十余年疾病预防和健康促进的一个重要文件。依据《意见》，成立了健康中国行动推进委员会，并发布《健康中国行动（2019—2030 年）》（以下简称《健康中国行动》），国务院办公厅印发了《健康中国行动组织实施和考核方案》（国办发〔2019〕32 号，以下简称《实施和考核方案》）。（上述三个文件以下统称健康中国行动有关文件。）《意见》纲举目张，明确实施 15 项专项行动；《健康中国行动》细化落实了 15 项专项行动，提出了每项行动的目标、指标和具体任务及职责分工；《实施和考核方案》是《意见》和实施《健康中国行动》的有效保障。

15 项专项行动包括：①全方位干预健康影响因素，针对影响健康的行为与生活方式、环境等因素，实施健康知识普及、合理膳食、全民健身、控烟、心理、环境 6 项健康促进行动；②维护全生命周期健康，针对妇幼、中小学生、劳动者、老年人等重点人群特点，实施 4 项健康促进行动；③防控重大疾病，针对心脑血管疾病、癌症、慢性呼吸系统疾病、糖尿病四类重大慢性病以及传染病和地方病的预防控制，实施 5 项防治（防控）行动。

其中的"实施合理膳食行动"指出："合理膳食是健康的基础。针对一般人群、特定人群和家庭，聚焦食堂、餐厅等场所，加强营养和膳食指导。鼓励全社会参与减盐、减油、减糖，研究完善盐、油、糖包装标准。修订预包装食品营养标签通则，推进食品营养标准体系建设。实施贫困地区重点人群营养干预。到 2022 年和 2030 年，成人肥胖增长率持续减缓，5 岁以下儿童生长迟缓率分别低于 7% 和 5%。"

1.4 我国营养标准、指南制定和应用现状

1.4.1 营养标准

我国营养相关标准主要有国家食品安全强制标准、国家推荐标准、国家卫生健康委员会以及农业部等的行业标准、由中国营养学会发布的社会团体标准几类。

2010 年，我国发布《食品安全国家标准 婴儿配方食品》（GB 10765—2010），2011 年，预包装食品中首个营养强制标准《食品安全国家标准预包装食品营养标签通则》（GB 28050—2011）发布。到目前为止，营养与特殊膳食用食品类食品安全国家标准共有 12 项（表 2），食品营养强化剂产品质量食品安全国家标准 40 项。2017—2019 年，新立了《托幼机构儿童餐营养操作规范》《创伤、手术等应激状态病人用全营养配方食品》等 35 项营养相关的国家食品安全标准研制。至今，我国涉及营养的强制性食品安全标准框架已初步形成，但仍未能完全满足社会发展的需求，如针对特殊人群的食品标准（老年人群营养补充食品等）、部分营养强化剂的质量规格标准，以及营养物质的检验方法标准等尚需制定。

《食品营养成分基本术语》（GB/Z 21922—2008）、《食品中必需营养素添加通则》（GB/T 23526—2009）、《营养强化小麦粉》（GB/T 21122—2007）、《营养强化 维生素 A 食用油》（GB/T 21123—2007）、《富营养素酵母》（GB/T 35882—2018）等推荐性国家标准规范了营养产业和产品的健康发展。

表 2　营养与特殊膳食用食品类食品安全国家标准

序号	标准名称	标准号
1	预包装食品营养标签通则	GB 28050—2011
2	预包装特殊膳食用食品标签	GB 13432—2013
3	婴儿配方食品	GB 10765—2010
4	较大婴儿和幼儿配方食品	GB 10767—2010
5	特殊医学用途婴儿配方食品通则	GB 25596—2010
6	婴幼儿谷类辅助食品	GB 10769—2010
7	婴幼儿灌装辅助食品	GB 10770—2010
8	特殊医学用途配方食品通则	GB 29922—2013
9	辅食营养补充品	GB 22570—2014
10	运动营养食品通则	GB 24154—2015
11	孕妇及乳母用营养补充食品	GB 31601—2015
12	食品营养强化剂使用标准	GB 14880—2012

2010 年 8 月，国家卫生健康委员会（原卫生部）印发《卫生部关于成立卫生部营养标准专业委员会的通知》，决定组建成立卫生部营养标准专业委员会。委员会负责的专业标准范围是：基础营养、人群营养、膳食指南、食物成分、营养工作方法等卫生标准。2019 年 6 月，第八届国家卫生健康标准委员会营养标准专业委员会成立，委员会负责的专业标准范围是：基础类标准、人体营养、膳食营养指导与干预、临床营养、食物营养和方法标准等。至今，已完成 31 项行业标准的立项和发布工作（表 3），分别为基础类标准 1 项、人体营养 6 项、膳食营养指导与干预 4 项、临床营养 9 项、食物营养 1 项、方法标准 10 项标准。从标准的制定和实施情况看，营养行业标准需求大，但整体立项数目受限，且亟待进一步加强行业标准的宣贯力度，以提高其知晓率和使用率。

表 3　我国营养相关的行业标准

序号	标准名称	标准号
1	5 岁以下儿童生长状况判定	WS/T 423 —2013
2	人群健康监测人体测量方法	WS/T 424 —2013
3	紧急情况下的营养保障指南	WS/T 425 —2013
4	膳食调查方法 第 1 部分：24 小时回顾法	WS/T 426.1 —2013
5	膳食调查方法 第 2 部分：称重法	WS/T 426.2 —2013
6	临床营养风险筛查	WS/T 427 —2013
7	成人体重判定	WS/T 428 —2013
8	成人糖尿病患者膳食指导	WS/T 429 —2013
9	高血压患者膳食指导	WS/T 430 —2013
10	人群贫血筛查方法	WS/T 441 —2013
11	食物成分数据表达规范	WS/T 464 —2015
12	人群铁缺乏筛查方法	WS/T 465 —2015
13	营养名词术语	WS/T 476 —2015
14	老年人营养不良风险评估	WS/T 552 —2017
15	人群维生素 A 缺乏筛查方法	WS/T 553 —2017
16	学生餐营养指南	WS/T 554 —2017
17	肿瘤患者主观整体营养评估	WS/T 555 —2017
18	老年人膳食指导	WS/T 556 —2017
19	慢性肾脏病患者膳食指导	WS/T 557 —2017
20	脑卒中患者膳食指导	WS/T 558 —2017
21	恶性肿瘤患者膳食指导	WS/T 559 —2017

序号	标准名称	标准号
22	高尿酸血症与痛风患者膳食指导	WS/T 560—2017
23	高温作业人群膳食指导	WS/T 577—2017
24	中国居民膳食营养素参考摄入量 第1部分：宏量营养素	WS/T 578.1—2017
25	中国居民膳食营养素参考摄入量 第2部分：常量元素	WS/T 578.2—2018
26	中国居民膳食营养素参考摄入量 第3部分：微量元素	WS/T 578.3—2017
27	中国居民膳食营养素参考摄入量 第4部分：脂溶性维生素	WS/T 578.4—2018
28	中国居民膳食营养素参考摄入量 第5部分：水溶性维生素	WS/T 578.5—2018
29	妊娠期糖尿病患者膳食指导	WS/T 601—2018
30	人群叶酸缺乏筛查方法	WS/T 600—2018
31	食物血糖生成指数测定方法	WS/T 652—2019

《国民营养计划（2017—2030年）》的实施策略之一——发展食物营养健康产业中强调，加大力度推进营养型优质食用农产品生产。编制食用农产品营养品质提升指导意见，提升优质农产品的营养水平，创立营养型农产品推广体系，促进优质食用农产品的营养升级扩版，推动广大贫困地区安全、营养的农产品走出去。研究与建设持续滚动的全国农产品营养品质数据库及食物营养供需平衡决策支持系统。为从食物供给源头角度提供营养标杆，在农产品质量安全工作中把营养品质和质量安全统筹起来，为提高居民健康水平提供抓手。2018年2月，农业部成立了农业部农产品营养标准专家委员会，负责农产品营养标准研究、拟定、审定、宣贯、咨询等工作。

上述标准体系的不断完善，为确保公众吃得安全的基础上，积极向吃得营养、吃出健康推进，从国家和行业层面提供了技术和基础保障。

2015年3月，国务院印发《深化标准化工作改革方案》，明确提出培育发展团体标准的重大改革举措，拉开了我国团体标准发展的帷幕。2018年1月1日，新修订的《中华人民共和国标准化法》正式实施，新法赋予团体标准明确的法律地位，团体标准、企业标准作为市场自主制定的标准，与国家标准、行业标准、地方标准等政府主导制定的标准共同构成国家标准体系。新法为开展团体标准化工作提供了重要的法律制度保障。2017年7月，中国营养学会（CNS）通过国家标准化管理委员会批准，开始承担营养相关团体标准研制和发布工作。2018年，立项了《预包装食品"健康选择"标识使用规范》《体重控制用代餐食品》《全谷物食品》《员工健康餐厅创建及管理规范》《产褥期（月子）膳食指导规范》《孕期增重异常妇女膳食指导规范》等10个满足市场和创新需要的食品营养、营养诊疗规范相关的团标制定项目。2019年，批准了《社区营养工作室技术要求》《预包装食品血糖生成指数标示规范》等9项团体标准项目立项。上述营养领域团标工作的开展，为

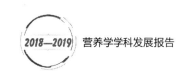

激发市场主体活力，完善标准供给结构，建立政府主导制定的标准与市场主导制定的标准协同发展、协调配套的新型标准体系发挥了积极的作用。

1.4.2　指南与规范

2016 年，国家卫生计生委、中国营养学会发布了我国第四版《中国居民膳食指南（2016）》，作为国家实施和推动食物合理消费及改善人群营养健康行动的一个重要组成部分，新一版指南包括了一般人群膳食指南、6 月龄婴儿母乳喂养指南、7~24 月龄婴幼儿喂养指南、学龄前儿童膳食指南、学龄儿童膳食指南等。

继卫生部于 1999 年颁布了《学生营养餐生产企业卫生规范》之后，教育部、国家市场监督管理总局、国家卫生健康委员会三部委公布了《学校食品安全与营养健康管理规定》（以下简称《规定》），自 2019 年 4 月 1 日起施行。规定：学校应当配备专（兼）职食品安全管理人员和营养健康管理人员，建立并落实集中用餐岗位责任制度，明确食品安全与营养健康管理相关责任；有条件的地方应当为中小学、幼儿园配备营养专业人员或者支持学校聘请营养专业人员，对膳食营养均衡等进行咨询指导，推广科学配餐、膳食营养等理念；学校应当根据卫生健康主管部门发布的学生餐营养指南等标准，针对不同年龄段在校学生营养健康需求，因地制宜引导学生科学营养用餐；有条件的中小学、幼儿园应当每周公布学生餐带量食谱和营养素供给量。《规定》认真落实健康中国战略具体要求，从加强营养健康检测、开展营养健康专业人员培训、加强食品营养健康宣传教育、鼓励公布学生餐带量食谱等许多方面做了制度性安排，培养学生健康的饮食习惯，引导学生科学营养用餐，更好地促进青少年学生健康成长。

2. 国内外发展比较

随着生活水平的提高，营养政策根据实际情况在不断演变。各种形式的营养不良是全球面临的一个严重公众健康问题。2009—2010 年，联合国开展"第一次全球营养政策审查"（GNPR1）以来，成员国的营养政策得到了很大改善，各国家政策中包含了更多的具体营养目标和相关行动，特别是针对儿童发育迟缓、母乳喂养和食品强化相关的目标和行动。

2014 年 11 月 19 日，由联合国粮食及农业组织与世界卫生组织联合举办的第二届国际营养大会（ICN2）开幕式上，170 个国家的部长和主管卫生、食品和农业及营养工作的部长和高级官员一致通过了旨在解决饥饿和肥胖问题的《营养问题罗马宣言》和《行动框架》，各国政府承诺采取有力的政策和行动战胜营养不良。该政治宣言和行动框架为解决涉及多个部门的营养问题提供了政策和计划建议。《营养问题罗马宣言》倡导人人享有获得安全、充足和营养食物的权力，并促使各国政府做出承诺，为防止包括饥饿、微量营养素缺乏和肥胖在内的各种形式的营养不良做出努力。

2.1 国外营养政策和法规发展概况

2.1.1 国际营养政策整体概况

WHO《全球营养政策 2016—2017 综述报告》显示，在向 WHO 提交营养相关政策、战略和计划的 167 个国家中，有 89%（149 个国家）制定了全面或针对特定主题的营养政策。在这些国家中，2011 年以后发布营养相关政策的占 77%，2015 年以后发布的占 34%（包括 WHO 几乎一半的国家）。但是，制定了营养政策的 149 个国家中，只有 39% 制定了相关的实施计划。

167 个国家中，有超过一半的国家将全球营养目标纳入了其国家政策。大多数国家将儿童超重（78%）和纯母乳喂养（71%）的目标包括在内；有 80% 报告建立了营养协调机制，即监督和协调营养相关工作的多部门团体或组织（例如国家营养委员会、工作组和咨询机构）。159 个国家中，有 96% 报告进行了营养师培训、有 74% 提供了营养相关的高级培训、有 90% 为卫生保健专业人员提供了孕产妇和婴幼儿营养相关的岗前培训和在职培训。提供详细报告的 126 个国家中，50% 的国家每 10 万人中仅有 2.3 个接受过培训的营养专家提供服务。

学校健康和营养计划实际上需要履行"双重职责"，同时解决营养不良与超重和肥胖问题。在 160 个国家中，有 89% 报告制定了不同类型的学校健康和营养计划。其中，在美洲、欧洲和西太平洋地区，学校健康和营养计划通常旨在减少或预防超重和肥胖；在非洲和东南亚地区，重点是减少或预防营养不良。超过一半的国家建立了学校食品饮料标准或规则（54%），实行学校供餐（54%）或免费供水（53%）。

155 个国家中 77% 制定了膳食指南政策、83% 制定了营养咨询政策；153 个国家中的 81% 制定了营养标签政策；152 个国家中的 72% 制定了媒体宣传政策。大多数国家针对孕妇（155 个国家中有 90%）和儿童（148 个国家中有 72%）实施维生素和矿物质补充计划。

2.1.2 国外不同国家营养政策与法规发展概况

许多国家很早就认识到营养立法对促进国民营养改善、推动国家长远发展和增强国际竞争力的重要性。美国和日本是营养立法起步较早的发达国家，迄今营养法规体系已经趋于成熟，极大地推动了营养工作的开展，促进了国民营养状况的改善。

美国先后于 1946 年颁布《国家学生午餐法》、1960 年颁布了《公共卫生法》、1966 年颁布了《儿童营养法》、1990 年颁布了《全国营养监测及相关研究法》等营养改善相关法律法规，以利于开展国民膳食与营养状况评价和干预。此外，美国政府还出台了如《妇女、婴幼儿特殊营养补充规划》《儿童夏季食物供应规划》等条例。并从国家安全的战略高度，把学校供餐计划作为保障儿童幸福的一项政策纳入政府行为，并通过国会立法、政府扶持、社会参与等途径，长期坚持。这些法规和条例对美国营养改善工作起了极大的推动和保障作用。

1947 年，日本在经济极端困难情况下颁布《营养师法》；1952 年颁布《营养改善法》，内容包括国民营养调查的实施、营养咨询、营养指导员制度、集体供餐设施的营养管理（规定供餐 300 人次以上的餐饮业必须配备至少一名营养师），以及特殊营养食品制度；1954 年颁布《学校供餐法》；2005 年通过《饮食教育基本法》。这些法律的实施对增强国民体质、提高国民素质起到了决定性作用。现在，日本青少年平均身高超过我国同龄青少年。

澳大利亚将营养问题作为卫生事业的重要组成部分，是国家卫生工作和投入的重点领域，无论是从机构配置、战略定位，还是教育内容，都向营养工作方面倾斜，这是澳大利亚消除营养不良取得实效的原因所在。其卫生管理体系由联邦政府、州政府、地区卫生主管部门和社区卫生服务部门四级构架构成，这种自上而下功能齐全的卫生管理网络，为澳大利亚卫生事业高效、有序、规范地运行提供了坚实保障。

菲律宾颁布的《1974 年营养行动》总统令中确立了营养优先发展的地位，并在总统办公室下设立国家营养委员会（NNC），作为国家级政策制定部门。泰国通过成立国家食物与营养委员会来制定和实施相应的营养政策与法规。为了改变泰国人没有喝牛奶习惯这一状况，泰国总理府办公室设立"全国喝奶运动委员会"，在全国范围内开展大规模的喝奶运动，推动了学生奶的普及。学龄前儿童和小学生参加人数由 1992 年的 20 万增加到 1998 年的 580 万。此外，印度、印度尼西亚等国家也通过制定营养相关法律法规，促进国民营养改善和健康水平提高。

2.2 国际营养标准的概况

2.2.1 国际营养标准组织机构

世界卫生组织、国际食品法典委员会（CAC）等国际组织近年来开展了一系列基于人群健康、膳食指导及食物营养等方面的国际领域营养标准的制定。WHO 公布了一系列的以多中心人群研究为基础制定的人体营养评价标准及人群膳食指南。国际食品法典委员会专门设有食品标签法典委员会（Codex Committee on Food Labelling）和营养与特殊膳食食品法典委员会（Codex Committee on Nutrition and Foods for Special Dietary Uses）。前者的工作内容包括食品营养标签相关的标准及其修订、食品营养标签相关问题的科学研究及报告，审查和纠正食品广告中关于食物功能的声称及误导；后者的工作内容包括负责解决一般人群及特殊人群的营养问题、标准的制定及修订。

2.2.2 发达国家营养标准

欧盟委员会成立了欧洲食品安全局（EFSA），专职负责食品与饲料安全、营养相关问题、动物健康和福利、植物保护和植物卫生等方面的工作。欧盟于 2006 年 12 月通过了一项关于"制定统一的营养及健康声称使用标准"的规定。要求食品中所包含的营养素必须与其声称的食物功能相符合。

美国政府于 1995 年颁布了《全国健康教育标准》，2005 年 12 月美国健康标准联合会对其进行了修订。该标准有 8 个内容，包括认识理解疾病预防和健康促进的有关概念增进健康，分析家庭、同伴、文化、媒体、科技等因素对健康的影响，获得有效健康信息、产品和服务增进健康，拥有人际交往的技巧和增进健康、避免或减少健康危险，增进个人、家庭和社区健康的能力等内容。2008 年，美国学校营养协会制定《全国学校午餐标准》，以统一全国学校的营养标准，解决学校膳食及校内食品和饮料销售等问题。

加拿大没有专门的营养标准，但在加拿大司法部的《食品和药品法规》中，有多项标准涉及了营养相关的内容，包括食物营养标签及营养和健康声称标准、特殊膳食标准、食物营养素强化标准。该法案于 2012 年 3 月进行了修订。

英国食品标准局成立于 2000 年，其主要职责是在食品方面保护公众健康和消费者的利益，包括食品标准抽样协调工作组、食品和饮料广告促销论坛、营养战略小组等。2008 年，英国出台了学校营养餐标准，并在小学执行。2009 年 9 月，又将执行范围扩大到中等学校。

目前日本制定的相关营养标准主要包括：食物营养标签标准；膳食指南类标准；食物成分类标准；适宜身体活动量及睡眠时间类标准；营养状况判定标准。

此外，美国、欧盟等具有相对完善的婴幼儿配方食品、特殊医学用途配方食品、保健食品的标准体系。

2.2.3 营养标签

营养标签作为政府应对饮食相关非传染性疾病、引导消费者获知食物信息和促进健康饮食消费的营养政策和战略工具，越来越受国际各国重视。

CAC 先后制定多个营养标签相关标准和技术文件，如营养标签指南、营养声称和健康声称使用指南等。2019 年，食品标签委员会正在制定"预包装食品营养标签正面标识（FOP）使用通则（EWG code：CCFL-FOPNL 2019）"，以支持在全球范围内推进 FOP 的实施和使用。内容主要包括：目的和范围；FOP 的定义；FOP 一般原则；发展 FOP 系统时须考虑的准则。

《全球营养政策 2016—2017 综述报告》显示，74 个国家实施了营养声称，且实施营养声称国家中 70% 的国家是要求强制执行。美国在 1990 年通过了《营养标签与教育法案》（NLEA），并于近年实施了大幅修订。欧盟颁布了《关于向消费者提供食品信息的法规》（EU NO.1169/2011），2006 年 12 月通过了关于"制定统一的营养及健康声称使用标准"的规定，要求食品中所包含的营养素必须与其声称的食物功能相符合。加拿大制定了《食品标签及广告指南》。亚洲许多国家，如新加坡、韩国、马来西亚、泰国、印度、菲律宾等，制定了强制性的营养标签法规。

2.3 我国营养政策与法规标准现阶段的优势与不足

2018 年，我国人均国内生产总值 64644 元，比上年增长 6.1%。处在从保障食物供应和食品安全转向保障国民营养健康的进程中，国民对食品安全和营养健康的需求越来越高，但工业化、城镇化、人口老龄化、居民饮食习惯、膳食结构变化等客观现实，营养工作仍面临现实挑战。

2.3.1 存在的优势

我国政府高度重视国民营养健康，已经有了国家层面较为完善的营养计划和战略实施步骤，有了保障国民营养国家层面的协调机制和营养能力建设（尤其是注册营养师制度实行以来），学校健康相关行动、促进健康饮食和预防肥胖及与饮食相关的非传染性疾病相关的行动等有了长足进步。2018 年，国家卫生健康委员会食品安全标准与监测评估司设立了食品营养处。2019 年 2 月，按照《国民营养计划（2017—2030 年）》"研究建立各级国民营养健康指导委员会"的要求，国家卫生健康委会同 17 个相关部门组建了国家层面的国民营养健康指导委员会，建立部门合作机制，加强对《国民营养计划》实施的领导、协调和指导，统筹推进营养健康工作。2019 年 6 月，依据《关于实施健康中国行动的意见》，成立了健康中国行动推进委员会。

此外，国内营养学科建设和人才成长渠道日益完善。在中国营养学会促进下，华西、中山大学、哈尔滨医学院等十大院校首批设立营养学专业。2019 年，已有 1006 所高等院校设立了营养学本科专业，315 所高等院校设立了专科专业。各大医院相继建立临床营养科室，为疾病的预防、治疗和康复提供了保障。注册营养师制度的建设，为营养人才职业发展提供了规划和保障。

2.3.2 面临的挑战

我国营养相关工作已取得快速进展，但政策差距和挑战依然存在。

首先，国家制度方面。目前营养工作尚未作为我国各级政府及相应部门的法定职责，各级人民政府工作内容未将营养工作纳入职能范围。同时，由于缺乏制度保障，全国的营养专业人员严重匮乏，尤其是各省市营养机构缺失，专业营养工作者人数和水平不足。

其次，标准和保障方面。我国营养相关标准制定的科学研究基础较为薄弱，对国际标准跟踪和研究力度不够，参与国际标准整体能力不足；机构和人员队伍建设滞后，专职人员队伍配备不足，履职工作基础亟待夯实。

3. 发展对策与建议

（1）建立较高的政治层面的营养协调机制，提高各部门政策的一致性，以确保采取协同行动应对营养挑战。将营养目标纳入特定部门的政策，促进所有相关部门参与实施营养行动，有助于确保促进健康饮食和营养需求的共同目标。

（2）建立对实施高质量营养干预措施的问责。尽管我国制定了《国民营养计划》和促进健康饮食的法规，但其中许多是自愿性而非强制性的规范或准则。诸如面向儿童的食品等的销售规范还有待进一步强化。

（3）加强我国营养能力整体建设。首先是学科建设上，鼓励支持有条件的院校设立营养学一级学科，实施系统的营养专业人才培养。其次，科技层面，国家应加大对营养学科研究的重大和重点专项持续投入，用科技创新和源头创新保障全民健康、实现全面小康。再次，提升我国营养相关产业和学术研究的融合度，加大实施营养健康成果的推广，将应用基础研究和基础研究的成果转化为促进国家公众健康提升的技术保障和产品载体。同时，要切实加强和实施满足社会发展需求的营养梯级人才培养与培训，包括：落实《国民营养计划（2017—2030年）》和《健康中国行动（2019—2030年）》关于营养师制度的研究，开展适合我国国情并与国际营养师制度接轨的营养师认证评价工作；增加具备公共健康营养能力的、受过培训的营养专家的数量，以及为一线营养工作者和卫生保健专业人员提供基础营养行动培训等；以营养职业带为基础，建设营养岗位能力提升、营养指导员、注册营养师/注册营养技师和营养专家队伍。最后，要切实注重加强学校健康和营养计划，通过学校的课程、环境和服务设计促进健康饮食和支持良好营养等"食育"工程。

（4）加强国际合作和交流，不断学习国际先进经验和成熟做法。继续推进、制定、监测和执行旨在改善食品环境、促进健康饮食的立法和监管措施。

参考文献

［1］ WHO. Global nutrition targets 2025：policy brief series［EB/OL］. Geneva：World Health Organization, 2014. http://www.who.int/nutrition/publications/globaltargets2025_policybrief_overview/en/, accessed April 2018.

［2］ IFPRI. Global nutrition report 2016：from promise to impact ending malnutrition by 2030［EB/OL］. Washington DC：International Food Policy Research Institute, 2016. http://dx.doi.org/10.2499/9780896295841, accessed April 2018.

［3］ WHO. Global nutrition policy review：what does it take to scale up nutrition action?［EB/OL］. Geneva：World Health Organization, 2013. http://www.who.int/nutrition/publications/policies/global_nut_policyreview/en/, accessed April 2018.

［4］ WHO. Guiding principles and framework manual for front-of-pack labelling for promoting healthy diet［Z］. 2019.

［5］ NCD Risk Factor Collaboration. Trends in adult body-mass index in 200 countries from 1975 to 2014：a pooled analysis of 1698 population-based measurement studies with 19.2 million participants［J］. The Lancet, 2016, 387（10026）：1377‐1396.

［6］ Nutrient profiling：report of a technical meeting, London, United Kingdom, 4‐6 October 2010［EB/OL］. Geneva：World Health Organization, 2011. http://www.who.int/nutrition/publications/profiling/WHO_IASO_report2010/en/.

［7］ Crino M, Dunford E, Gao A, et al. Effects of different types of front-of-pack labelling information on the healthiness of food purchases—a randomised controlled trial［J］. Nutrients, 2017, 9（12）：1284-1295.

［8］ Mandle J, Tugendhaft A, Michalow J, et al. Nutrition labelling：a review of research on consumer and industry

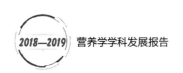

response in the global South［J］. Global Health Action，2015，8（1）：25912.

［9］ WHO. Global nutrition policy review 2016-2017：country progress in creating enabling policy environments for promoting healthy diets and nutrition［EB/OL］. 2018. https://creativecommons.org/licenses/by-nc-sa/3.0/igo.

［10］ 国务院关于实施健康中国行动的意见　国发〔2019〕13 号［EB/OL］. http://www.gov.cn/zhengce/content/2019-07/15/content_5409492.htm.

撰稿人：王瑛瑶　韩军花　郭长江　张　兵

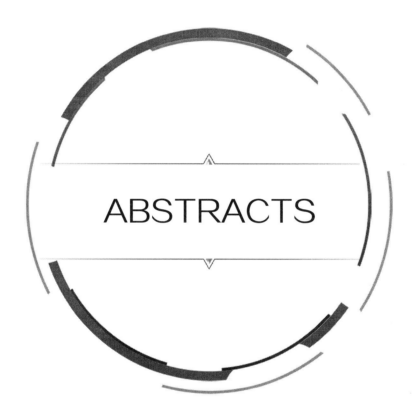

ABSTRACTS

Comprehensive Report

Development of Nutrition Science

Nutrition Science is the science of the law of human nutrition and improvement measures. Over the past five years, with investment and strong support from the government, colleges and universities, research institutes and businesses, China has witnessed flourishing nutrition science, embodied by remarkable breakthroughs and fruitful achievements, an expanding team of talented personnel and a significant rise in the quantity and quality of papers published.

In the wake of the release of the *"Healthy China 2030"* Planning Outline, China continues to perfect its nutrition-related policies, relevant implementation plans and regulations. For this reason, it has printed and released the *Action Plan for China Healthy Lifestyle for All (2017−2025)*, promulgated the *Healthy China Action (2019−2030)* and other series documents, put into practice the *National Nutrition Plan (2017−2030)* and identified the annual "National Nutrition Week" as an important part of the National Rational Diet Action. Meanwhile, China has enacted or revised a number of nutrition standards and norms and so far released 31 nutrition industry standards. The release of the *Dietary Guidelines for Chinese Residents (2016)* provides a scientific basis for guiding Chinese residents to maintain rational nutrition and improve their health.

Considerable progress has been made in basic nutrition and nutrition and chronic diseases. By applying the technology of omics, China has conducted studies on physiopathologic mechanisms of nutrition-related diseases, completed testing and identification of specific food components and

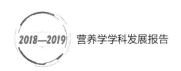

their biomarkers, discovered new metabolic pathways that can be modified by diets and found biomarkers associated with disease prediction. China has established the world's largest cohort, probed into the relevance of food, nutrients and phytochemicals to chronic diseases such as diabetes, hypertension, chronic kidney diseases, cardiovascular diseases and relevant mechanisms of action, identified new evidences and paths of nutrition's preventing the occurrence and development of chronic diseases.

In recent years, China has kept up with international hotspots in terms of nutriological research and development, which has been highly concerned and recognized by international counterparts. Over the past five years, Chinese nutritionists have published 22545 papers and nearly 7000 registered dieticians have been cultivated. In 2019, the *Encyclopedia of Nutrition Science* (the 2nd Edition), the most authoritative nutrition book in China, was formally published. Currently, China is faced with severe challenges such as coexistence of undernutrition and overnutrition, rapid growth of chronic diseases and aging of population and nutriology is expected to play a growing role in disease prevention, health maintenance and improvement of national health quality.

Written by Sun Changhao, Li Ying, Chen Yang, Shi Jihong, Wang Zhixu, Zhang Jian,
Jiang Yugang, Sun Guiju, Chen Wei, Zhang Bing, Wang Yingyao, Guo Junsheng,
Guo Changjiang, Ma Aiguo, Yang Yuexin

Reports on Special Topics

Nutrition and Major Chronic Diseases

According to several national surveys and reports, non-communicable diseases have clearly become the major disease burden in China, and are threatening the health of the population and economic development. It is demonstrated that diet and lifestyle factors are key risk factors for the development of chronic diseases and thus more efforts should be made to investigate the associations between diet and major chronic diseases.

Between 2015 and 2019, significant achievements in the field have been made by a number of domestic universities and research institutes. With more and more population-based studies, accumulative evidence has indicated that healthy dietary patterns are associated with a lower risk of diabetes, metabolic syndrome and cardiovascular disease in Chinese populations. A number of studies have also identified a number of risk factors for chronic diseases, such as branch-chain amino acids, animal based protein sources, refined carbohydrate, while protective associations were found for plant based protein sources, ω-3 fatty acids, dietary fiber, selenium, vitamin D and various phytochemicals.

In the past several years, China has heavily invested in setting up large population based cohort studies. With funding from China's Ministry of Science and Technology, several regional cohorts were established to form a national-wide cohort consortium with over one million participants from the general population. In addition, the China Kadoorie Biobank, started in 2004 with over

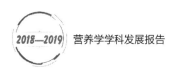

half million participants followed for nearly 10 years, has made significant contributions of our understanding of dietary factors and chronic diseases, including but not limited to fresh fruits, spicy food, tea, eggs, red meat, alcohol and vitamin D.

Regular surveys are now in place for the China Chronic Disease and Risk Factors Surveillance. The central government released the *Healthy China 2030* plan and diet and lifestyle factors were prioritised as leading actionable areas; the *National Nutrition Plan* (*2017–2030*) was released in 2017 that set out the goals and strategies to promote nutrition on a national level. Therefore, with more policy support and research projects, it is expected that substantial achievements will be made in the next few years.

However, there are still several areas that need to be enhanced. First, large and long-term nutritional intervention studies are still lacking in Chinese populations. Second, fine and accurate measurements of dietary intakes in the existing cohorts are urgently needed. Third, comprehensive assessment of direct health effects of diet is required in the era of fasting changing dietary pattern, as well as the impact of diet and eating behaviours on the food system, ecosystems and planetary health. Finally, translating the best available nutrition acknowledge into clinical practice and public health policies is still a long way to go and needs multi-sector collaborations and efforts.

Written by Zhang Wanjun, Pan Xiongfei, Pan An

The Development in Omics and Other New Technologies

Omics mainly includes genomics, proteomics, metabolomics, transcriptomics and emerging omics, such as epigenetics and microRNA. The omics science has been used to identify disease biomarkers, explore the molecular mechanisms of disease pathogenesis and find the physiological effects of drugs. Recently, it has built new avenues of studies and opportunities in nutrition. The increased application of the omics science in nutrition owes much to the development of technology and bioinformatic methods, mainly including the development of detection instruments, methods, data processing and analyzing. First, there are higher-precision, higher-throughput, higher-resolution detection instruments, such as through-stream sequencer, digital chip reader, novel nucleic acid probe. Second, the detection methods have also been extensively improved, including the development of kits, the optimization of sample preparation steps and measurement parameters. Third, more big data processing cloud platforms emerged for single group data processing and integration of multi-omics data, annotation, analysis and path construction. Fourth, the new computer analysis algorithms and software were invented, in order to visualize data for easy and deep exploration of new biological functions. Fifth, new sharing platforms and databases have been established and updated, including database of the genetic variation maps, DNA methylomes, RNA interactome, proteome and small molecular metabolites, etc. Further, the integration of different omics brought new insights into the nutrition research. Advances in sequencing, microarray technology, chromatography, spectrometry, nuclear magnetic resonance and so on, bring massive genomic, transcriptomic, proteomic and metabolomic profiling together, obtaining a whole and deep analysis of scenarios to nutrition.

Besides the omics technology, new technologies also embrace artificial intelligence (AI) technology, mobile wearable devices, 3D printing technology and imaging technology, which have been applied to nutrition research. AI has been much applied to medical care, while the application of AI in nutrition is just getting started. For example, Huawei Mate 20 has the ability to the the volume of foods and identify the calorie using AI technology. Some specialists abroad have used it to design personalized recipes, based on medical big data. One of the other representative AI technologies is the wearable devices, mainly smart wristband, which can record the real-time number of steps and heart rate. For another new technology, 3D printer has "printed" types of foods, like chocolate. Combined with the personalized recipes made by AI, 3D printer will be able to "print" different kinds of food to meet different demands. For the imaging technology, the whole body fat and specific organ fat can be measured, which is meaningful for the further study on nutrition. With the rapid advancement of such technologies, the nutrition studies have become more multi-directional, multi-faceted and more precise.

This report summarizes the domestic innovation and development of omics and other new technology, related projects and plans from 2015 to 2019. Then through a short view and comparison of corresponding facets aboard, the advantages and disadvantages of domestic studies are presented. The report points out the current demand of technology and puts forward the direction of the development. Based on the academic frontier and social needs, our omics and

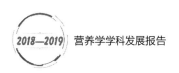
other new technology would seek great countermeasures in the future.

Written by Li Ying, Chen Yang, Liu Liyan, Wang Maoqing, Sun Changhao

Personalized Nutrition and Health

"Personalized nutrition" or "precision nutrition" refers to providing individuals or subpopulations with optimal nutritional recommendations and interventions based on information from their genetic backgrounds, lifestyles, metabolic profiles and physiological cycles. Personalized nutrition plays an important role in maintaining growth and normal physiological functions, as well as in reducing economic and medical burden of noncommunicable chronic diseases (NCD) such as obesity, cardiovascular disease, and type 2 diabetes, etc. With the recent advances in omic technologies including genomics, epigenetics, transcriptomics, proteomics, metabolomics, and metagenomics, as well as mobile apps and wearable devices, personalized nutrition has become the latest trend of nutrition research. For example, nutrigenomic studies have identified/confirmed genetic variants which could influence the intake and metabolism of specific nutrients and the disease susceptibilities of individuals or subpopulations. Metabolomic studies have revealed the metabolic profiles of certain food and nutrients, as well as metabolic pathways which could be modified by dietary intake. In addition, dietary interventions have modified the abundance, composition, and activity of gut microbiota which play roles in food metabolism and disease pathogenesis. Moreover, the application of mobile technology and portable devices enables the collection of real-time dietary and behavioral information, and biochemical variables. In combination of the aforementioned technologies with comprehensive data analytics, it is possible to provide personalized nutrition guidance in order to promote health and prevent diseases. Therefore, personalized nutrition has been listed as the top priority of the "six priority nutrition research needs" in the 21st century by American Society for Nutrition (ASN), which were put forward by several authoritative scholars around the world. In recent years, personalized nutrition has attracted increasing attention with the launch of precision medicine project in China. However, there are many preconditions to achieve personalized nutrition, including: precise detection and assessment of dietary intake, diagnosis and evaluation of nutritional status and disease risks, identification of susceptible individuals, as well as exploring more precise targets for nutritional interventions, and proposing personalized nutritional therapies or recommendations. It is noteworthy that despite technological advances, the worldwide personalized nutrition research is still in its infancy, and far from being widely applied in clinical and public health settings. A number of challenges in the area of personalized nutrition lies in the irreproducible results, high cost of analytical platforms, and unstandardized data processing approaches. Thus, it is in urgent need to review the current status of personalized nutrition research in Chinese, be aware of our advantages and disadvantages in this area by comparison with foreign countries, and thereafter generate future strategies. Therefore, the current report has summarized the recent advances in personalized nutrition research in China and other countries over the past 5 years. We have also mentioned the advantages and disadvantages of personalized nutrition and health research in China, as well as the future directions and strategies for the next 5 years. In conclusion, the current report has provided scientific evidence and reference for basic research and clinical application of personalized nutrition in China.

Written by Wu Yanpu, Chen Shuangshuang, Sun Liang, Lin Xu

Diet, Intestinal Microorganisms and Health

The number of bacteria inhabiting the human intestine is 10^{14}, ten times the total number of human cells. These microbial genomes contain more than 5 million genes, two orders of magnitude higher than the genetic potential of the host. These colonized intestinal flora are numerous and abundant, and they form a symbiotic relationship with the host. In recent years, a large number of studies have proved that intestinal flora play an important role in body health. Intestinal flora, especially probiotics, participate in important physiological processes such as food digestion, nutrient metabolism and absorption, drug metabolism, energy supply, production of essential vitamins, immune regulation and maintenance of gastrointestinal homeostasis. The relationship between intestinal flora and human health is a hot field in recent years. In 2013, it was ranked as one of the ten scientific advances by Science. Although the research in the field of diet and intestinal microorganisms in China is relatively late, recently, the interaction between

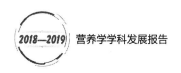
intestinal microflora and diet and the relationship between metabolic phenotype changes and disease risk have achieved important results, through the application of genomics, epigenetics and metabonomics. However, due to the lack of systematic and large-scale long-term follow-up cohort and intervention studies abroad, as well as the lack of key basic research to reveal the detailed interaction mechanism between macronutrients and micronutrients in diet and intestinal microorganisms, it is necessary to further reveal the internal links among intestinal microorganisms, dietary nutrition and human health. In this chapter, we summarize the main progress of the emerging technologies and achievements of diet, intestinal microorganisms and health, new ideas, major plans and research project team platform in China from January 1, 2015 to June 30, 2019 by searching the Science Network Fund database, the Pubmed literature database, the China HowNet database and the China Patent Network.

Written by Xiang Xuesong, Bi Yujing, Liu Liegang, Wang Xin, Zhu Baoli, Yang Ruifu

Nutritional Support and Interventions for Various Diseases

As prevalence of chronic non-infectious diseases has increased obviously in recent years, nutritional management has played a more and more important role in the prevention and treatment of diseases. This report summarized the research progress on nutritional support and interventions in various clinical areas in China in recent five years.

With the issue of "Chinese national nutrition initiative" in 2017, more focus has been placed on the role of clinical nutrition as part of integral clinical practice pattern. Great progress has been made on promoted implementation of nutritional risk screening, evaluation and intervention in hospitalized patients, standardized application of "escalating" nutritional support on patients with undernourishment, and raised awareness on nutritional management in conditions of hypertension, stroke, diabetes and cancer.

"Enhanced recovery after surgery (ERAS)" protocols have been established as a perioperative practice model in an evidence-based, patient-centered, and multidisciplinary cooperative manner, with nutritional support as the basic part to optimize surgical outcomes. Preoperative nutritional risk screening, evaluation and nutritional care, including diet counseling, oral nutritional supplementation or enteral nutrition if in need should be implemented on patients to maintain adequate nutritional status throughout the perioperative period. Prolonged fasting is no longer required before surgery, but replaced by the recommendation of standardized perioperative nutritional management.

Much progress has been made on the research of cancer-related malnutrition. In recent Chinese cross-sectional studies, malnutrition and subsequent development of cachexia were prevalent in patients with malignancy, which was associated with the staging and grade, classification and location of tumor, development of cancerous pain, psychological distress and adverse effect of antineoplastic therapies. In order to improve cancer-related malnutrition, a few studies have been performed, and it was illustrated that enteral nutrition and supplemental parenteral nutrition in was effective in the case of insufficient oral intake.

The associations of diabetes mellitus and nutrition have remained a perennial academic focus in China. The dietary guidelines for patients with type 2 diabetes was updated and issued in 2017, which will provide patients more detailed lifestyle suggestions. Other researchers studied the associations between diabetes and various lifestyle-related factors. Fresh fruit and vegetables consumption was shown negatively related to the prevalence of incident diabetes, while red meat intake positively related to the prevalence. Low carbohydrate diet, wholegrain oat intake and yoga were conducive for weight management and glucolipid metabolism of patients with type 2 diabetics. Regular Chinese green tea consumption was associated with the reduced risk of diabetic retinopathy in diabetes patients.

Patient-centered integrated care for chronic kidney disease (CKD), with nutritional intervention, has been proved to delay disease progression, reduce risk of complications and comorbidities, and improve the survival rate and quality of life of CKD patients. Recently, the emphasis was mainly put on dietary protein restriction, sufficient energy supply and application of foods for special medical purpose (FSMP) for advanced nutritional support to CKD patients.

Through cross-sectional studies recently in the patients with infection of HIV high prevalence of malnutrition, undernourishment, osteoporosis and dyslipidemia were obvious among those patients.

Application of nutritional evaluation and intervention in traumatic or critically ill patients has

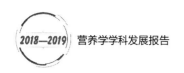

been studied recently. Results revealed that the accurate measurement of metabolic rate was conducive to estimate individual energy requirement and early initiation of nutritional support improved patient outcomes. On the other hand, there were still controversies on implementation of trophic feeding, and efficacy and safety of parenteral nutrition on patients in intensive care units.

Standardized tertiary diagnostic system of malnutrition has been established in China, including nutritional screening, assessment and synthetic evaluation. It could provide precise nutritional diagnosis, and constitute solid foundation of nutritional intervention and supervision. Recently, based on the combination of massive data of nutritional investigation, technology of proteomics and metabolomics, artificial intelligence and computer-assisted recognition, an innovative approach of nutritional diagnosis system has been proposed. It could define ontology of nutritional diagnosis in a measurable, synthetic, systematical manner, reflect mechanism of development of malnutrition, and have indicative significance of patient outcomes.

Foods for special medical purpose (FSMP) has been applied in various clinical arenas, according with standardized implementation process. "The general guidelines for application of foods for special medical purpose" was published in 2016 and provided principles and standards of using FSMP. Further work has been started to set authoritative standards of application of FSMP in specific diseases.

This report also reviewed major nutritional scientific projects and research teams in China during the recent 5 years, compared Chinese research status with that from abroad, discussed advantages and disadvantages of research status in China, and proposed prospect and perspectives to promote the development of nutrition science.

Written by Chen Wei, Liu Yinghua, Yao Ying, Jiang Hua, Li Rongrong, Zhang Xinsheng

Nutrition Policies and Regulations

Nutrition has been a topic of global concern. Enactment of nutrition policies by different countries is necessary for reasonably allocating social food resources, regulating nutrition-related social behaviors, effectively solving social nutrition problems and promoting healthy development of social human resources. This report systematically elaborates on the formulation and application status of China's nutrition laws, regulations and policies, national plans, nutrition standards and guidelines. China lags seriously behind in terms of nutrition legislation and existing laws and regulations cannot meet the demand for safeguard and support of the nutrition work and the needs of social development. The *National Nutrition Plan (2017–2030)*, as the top-level design for China's national nutrition and health work, depicts an all-round national nutrition layout and mid- and long-term prospects. National mandatory standards on food safety, national re-commendatory national standards, industrial standards issued by National Health Commission and Ministry of Agriculture, and group standards released by Chinese Nutrition Society constitute the main part of China's nutrition-related standards. Based on an overview of international nutrition policies and given China's strengths and weaknesses, the report brings forward countermeasures and recommendations for improving China's nutrition capability, including expediting discipline construction, increasing science and technology input, enhancing the integration between the nutrition industry and academic research, intensifying the extension of nutrition and health outcomes, strengthening and implementing cascade cultivation and training of nutrition personnel that meet social development needs, upgrading school health and nutrition programs, enhancing international cooperation and exchange, among others.

Written by Wang Yingyao, Han Junhua, Guo Changjiang, Zhang Bing

索 引